主 编 ◎ 马旭东
◎ 尹 畅

医疗质量持续改进

案例集

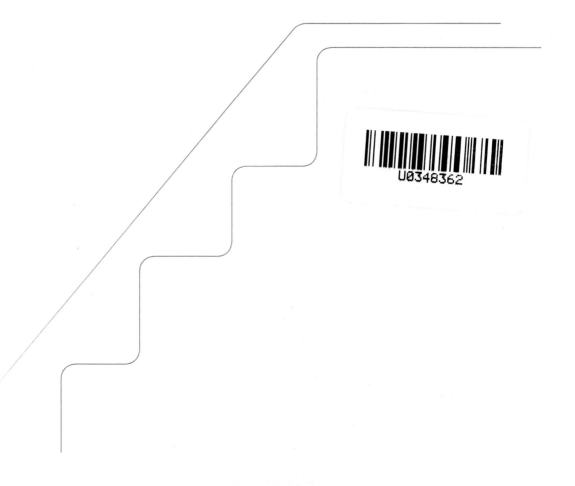

科学技术文献出版社
CIENTIFIC AND TECHNICAL DOCUMENTATION PRESS
·北京·

图书在版编目（CIP）数据

医疗质量持续改进案例集 / 马旭东，尹畅主编. —北京：科学技术文献出版社，2022.11（2024.10重印）
ISBN 978-7-5189-9568-4

I.①医… II.①马… ②尹… III.①医疗质量管理—案例—中国 IV.①R197.323.4

中国版本图书馆 CIP 数据核字（2022）第 166767 号

医疗质量持续改进案例集

策划编辑：胡 丹　　责任编辑：胡 丹　　责任校对：张吲哚　　责任出版：张志平

出 版 者	科学技术文献出版社
地 　 址	北京市复兴路15号 邮编 100038
编 务 部	(010) 58882938，58882087（传真）
发 行 部	(010) 58882868，58882870（传真）
邮 购 部	(010) 58882873
官方网址	www.stdp.com.cn
发 行 者	科学技术文献出版社发行　全国各地新华书店经销
印 刷 者	北京虎彩文化传播有限公司
版 　 次	2022 年 11 月第 1 版　2024 年 10 月第 5 次印刷
开 　 本	787×1092　1/16
字 　 数	474千
印 　 张	24
书 　 号	ISBN 978-7-5189-9568-4
定 　 价	168.00元

《医疗质量持续改进案例集》
编委会

《医疗质量持续改进案例集》
提供案例的医疗机构
（按入书案例个数排序）

案例个数	医疗机构	入书案例序号	案例个数	医疗机构	入书案例序号
4	北京大学第三医院	1、12、25、34	1	广东省深圳市前海蛇口自贸区医院	19
3	河北燕达陆道培医院	11、15、16	1	山东省潍坊市益都中心医院	21
2	四川大学华西医院	2、33	1	山东省临邑县人民医院	23
2	浙江省湖州市第一人民医院	4、26	1	长治医学院附属和平医院	24
2	山东省东阿县人民医院	8、37	1	江苏省南京市妇幼保健院	27
2	四川省成都市妇女儿童中心医院	9、10	1	江苏省常州市武进人民医院	28
2	河北省石家庄市妇产医院 石家庄市第四医院	13、22	1	广东省深圳市中医院	29
2	山东省泰安市中心医院	14、44	1	厦门医学院附属口腔医院	30
2	浙江省义乌市中心医院	17、20	1	河北燕达医院	35
2	吉林省吉林市人民医院	31、36	1	河南省人民医院	38
2	四川大学华西医院资阳医院 资阳市第一人民医院	32、40	1	大连医科大学附属第一医院	39
1	四川大学华西第二医院	3	1	浙江省宁波市镇海区人民医院	41
1	陕西省神木市医院	5	1	西安交通大学第二附属医院	42
1	江苏省淮安市第一人民医院	6	1	中山大学附属第一医院	43
1	浙江医院	7	1	山东省济宁市第一人民医院	45
1	贵州省兴义市人民医院	18			

主编简介

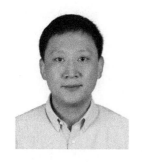

　　马旭东，国家卫生健康委医政司医疗质量与评价处处长，中共党员，医学硕士研究生，管理学博士研究生。主要负责国家医疗质量管理与控制体系建设、专科能力建设、医疗技术临床应用管理、人体器官移植技术管理、医院评审评价等方面工作。主持并参与多项国家医疗管理政策研究课题，主持《医疗质量管理办法》《医疗技术临床应用管理办法》《抗菌药物临床应用管理办法》等多部部门规章，以及《医疗机构药事管理规定》《医疗机构病历书写基本规范》《医疗质量安全核心制度要点》《三级医院评审标准（2020年版）》等规范性文件制定，2015年以来连续6年主持编写《国家医疗服务与质量安全报告》，主持完成《医疗技术临床应用管理办法释义》《医疗质量安全核心制度要点释义》《中国器官移植发展报告》等多部专著，作为编者参编多部涉及医疗质量管理、医疗技术管理、医院评审评价、药事管理的相关著作。发表 Establishing a standardized FUO emergency department：design and practice in dealing with COVID-19 等英文文献10余篇，《我国医疗质量安全不良事件分类的思考》等中文文献40余篇，累计影响因子超过100分。*BMJ Quality & Safety*（中文版）副主编。

主编简介

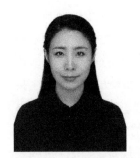

尹畅，国家卫生健康委医院管理研究所医疗质量监测与控制研究室副主任、副研究员。主要从事医疗质量与患者安全、医疗信息化管理领域工作。国家卫生健康委医政司医疗质量管理与控制信息网（NCIS）、全国医疗质量抽样调查平台（NCISDC）、国家单病种质量管理与控制平台、医疗质量安全报告与学习平台负责人，年度《国家医疗服务与质量安全报告》项目负责人、主要执笔人之一，《医疗质量安全核心制度要点释义》《医疗技术临床应用管理办法释义》编写项目主要负责人，国家单病种质量管理与控制项目主要负责人，《单病种质量监测信息项（2020版）》主要起草人之一。中国卒中学会医疗质量管理与促进分会第二届委员会委员，中国老年保健协会老年健康医学培训专业委员会委员。*BMJ Quality & Safety*（中文版）青年编委，《中国卫生质量管理》青年编委。

序

习近平同志指出：新时代中国特色社会主义思想，是对马克思列宁主义、毛泽东思想、邓小平理论、"三个代表"重要思想、科学发展观的继承和发展，是马克思主义中国化最新成果，是党和人民实践经验和集体智慧的结晶，是中国特色社会主义理论体系的重要组成部分，是全党全国人民为实现中华民族伟大复兴而奋斗的行动指南，必须长期坚持并不断发展。

在新时代中国特色社会主义思想中，明确了新时代我国社会主要矛盾是人民日益增长的美好生活需要和不平衡不充分的发展之间的矛盾，必须坚持以人民为中心的发展思想，发展全过程人民民主，推动人的全面发展、全体人民共同富裕取得更为明显的实质性进展。在医疗管理工作中，我们深切体会到人的全面发展核心在于员工的能力成长，这是任何管理、临床工作的基础。而员工的能力必须来自实践，在完成本职工作的基础上才能得以成长。任何没有联系实践的理论都是空乏讨论、空中楼阁，无效且不能长久。

20 世纪 50 年代以来，随着生产力的迅速发展和科学技术的日新月异，人们从注重产品的一般性能发展为注重产品的耐用性、可靠性、安全性、可维修性和经济性等。同时，"保护消费者利益"运动的兴起，使得企业之间市场竞争越来越激烈。因此管理理论有了新发展，突出重视人的因素，强调依靠企业全体人员的努力来保证质量。美国费根鲍姆于 20 世纪 60 年代初提出全面质量管理的概念。他提出，全面质量管理是"为了能够在最经济的水平上、并考虑到充分满足顾客要求的条件下进行生产和提供服务，并把企业各部门在研制质量、维持质量和提高质量方面的活动构成为一体的一种有效体系"。全面质量管理强调全员参与，每一个员工合乎规范地完成工作是质量管理的底线，持续改进是行业发展的必由途径。

新中国成立以来，我国各阶段的卫生工作方针都是党中央结合当时国家、社会和人民健康需求做出的。在各阶段工作方针指导下，看病难、看病贵问题得到有效缓解，居民健康水平不断提高。2009 年深化医药卫生体制改革等医药卫生行业的改革，说明改革是社会发展的必然路径。随着社会、环境、条件和需要的变化进行改革、优化也是管理的根本特性。因此，在行业要求、医院实际、医学理论实践和医疗技术发展方面探索如何持续改进理所当然。

　　质量发展是兴国、强业之道，反映了一个国家和行业的综合实力。质量问题是经济社会发展的战略问题，也关系医疗卫生行业的可持续发展，关系人民群众切身利益。从国务院颁布实施《质量振兴纲要（1996年—2010年）》到《质量发展纲要（2011—2020年）》，国家层面无不对质量有众多的期盼和努力。2017年党的十九大首次提出了高质量发展的新表述，表明中国各行各业都转向质量发展的新阶段。2018年国家卫生健康委员会发布《关于坚持以人民健康为中心推动医疗服务高质量发展的意见》（国卫医发〔2018〕29号）吹响了医疗行业的高质量发展号角。坚持以质量安全为底线进一步完善医疗质量管理体系，持续改进质量，保障医疗安全，为人民群众提供安全、优质的医疗服务是卫生健康工作的核心任务，也是深入推进医疗卫生事业高质量发展的重要工作内容。通过多年的建设与发展，尤其是"十三五"以来，我国医疗质量管理与控制体系不断完善，工作机制日益成熟，医疗质量安全管理科学化、规范化、精细化程度不断提高，医疗质量安全基线情况逐步清晰，医疗质量安全水平持续提升。

　　国家卫生健康委员会一直关注医疗质量的持续改进和质量管理工具的合理应用对医疗质量管理的提升。在《2021年国家医疗质量安全改进目标》（国卫办医函〔2021〕76号）《2022年国家医疗质量安全改进目标》（国卫办医函〔2022〕58号）医疗机构落实核心策略中明确指出，应当"运用质量管理工具，查找、分析影响本机构实现该目标的因素，提出改进措施并落实"。可见，质量管理工具的掌握和应用将是医疗机构落实国家相关政策的有力助手和工具。

　　期待医疗机构的员工认真学习质量管理知识和管理工具的应用，相信能为行业的发展，质量的提升，患者的安全等等提供有力的支持。

国家卫生健康委医院管理研究所
医疗质量监测与控制研究室
2022年11月

前　言

医疗质量持续改进是医疗机构管理永恒的主题，随着国家对高质量发展的倡导，如何进行质量持续改进吸引了更多人的关注。但关于如何让一线医疗机构员工主动、高效、简便地应用质量管理工具来持续改进本职工作，行业中实用、有效的工具书籍为数不多。

《医疗质量管理办法》中对医疗质量管理工具做了定义：为实现医疗质量管理目标和持续改进所采用的措施、方法和手段，如全面质量管理（TQC）、质量环（PDCA 循环）、品管圈（QCC）、疾病诊断相关组（DRGs）绩效评价、单病种管理、临床路径管理等。从这个定义出发，我们可以认为，只要是为了提升医疗质量或达到医疗质量管理目标的措施、方法和手段，都可以是医疗质量管理工具。

质量管理工具是指对各类各种质量目标进行管理和完成时使用的管理工具，特别是在进行全面质量管理时，往往会综合运用一系列相关的质量管理工具。开展 PDCA 持续改进时，可以同时应用头脑风暴、鱼骨图、柏拉图、5W2H 表及甘特图等工具。质量管理，强调的是用数据说话，重视对管理、临床工作过程的质量控制。

在临床工作中，应用质量管理持续改进（PDCA）方法，可以解决绝大部分的临床管理问题和行政管理问题，因此，本书着重对 PDCA 方法相关的质量管理工具进行详细介绍，一些工具还附有应用中常见问题的解答，相信会给读者更大的帮助。

本书大部分编者来自全国各级各类医疗机构的一线员工，从医院实际工作需要出发，分享了各自的医疗质量持续改进经验。全书分为 3 个部分：第一部分总论，讲述质量管理、质量管理工具专项知识；第二部分为临床一线常用的质量管理工具应用解析，部分工具增加了应用答疑，有助于读者实际运用；第三部分为医疗机构实际案例分享，通过大量的案例展示了如何应用质管工具解决医院问题并取得明显效果。

本书编写过程中得到了很多医疗机构和医疗质量管理相关专家的大力支持，在此一并表示感谢！由于编写时间及编写人员水平有限，书中难免有不妥之处和值得进一步完善的地方，希望广大读者提出宝贵意见。咨询意见和建议请反馈至本书编委会指定邮箱：562860691@qq.com，以便今后进一步修改和完善。

编委会

2022 年 8 月 11 日

目　录

第一章
总 论

第一节 质量、管理、质量管理和目标管理

一、质量

在党中央的领导和国家卫生健康行政管理部门的部署下，公立医院及医疗机构的高质量发展成了医院管理和医院发展的重要内容，"质量"作为一个管理的对象和评价的要素，梳理其内涵有助于落实相关工作。

中华民族追求质量的历史源远流长，从博物馆众多的文物可以看到，在石器时代，我们的祖先就有了朴素的质量意识，表现在生活中的石器就是按照不同的功能、用途进行选材和制作，也可以猜测出他们对加工出来的石器产品还要进行简单的实际应用评价，有助于后期选择更合理的石材和加工方式。随着人类的进化和社会的发展，个人或家庭的生产已经不能满足生存所需，因此，社会合作和劳动、产业分工成为必然趋势，由此产生了物物交换或商品交换。对商品内涵、特性的评价，必须有双方认可的共识点，这就是质量的原型。远在周朝，《礼记》记载了对食品交易的规定"五谷不分，果实未熟，不粥于市"，意思是，五谷与水果在不成熟的时候是不允许贩卖的。

度量衡器（重量和长度等）是商品交换的必要手段，中国古代的衡器是国际上最早的质量内容之一。秦代兴建的长城被公认为中华民族象征的标志，唯有统一的度量衡、砖石制作和堆叠方式才能使长城的建造和保留至今成为可能，这也反映出我国古代对产品质量所做的积极努力。秦国率先在秦本土将各郡（省）县制造工业产品用的衡器、容器等，由"大工尹"统一进行年审，凡不符合标准者，均不得使用，以保证产品质量能"功致"。

现代质量的元祖来自于物理学，质量（千克）是物理学的七大量纲之一，其他6种分别为长度（米）、时间（秒）、电流（安培）、热力学温度（开尔文）、物质的量（摩尔）、发光强度（坎德拉），用以描述物体的特性（特点、性能）。在对自然界的研究愈加深入的同时，社会科学得以同步发展，社会科学是研究人类社会种种现象的各个学科总体，为了便于社会科学的研究应用与交流分享，沿用了自然科学的概念，使得质量这个物理学的概念得以在社会科学中广泛应用，并随着社会科学的发展而不断充实、完善和深化。

现代管理学的质量概念来自美国，著名的质量管理专家朱兰从顾客的角度出发，提

出了产品质量就是产品的适用性，即产品在使用时能满足顾客的需要，在当时供不应求的年代，顾客对产品的基本要求就是适用，这成了质量的第一内涵；后来美国质量管理专家克劳斯比从生产者的角度出发，把质量定义为"产品符合规定要求的程度"，这个要求可能是顾客的或是生产厂家自己的；德鲁克认为"质量就是满足需要"这一定义包含了使用要求和满足程度。应该强调的是，产品总是为人们所使用，人们对产品的要求往往受到使用时间、地点、方式、对象、社会环境及市场竞争等因素的影响，会使不同的人们对同一产品提出不同的质量要求，因此，质量不是一个固定不变的概念，其随着时间、地点、使用对象的不同而异，当然也随着社会的发展、科技的进步，更是动态的、变化的、发展的。

国际标准化组织（International Organization for Standardization，ISO）是一个由各个国家标准化管理机构组成的世界范围的联合组织，ISO标准是根据该组织章程制定的标准。中国以ISO9000-2015标准为基础，以GB/T19000-2016的编号发布了中国的质量标准定义：质量是指客体的一组固有特性满足要求的程度。质量就其本质来说是客体、客观事物具有某种能力的属性，这里的客体或客观事物，不一定是一个实物、商品或产品，也包括可以单独描述和研究的事物，如活动、过程、组织、体系及其组合。客体或客观事物的能力或特点，是以满足人们的需要为前提，这个需要包括其必须满足规定的要求或条件，如技术标准、规范中规定的要求，也可以是顾客在使用中实际存在的但未言明的、隐含的或潜在的需要，这就是质量的"适用性"；也包括客体或客观事物特征和特性的总和，并转化成可以量化的指标特征和特性，当评价对象全部符合特征和特性要求，这就是质量的"符合性"。

质量可以存在于不同领域或任何事物中，其特性是指客体或客观事物所特有的固有特性，是其本来就有的，如药品或耗材，既包括药品、耗材等使用后形成的属性，也可以是这些药品、耗材的生产过程。

可以从以下几个方面进一步认识现代"质量"的价值。

（一）质量的规范性/标准性

标准化、同质化的工作是管理质量的基础，管理规范化的前提，所谓"不讲规矩，不成方圆"。医疗机构的标准或规范可以分为临床诊疗规范操作流程（标准）和管理标准（制度等）。临床诊疗规范操作流程主要分为适应证和禁忌证范围（纳入标准或排除标准）、流程规范、操作过程、诊疗结果判别标准等，其沿着医疗服务这个过程来规范员工对患者的医疗服务行为，包括患者评估，适应证、禁忌证把握，操作流程和诊疗结果的判断等，使整个医疗服务过程处于受控或同质化状态。管理标准是用来规范员工在医疗机构内的职能完成、合作配合等临床一线服务的，包括考勤、目标管理、绩效管理和医疗活动的支持等。医疗机构活动的规范化/标准化程度，反映了其管理水平的高低。

（二）质量社会性

质量的好坏不能仅仅从医疗机构角度来考虑，毕竟医疗机构是服务患者和大众的，应当从患者角度来评判医疗服务的质量，而且更要从整个社会的高度来评价，尤其关系到医疗安全、环境污染、院感防控、公共卫生等问题时更是如此。

（三）质量经济性／可持续性

质量不仅要从临床结果指标来考虑，还应从成本投入和产出来综合评价。在确定医疗机构和部门、科室质量目标时，不能脱离当地当时的条件和需要，不能单纯一味地追求医疗技术上的先进性，还应考虑医疗技术的经济合理性，通过成本管理达到合理的平衡，并考虑质量的水平是能够长期维持的。

（四）质量系统性

质量是一个政府、社会、患者和医疗机构都非常关注和相关联的复杂系统，理应有多维评价的指标，在医疗机构、患者、社会和政府各个层面建立相互关联的质量管理、控制和评价系统，确保满足各方利益。

二、管理

管，原意为细长而中空之物，其四周为管壁，中间可通达，不通为堵，反之为疏，有堵有疏、疏堵结合；理，本义为顺玉之纹而剖析。延伸之义：管既包含疏通、引领、推进、肯定、打开之意，又包含限制、规避、约束、否定、闭合之意；理延伸至事物的道理、发展的规律，有合理、顺理的意思。

近百年来，管理学是指研究管理活动所形成的管理基本原理和方法，作为一种知识体系，管理学是管理的思想、原理、技能和方法的知识和技能综合。随着管理实践的发展，管理学不断充实其内容，成了指导人们开展各种管理活动，有效达到管理目的的指南。

美国泰勒认为管理就是确切地知道你要别人干什么，并使他用最好的方法去干。诺贝尔奖获得者西蒙对管理的定义：管理就是制定决策。德鲁克认为管理是一种工作，其有自己的技巧、工具和方法；管理是一种器官，是赋予组织以生命的、能动的、动态的器官；管理是一门科学，一种系统化的并到处适用的知识；同时管理也是一种文化。亨利·法约尔认为管理是所有的人类组织都有的一种活动，这种活动由5项要素组成，即计划、组织、指挥、协调和控制。

质量管理大师德鲁克还指出：管理是一种实践，其本质不在于知，而在于行；其验证不在于逻辑，而在于成果；其唯一的权威性就是成就。纵观管理学的历史，一些重要时刻值得再回忆：科勒的科学管理原理解决了劳动效率最大化问题，韦伯的行政组织与法约尔的管理原则解决了组织效率最大化的问题，赫茨伯格的双因素理论解决了激励和满足感之间的关系问题，波特的竞争战略解决了如何获得企业竞争优势的问题，德鲁克让我们了解了知识型员工的问题。了解这些，有助于了解管理内涵的变化，带动医院管理和质量管理迈向新的高度。

三、质量管理

当把质量作为管理内容时，那就是质量管理了。费根堡姆指出：质量管理是"为了能够在最经济的水平上并考虑到充分满足顾客要求的条件下进行市场研究、设计、制造和售后服务，把企业内各部门的研制质量、维持质量和提高质量的活动构成一体的一种有效体系"。

ISO9000"质量管理和质量保证"标准规定：质量管理是指全部管理职能的一个方面，该管理职能负责质量方针的制定与实施。我们可以通俗地理解为质量管理是指为了实现质量目标，而进行的所有管理性质的活动，包括质量策划、控制、保证和改进。

现代质量管理的发展大致经历了以下 3 个阶段。

（一）质量检验阶段

20 世纪前，产品质量主要依靠操作者本人的技艺水平和经验来保证，属于"操作者的质量管理"。20 世纪初，以泰勒为代表的科学管理理论的产生，促使产品的质量检验从加工制造中分离出来，质量管理的职能由操作者转移给工长，是"工长的质量管理"。随着企业生产规模的扩大和产品复杂程度的提高，产品有了技术标准、生产规范，各种检验工具和检验技术也随之发展，大多数企业开始设置检验部门，有的直属于厂长领导，这时是"检验员的质量管理"。上述几种做法都属于事后检验的质量管理方式。

（二）统计质量控制阶段

1924 年美国数理统计学家休哈特提出控制和预防缺陷的概念。他根据数理统计的原理提出在生产过程中控制产品质量的"6σ"法，绘制出第一张控制图并制作了一套统计卡片。与此同时，美国贝尔研究所提出关于抽样检验的概念及其实施方案，成为运用数理统计理论解决质量问题的先驱。以数理统计理论为基础的统计质量控制的推广应用始自第二次世界大战，由于事后检验无法控制武器弹药的质量，美国国防部决定把数理统计法用于质量管理，并由标准化协会制定有关数理统计方法应用于质量管理方面的规划，成立了专门委员会，并于 1941—1942 年先后公布了一批美国战时的质量管理标准。

（三）全面质量管理阶段

20 世纪 50 年代以来，随着生产力的迅速发展，科学技术日新月异，人们对产品的质量从注重产品的一般性能发展为注重产品的耐用性、可靠性、安全性、维修性和经济性等。在管理理论上也有新的发展，突出重视人的因素，除强调依靠企业全体人员的努力来保证质量以外，还有"保护消费者利益"运动的兴起，企业之间市场竞争越来越激烈。在这种情况下，美国的费根鲍姆于 20 世纪 60 年代初提出全面质量管理的概念，认为全面质量管理是"为了能够在最经济的水平上、考虑到充分满足顾客要求的条件下进行生产和提供服务，并把企业各部门在研制质量、维持质量和提高质量方面的活动构成一体的一种有效体系"。

四、目标管理

当把完成目标作为质量管理的核心内容时，称为目标管理。通过目标的制定和分解、目标的落实及完成情况的检查、奖惩等手段，旨在为每一位员工制定最小单元的目标内容，由此鼓励员工的自我管理，从而实现医疗机构的经营（运营）目的。任何医疗机构的愿景和任务，都必须转化为目标，医疗机构和员工的精力有限，如果一个领域没有设定目标，这个领域的工作内容必然被忽视。当最高层管理者确定了医疗机构目标后，应当对其进行有效分解，转变成各个部门及各个员工的分目标，管理者根据分目标的完成情况对下级进行考核、评价和奖惩。

德鲁克最先提出了"目标管理"的概念，被称为"管理中的管理"，一方面强调完成目标，实现工作成果；另一方面重视人的作用，鼓励员工自主参与目标的制定、实施、控制、检查和评价，并强调不是有了工作才有目标，而是相反，有了目标才能确定每个人的工作。

目标管理的指导思想以管理心理学中的"Y理论"为基础，这是美国社会心理学家、管理学家麦格雷戈倡导的，其认为在目标明确的条件下，人们能够对自己负责。其理论依据是心理学与组织行为学中的目标论，即任何一个组织系统层层地制定目标并强调目标成果的评定，都可以改进组织的工作效率和职工的满意程度。

美国心理学家弗鲁姆在1964年提出了期望理论，主要研究人的需要与目标之间的相关性。他认为人总是渴求满足一定的需要，与马斯洛的需求理论相同，也渴求达到一定的目标，以体验自己的能力感，此目标又对激发人的动机有影响。这个激发力量的大小，取决于目标价值（效价）和实现概率（期望值）。期望理论揭示了这一规律：个人对目标的理解和重视程度直接影响到其实现目标的动机和行为，从目标管理的流程来看，由于目标是医疗机构和员工一起制定的，员工对其有充分的理解，主观上认为达到目标的概率很高，并足够重视，这样个人总是希望通过一定的努力达到预期的目标，就会很有信心，并激发出很强的工作力量，产生强大的内在动力。

目标管理是质量管理的核心方式，不仅仅是一种质量管理方式，更是一种有特征性价值的管理模式。

（一）在目标管理过程中实现自我控制

目标管理在实施过程中，首先分解了医疗机构和员工的自身目标，明确自己的职权、职责和工作的具体任务，就可以通过比较实际结果和目标来评估自己的绩效，由此确定改善途径、方向和内容，这是工作中实现自我控制、自律的开始，能充分发挥医疗机构员工的聪明才智和创造性，继而代替单纯依靠别人来完成管理的方式。

（二）目标管理增强员工的责任感

责任感会加强员工的积极动力，众所周知，员工的行为动力部分来自被强烈的责任感所驱使。有责任感是人性的特征，只要环境适当，员工不仅会承担责任而且还会追求责任，因为责任感附带着能力感和成就感。实行"自我控制"式管理有利于增强下属责任感，进而促使下属充分发挥其积极性、主动性、创造性。所以，增强责任感是自我控制的一种延伸结果。

（三）目标管理产生对员工的激励作用

员工的工作需要激励，目标管理带来的激励作用能够贯穿整个目标的实现过程，使得医疗机构的管理活动获得最佳效益，这又是责任感的延伸结果。这是因为，首先，目标确定后，员工能够看到明确的工作方向，因而有奋斗的欲望，提供自我激励；其次，目标的制定往往具有一定的先进性和挑战性，在工作落实中必须通过一定的努力才能达到，因而有利于激发人们的积极性和创造性；最后，在目标实现以后，由于员工的目标和追求得以实现，并看到了自己的预期结果和工作成绩，因而在心理上会产生一种满足感、成就感和能力感，这样就会激励自己以更大的热情和信心去承担新的任务以达到新的目标。

第二节 工具、管理工具、质量管理工具

一、工具

工具，原指生活、工作时所需用的器具，使用工具不仅是人的特长，一些高等动物也能利用外物延伸身体功能，以增强完成某种目的的能力。使用工具既有动物先天本能的因素，又有后天的学习因素，但大多数情况下是通过学习获得的，促进了人和少数高等动物的进化。古猿人之所以成为超越其他动物的现代人类，就在于古猿人能一代又一代的学习、汲取及传承先人的知识和经验。学习、归纳、分析和创新是人类所独有的进化过程，创新又带来了无数的工具为人类所用，这是人类的伟大之处。1861—1863 年，马克思在《机械、自然力和科学的运用》中写道："火药、指南针、印刷术——这是预告资产阶级社会到来的三大发明。火药把骑士阶层炸得粉碎，指南针打开了世界市场并建立了殖民地，而印刷术则变成了新教的工具，总的来说变成了科学复兴的手段，变成对精神发展创造必要前提的最强大的杠杆。"可以认为，中国古代的火药、指南针、印刷术这些发明是中国贡献给全世界的文明。

现代的工具含义，已不仅仅是传统的工具，也延伸为达到、完成或促进某一事物的手段。人类对工具的认识、使用与创新不仅加深了对自然界的认知，也大大促进了人类社会的进步与发展，由此不同的行业或领域有不同的工具。欧美国家的蒸汽机、电灯、电话、电报和计算机的发明将人类从 6000 多年的远古农业时代、工业时代，推进到了现代信息时代。随着社会分工的多样化，生产工具也日益多样化、复杂化、精良化，可以达成共识，生产工具的创新与发展是推动社会生产力发展和社会进步的重要因素。在卫生和健康领域，医疗工具的创新与使用也使得医学发展得以更快。我们应当认可中医的针灸就是医疗工具应用的开始，1816 年法国医生雷奈克（Laennec）发明了听诊器，让医生的听觉发挥了更好的作用；1895 年德国伦琴发现了 X 线，不久即被用于人体的疾病检查，并由此形成了放射诊断学。20 世纪物理学的发展，使得 CT、MRI、超声和核素显像设备在不断地改进和完善，检查技术和方法也在不断地创新，影像诊断已从单一依靠形态变化进行诊断发展成为集形态、功能、代谢改变为一体的综合诊断体系。

二、管理工具

管理工具是行业和医疗机构的管理方法与体系的统称，管理者通过执行计划、组织、领导、控制等职能，整合可利用的各项资源，实现行业、医疗机构既定目标的活动过程中使用到的手段就是管理工具。管理工具是人类科学探索并总结的具有共识性并能

指导人们行动的知识，大致可以分为两类，第一类管理工具以文字形式来展现，如政府的政策方针指令、法规规范和医疗机构的制度、规章，其作用是指导人们的行动并规范人的行为而达到同质化和高效；另一类管理工具以已达成共识的标准流程出现，如规划与目标管理、SWOT 分析、人力资源管理与发展、全面质量管理和持续质量改进，其作用是以科学的方式追求管理操作标准化、管理过程图示化、管理方法模式化，管理工具的实质是遵循工具理性和寻求最佳效率的逻辑，以科学、合理地利用资源，以期效益最大化的一种科学技巧。

社会和行业对管理工具的科学认识是伴随具有普遍意义的管理原则、原理等管理知识并付诸实践的进程而逐渐明晰和发展的。在工具主义认识论下，管理本身是人类认识世界、改造世界的有效工具，管理作为人类的一种特殊实践方式，是人类实现其利益、愿望和目的的有效途径，管理工具就是对"管理"这一术语理解的技术化的概念。在实证主义信仰下，管理工具就是人们在管理活动过程中探求和设计的具体可操作的行动方案。其以对效率目标的结果为导向进行科学化的研究、设计，以期来规范行动中人们的日常行动，以保证整体协调一致的同质化流程。从技术的视角去定义的管理工具，是具有操作性、技术性的实体性存在。

管理工具作为工具的一类，当然具备工具的特征和价值，在管理工具范畴，我们可以分析管理工具的价值，以帮助我们对管理工具有更深的认识。

（一）引导功能

管理不仅仅在医疗机构层面存在，在所有的组织架构和工作落实中均存在，因此，我们可以理解，国家和行业主管部门对医疗机构的管理，通常是通过法律法规的制定、政策文件的引导来管理的，在全国、行业范围内，开展定向、定目标的管理，是管理的基本方式、方法，这是管理工具的第一功能，其往往以高瞻远瞩的科学决策，合理的规划、统一的格式，提供了反映管理活动规律的知识，这是一种理性思考的思想和实践智慧，激发了落实人对该项管理行动的正确认识，也能使人可预测行动的结果，便于制订有目标的计划；来自国家和行业部门一系列的管理要求也对人的思想和行为具有引导性。管理工具所具有的确定性、预测性、精确性，促进了管理行动的科学化进程，也规范着落实人的具体行动目标，为医疗机构和员工的行动提供了明确方向，引导管理行为有效实施。在整体规划和战略思考中使集体行动获得明确的目的性和方向的一致性，就能整合行为，产生组织凝聚力。

（二）规范功能

管理工具之一是一系列的职责制度体系，众所周知，这是用来规范人的行为的，规范性职责制度为员工的行动提供了一套有明确指向的行为规则，明确了部门和员工行动及交互协作的方式、方法。职责是告诉员工该干什么，制度是这项工作该怎么干，包含着具体的规则和要求，这些规范对个人的行为提出了程序性要求，使员工行为同质化，工作有序。当然，要想使管理活动获得稳定、有序的工作方式，制度类的规范也必须在实际上反映当时、当地医疗机构管理活动的客观规律，建设以科学理性为原则，符合实际的合理闭环和操作上可行的规范体系。

（三）转换功能

管理学是一门学科，有着丰富的理性知识，但理论并不代表能够应用，应该把管理的知识从高高在上的形而上学落到立足于现实的管理行动中，这就是"知"与"行"转换，管理工具就把管理理论知识转化为具有可操作性的技术，如标准的流程和知识的实践，并在行动上转化为一系列简单的操作技巧，简而言之，管理工具是管理过程的可操作性、标准化、实证化的技术设计成果。在客观上增长了员工的技术操作能力，增加了员工的"实践正确度"。这种以简单、易操作的技术化设计的"效用性装置"，是可以直接拿来用的。如质量管理工具，在没完全理解其多个工具间的逻辑关系时，人们同样可以灵活运用 PDCA［P（Plan）计划，D（Do）执行，C（Check）检查，A（Act）处理］方法，"知行"转换的成效表现在实现意义上，将知识的实用性转换为物质财富，获得经济效益的实惠。

（四）效率功能

从工具本身来看，管理工具中所创造的结构化操作标准与规范，就是一项技术，这使得很多操作者的摸索过程被省略，同时提升了员工管理工作的效益。有效性本身就是管理工具的基本功能性价值。有效，是管理主体按照自己的需要和管理客体的属性、规律及观念来改造、管理客体，产生对行动结果的预测、预见和想象，提出管理实践活动应该达到的价值目标。有效，也是衡量管理工具中所建构的管理方式的行为、价值和意义在实践运作成果的最终评判标准。对检验管理工具所建构的行动方案是否科学、合理进行评价时，往往以是否有效来判定管理工具设计的结构在运行中其功能的实现程度。所以，一种工具，并不一定越大就越好。能够以最小的努力、最小的复杂性和最小的动力做好工作的工具，就是最好的工具。

三、质量管理工具

质量管理工具是指对各类、各种质量目标进行管理和完成时使用的管理工具，特别是在进行全面质量管理时，往往会用到一系列相关的质量管理工具，如开展 PDCA 持续改进时，我们往往应用头脑风暴、鱼骨图、柏拉图和 5W2H 等工具，也包括甘特图等显示工作计划的图表，相对分层法、排列图法、因果分析图法、统计调查表法、直方图法、控制图法和散布图法等"老七种工具"，强调的是用数据说话，重视对制造过程的质量控制；关联图、KJ 法（A 型图解法）、系统图法、矩阵图法、数据矩阵分析法、过程决策程序图（process decision program chart，PDPC）法及箭条图法等"新七种工具"，基本是整理、分析语言文字资料（非数据）的方法，着重来解决全面质量管理中 PDCA 循环的 P（计划）阶段的有关问题，因此，"新七种工具"有助于管理人员整理问题，展开方针目标和安排时间进度。整理问题，可以用关联图法和 KJ 法；展开方针目标，可以用系统图法、矩阵图法和矩阵数据分析法；安排时间进度，可用 PDPC 法和箭条图法。

第三节　医疗质量管理体系与质量管理工具

一、医疗质量定义

人类属于生物，是有生命的物种或物质，有生必有死，即有"寿命"之说。患病是寿命长短的重要因素，想要延长寿命，便会有治病的欲望，这就产生了"医"的需求。医疗质量就其内容而言，自古即有，"扁鹊三兄弟"之医术的比较就是中国古代医学质量概念的应用。从古至今，"医"的个人行为产生了行业的"卫生"，也产生了科学中的"医学"，当卫生和医学成为社会必需的成分时，医疗质量就提上了日常议程。

随着国家引导医疗机构向高质量发展，医疗质量便成为发展的关键内容，2016年国家卫生健康委员会出台了《医疗质量管理办法》，这是首部对医疗质量进行全方位管理的政府文件，以国家卫生健康委主任令的形式发布，属于政府规章性文件，在行业遵循"依法执业、依法行医"的原则基础上，系统解决了在医疗质量管理领域的"依法管理"问题。在管理办法中，对医疗质量进行了明确的定义：在现有医疗技术水平及能力、条件下，医疗机构及其医务人员在临床诊断及治疗过程中，按照职业道德及诊疗规范要求，给予患者医疗照顾的程度。这个定义有以下几个特点：①个体性，质量水平与人（能力和技术）相关；②时代性，质量水平与当时的时代相关；③地域性，质量水平与地区和医疗机构条件相关；④提供性，质量水平，不仅与实施者（医务人员）相关，也与医疗机构相关；⑤连续性，质量水平，涉及医疗过程，肯定是一个连续的过程，只要是能够评价的点，都是质量的内容；⑥合规性，有最基本的要求，对于由人来实施的行为，因每个人的行为是否得当，固然有符合要求之说。

在国际上，世界卫生组织（World Health Organization，WHO）也对医疗质量做了定义：医疗质量是卫生服务部门及其机构利用一定卫生资源向居民提供医疗卫生服务以满足居民明确和隐含需要的能力综合。在这个定义中，虽然关注了能力，但我们以为，能力是需要在实施过程中体现出来的，因此，医疗过程、结果也是能力的表现形式而已。

美国医学研究所（Institute of Medicine，IOM）对医疗质量定义：医疗质量是指向个人和人群提供的医疗服务在提高预期健康水平方面的可能性，以及医疗服务与现有专业知识水平的一致程度。美国医疗保健研究与质量局（the Agency for Healthcare Research and Quality，AHRQ）认为高质量的医疗就是"在正确的时间，通过正确的手段，为正确的患者做正确的事情，以达到可能实现的最佳结局"。

综上所述，医疗质量是卫生服务提供者利用各种资源，为患者提供的医疗服务的水平，所以能为患者提供最佳结局，并使利益最大化、风险最小化，高效合理地利用资源，达到较高的患者满意度和健康状况，这才是最佳的卫生保健服务。在当今社会关系下，医疗质量也不离企业质量的宗旨，因此，结合WHO的表述，医疗质量的评价可以由以下一系列内容来体现。①有效：患者可以得到期望的和满意的效果，通常表现为疾病的治愈、缓解和稳定。②效率：以最小的投入为患者提供最大的健康收益。投入应当包括医院的资源（人力、技术、设备）、社会的资源（医保支出、公共卫生分摊）和患者的资源（如就医时间、自费支出）。③可及：因时因地提供与医疗需求相适应的卫生服务。医疗服务应当是当时、当地最佳的提供，也包括提供服务的及时性。④适宜：以患者为中心，以人为本，根据患者需要和社会文化条件提供服务和干预，也包括在疾病的终末期，提供需要的安宁服务。⑤公平：医疗服务不受年龄、性别、种族、信仰、地理、社会经济状况等差别的影响，即一视同仁，尊重患者，是伦理的要求、人文的体现。⑥安全：尽量避免或减少医疗服务造成直接或潜在的伤害。⑦连续：医疗服务是一个团队提供的集体性行为，诊疗活动的整体性往往会分解到各种流程的组合，即便在单个流程之内，连续的流程也是非常重要的。

2003年WHO欧洲区域办事处开发了医院质量改进绩效评估工具（Performance Assessment Tool for Quality Improvement in Hospital，PATH）。PATH的医疗质量评估框架包括6个维度：临床有效性、效率、员工导向和响应管理4个领域及安全、以患者为中心2个横向角度。

（1）临床有效性：是指医院成功得到与现有医疗知识水平相一致的临床结果并且使所有可能获益的患者实现这些结果。包括与质量过程相一致的治疗结果和治疗适宜性。

（2）效率：是指资源的优化利用达到最大的产出，包括生产力，利用卫生技术来达到最佳的治疗和适当的干预。

（3）员工导向：是指员工具有执行其任务的适当资格、持续学习的可能性、在支持性环境下工作及对工作满意的程度。该维度包括工作环境、前景和个人需要、健康促进和安全措施，以及与员工健康相关的行为和健康状况的指标。

（4）响应管理：包括医院与社区健康需要的相关程度、确保医疗的持续性和提供不分民族、身体、文化、社会、人口和经济特征的医疗服务。副维度包括医院社区一体化及医院公共卫生导向。

（5）安全：有证据显示能够预防或减少风险的医院结构和过程的应用和改进。安全不仅限于患者安全，而且也与员工和环境安全有关。

（6）以患者为中心：是将患者作为服务提供的中心，评价所提供的服务与患者、家庭及照顾者的需要与期望，包括客户定位（及时注意、可及的支持网络、交流过程）和尊重（患者自主、保密、尊严）。

二、医疗质量管理

为进一步规范医疗服务行为，更好地维护和保障人民群众的健康权益，保障医疗质量和医疗安全，改善人民群众对医疗服务的切身感受，多年来，在党中央、国务院的坚强领导下及各级卫生健康行政部门和医疗机构的共同努力下，我国医疗质量和医疗安全水平呈现逐步稳步提升的态势。但是，医疗质量管理工作作为一项长期工作任务，需要从制度层面进一步加强保障和约束，实现全行业的统一管理和战线全覆盖。

（一）《医疗质量管理办法》主要内容

《医疗质量管理办法》旨在通过顶层制度设计，进一步建立完善医疗质量管理长效工作机制，创新医疗质量持续改进方法，充分发挥信息化管理的积极作用，不断提升医疗质量管理的科学化、精细化水平，提高不同地区、不同层级、不同类别医疗机构间医疗服务同质化程度，更好地保障广大人民群众的身体健康和生命安全。

《医疗质量管理办法》共分8章48条。在高度凝练总结我国改革开放以来医疗质量管理工作经验的基础上，借鉴国际先进管理经验，并在医疗质量管理机制上有所突破。

1. 建立国家医疗质量管理相关制度

首先建立了国家医疗质量管理与控制制度，明确各级卫生健康行政部门依托专业组织开展医疗质量管控的工作机制；建立医疗机构医疗质量管理评估制度，将医疗质量管理情况纳入医疗机构考核指标体系；建立医疗机构医疗安全与风险管理制度。鼓励医疗机构和医务人员主动上报医疗质量（安全）不良事件，鼓励信息共享和医疗质量持续改进。从规章角度建立了医疗质量安全核心制度体系。

2. 明确医疗质量管理的责任主体、组织形式、工作机制和重点环节

明确医疗机构是医疗质量的责任主体，医疗机构主要负责人是医疗质量管理第一责任人。要求医疗机构医疗质量管理实行院科两级责任制，对门诊、急诊、药学、医技等重点部门和医疗技术、医院感染等重点环节的医疗质量管理提出明确要求。

3. 强化监督管理和法律责任

进一步明确各级卫生健康行政部门的医疗质量监管责任，提出医疗质量信息化监管的机制与方法。同时，在鼓励地方建立医疗质量管理激励机制的前提下，明确了医疗机构及其医务人员涉及医疗质量问题的法律责任。

《医疗质量管理办法》对医疗质量管理做了明确的定义：指按照医疗质量形成的规律和有关法律、法规要求，运用现代科学管理方法，对医疗服务要素、过程和结果进行管理与控制，以实现医疗质量系统改进、持续改进的过程。这个定义告诉我们医疗质量管理应当遵循医疗质量形成的规律，也就是医疗质量本身的内容，应当从前述的有效、效率、可及、适宜、安全、连续等方面展开，并按照国家、行业的法律法规要求来实施管理医疗质量工作。卫生行业作为国家基本民生行业，全国人民代表大会发布的

《中华人民共和国民法典》《中华人民共和国刑法》《中华人民共和国基本医疗卫生与健康促进法》《中华人民共和国医师法》、国务院发布的《护士条例》等法律、法规基本包含在《三级医院评审标准（2020年版）》中，因此，评审标准将作为参照法律法规的主要文件依据。

（二）《医疗质量管理办法》中内容的逻辑关系

深入学习《医疗质量管理办法》，不仅要关注其内容，也要反复体会文件的格式大纲，结合管理学常识，我们可以把医疗机构的管理做一个崭新的逻辑关联。

1.组织机构和职责

任何工作都需要落实到指定的部门，并从书面确定这个落实过程，这就是职责的确定，《医疗质量管理办法》的第二章，从国家、省（市、区和县）等卫生健康行政部门，到医疗机构院、科级层面，确定了各部门的工作职责，由此明确了各自的职能和工作内容。

2.制度

上述工作如何做，如何围绕医疗质量管理开展工作，在《医疗质量管理办法》中体现在第三章：医疗质量保障，从医疗机构的各个方面，展示了工作途径和解决方案，要求医疗机构和员工规范各项行为。

3.持续改进

对于任何一个部门，仅知晓工作怎么做是不够的，应该本着持续改进的思路继续做精做深，这就是质量管理的持续改进，在《医疗质量管理办法》中体现在第四章：医疗质量持续改进，要求医疗机构和员工在运用数据的基础上，开展定向、有目标的持续改进。

4.风险管理

医疗行业是高风险行业，风险意识应当成为行业管理不可或缺的内容，在《医疗质量管理办法》中体现在第五章：医疗安全风险防范，要求员工从源头开始，紧盯医疗流程，切实防范医疗风险。

5.监督和奖惩管理

作为管理的必要措施，监督和奖惩必不可少，作为行业规章的文件，第七章的监督管理，提出了医疗质量管理和临床工作中违法相关法律的处罚条款，明确了不可逾越的底线。

对于一个医疗机构的管理者，我们不仅要学习《医疗质量管理办法》的内容，更要领会其中内容的逻辑关系，因为我们做其他任何工作都可以参照逻辑关系开展和完成相关工作。

《医疗质量管理办法》提出医疗服务的3个分类，与学者多那比第安提出的结构、过程和结局3个维度类似，但又有发展，结构往往是指组成整体的各部分的搭配、安排或构造，往往是固定的，要素是指构成事物的必要因素，要素的范围远大于结构，因此，我们也认为以"要素"代替"结构"更为合理。

医疗服务的要素是指提供医疗服务时所用到的各种资源，包括人员、技术、仪器和药品等，是构成质量的基础条件，人员应该包括其个人的知识面等个人因素，还应该包括医疗机构层面的医院文化等集体因素，如医疗相关法律在医院的落实等。1994年国务院印发《医疗机构管理条例》（国务院令第149号）、卫生部印发《医疗机构管理条例实施细则》（卫生部令第35号），加强对医疗机构进行准入管理。1998年颁布的《中华人民共和国执业医师法》（主席令第5号）和2021年颁布的《中华人民共和国医师法》（主席令第94号）对执业医师进行准入管理。2008年国务院颁布《护士条例》（国务院令第517号），加强对护士准入管理。2009年底卫生部组织专家制定下发《医疗技术临床应用管理办法》（卫医政发〔2009〕18号），2018年国家卫生健康委员会下发《医疗技术临床应用管理办法》（国家卫健委令第一号）明确提出对医疗技术进行分级分类管理。2015年5月按照《国务院关于取消非行政许可审批事项的决定》有关要求，医疗技术临床应用准入管理政策有所调整，将"准入许可制"调整为"负面清单制"。至此，"医疗三要素"管理制度基本形成。

三、医疗质量管理体系

体系是指相互关联或相互作用的一组要素，质量管理体系是在质量方面控制的工作体系。医疗质量管理体系应该是由国家、行业、医疗机构等构成的完整的管理体系。

（一）组织体系

组织体系包括各级卫生健康行政部门、医疗机构、各级医疗质量控制组织、行业学协会和专业（研究）机构等逐步建立医疗质量控制中心（以下简称质控中心）。

（二）诊疗规范体系

诊疗规范体系包括国家（卫生）标准、诊疗规范指南和操作规范。

（三）质控指标体系

继住院死亡类指标、重返类指标、医院感染类指标、手术并发症类指标、患者安全类指标、医疗机构合理用药指标、医院运行管理类指标，2015年以后，国家卫生健康委医政司又相继发布了麻醉科等15个专业质量控制指标，2020年发布了51个单病种管理质量控制指标，在2020年版《三级医院评审标准》中，以第二部分医疗服务能力与质量安全监测指标形式，公布了400余个质量指标。

（四）动态监测、预警和评估机制

在国家和医疗机构层面鼓励采用信息化手段，通过信息人工上报、病案首页信息采集和全信息采集等手段，及时、全面获取质量信息。

（五）监管体系

在医疗机构层面，除参与国家层面的质量管理体系外，还应当建立机构内部的质量管理体系，包括院科两级质量负责机制、专设或指定人员的规范且明确权责分配的质量管理部门、医疗质量管理奖惩机制及持续改进的制度、流程、风险管控机制等。

四、医疗质量管理工具

在《医疗质量管理办法》中对医疗质量管理工具做了定义：为实现医疗质量管理目标和持续改进所采用的措施、方法和手段，如全面质量管理（TQC）、质量环（PDCA循环）、品管圈（QCC）、疾病诊断相关分组（DRG）绩效评价、单病种管理、临床路径管理等。从这个定义出发，我们可以认为只要是为了提升或达到医疗质量管理目标的措施、方法和手段，都应该是该类工具。

提升医疗质量，不仅是医疗机构层面的工作，也是政府、行业组织等部门的工作，因此我们可以把医疗质量管理工具，大致分为医疗机构外的和医疗机构内的，前者包括国家政策、行业规范，这些都是政府和行业使用的工具。

（一）政策性管理工具

1. 公立医院绩效考核及排名

排行，原意是依长幼排列的次序。排行和排名，其基础是一种统计方法，一旦公开，被社会和政府知晓，就是品牌和形象的体现。由政府开展的排名管理，对参加排名的医疗机构有非常大的工作动能，远比单个医疗机构开展的自我医疗质量管理力度要大。如何评价公立医院改革发展成效，对深化公立医院综合改革、加快建立分级诊疗制度和现代医院管理制度有重要的导向作用，根据《国务院办公厅关于城市公立医院综合改革试点的指导意见》《国务院办公厅关于建立现代医院管理制度的指导意见》相关文件指示，建立以公益性为导向的考核评价机制，定期组织公立医院绩效考核，从2019年开始，对全国三级公立医院开展绩效考核，从2020年开始，对全国二级公立医院开展绩效考核。在上述的绩效考核中，分列了"医疗质量""运行效率""持续发展""满意度评价"部分，其中医疗质量部分，涉及医疗能力、负性指标、单病种管理、抗菌药物使用和室间质控等指标，这些都是临床常用的医疗质量管理指标，由于公立医院绩效考核采取量化评分排名方式，是第一次政府采用的排名管理，并告知属地的卫生健康行政部门，大大促进了医疗机构对相关医疗质量指标的关切度和改进力度，对于提升这些指标的结果，有着前所未有的动力，也将切实改进相关工作。这是一种卓有成效的全国同质化推动医疗质量提升的管理工具。

2. 国家医疗质量安全改进目标

设定管理类目标是推动单项工作管理的好举措，WHO和JCI在国际上推行的"患者安全目标"，对各国从医疗质量关注患者安全方面有明确的作用和价值，但从管理学角度，没有量化指标的管理行动，往往难以评估工作结果，且在卫生经济学方面得不到长久支持，由此会带来管理迟钝和停滞，因此，任何管理目标都应该有量化的指标来对照，这是管理学的原则。可喜的是，行业主管部门也关注到这一点，从2021年开始，国家卫生健康委医政司在我国医疗质量管理体系建设成就的基础上，根据我国医疗质量现状，将定期发布中国的医疗质量安全改进目标，这是我国首次以国家层面制定医疗质量方面的改进目标，通过量化的数据体现了科学的改进过程，将大大促进医疗机构对相关过程和结果的改进。

3.疾病诊断相关分组管理

疾病诊断相关分组（diagnosis related groups，DRG）是一种借助国际疾病分类方法，根据医学诊断、并发症与合并症、手术操作、疾病严重程度及转归、资源消耗等临床特征，患者年龄、性别等社会学特征，将患者分入若干个诊断组别进行管理的住院患者病例组合分类方案，是国际上用于医疗质量管理和支付管理的数据统计手段，从医疗服务的能力（产能）、效率、安全、学科发展4个维度展开，构建对应的二级指标，如DRG组数、总权重、CMI、费用消耗指数与时间消耗指数和低风险死亡率，与传统的医疗服务绩效指标（出入院人数、平均住院EI、次均费用、死亡率）相比，DRG指标具有维度多样、分类科学、权重客观、标杆明确等优势，摒弃了传统的各个临床专科、各个疾病结果的个体化特征，保留了专科、疾病的共性特征，因此特别适合医疗机构内科室内部的医疗组之间、科室之间的质量比较，更适合医疗机构间的比较，包括医疗机构间同一科室的比较和医疗机构层级的比较，因此，有效去除了医疗机构及临床科室"各自为大"的自我评价上的主观误差，将医疗质量的评价提升到了可信服的水平。

（二）医疗机构内工具

1.诊疗规范制定和落实

诊疗规范是行业内临床诊疗行为的专业共识和规定，这是临床医疗行为的底线内容，《中华人民共和国民法典》《中华人民共和国刑法》《中华人民共和国医师法》《护士条例》等都对医务工作者应当遵循各种诊疗规范做了具体要求，从国家层面、行业组织层面出台了众多的诊疗规范、指南，鉴于规范指南的普遍性和共识性，每一个医疗机构均应当在行业诊疗规范的基础上，督促临床科室制定本地化的、可全面落实的诊疗规范，这是医疗质量管理部门的基本职责，通过落实诊疗规范，也是获得医疗机构内同质化诊疗的基础，因此，每一个医疗机构都应当重视临床各学科常见疾病的诊疗规范的制定和落地，并定期根据学科发展予以修订，同时，同质化的诊疗结果便于事后的科学评估，才能不断提升医疗质量。

2. 单病种质量管理

单病种质量管理是以临床病种为管理单元,通过构建基于病种诊疗全过程的质量控制指标和评价体系,用于规范临床的关键诊疗行为,以持续改进医疗质量和医疗安全的管理工具。单病种管理起源于美国,在 JCI 的医院评价标准中一直作为病种质量的认知方式。卫生部从 2009 年开始单病种质量管理控制工作,先后发布了 3 批 11 个病种 111 项质量控制指标,持续监测单病种质控指标,发布、反馈相关质控结果,对提升医疗机构管理水平、保障医疗质量和医疗安全发挥了重要作用。2020 年国家卫生健康委员会又发布了《关于进一步加强单病种质量管理与控制工作的通知》(国卫办医函〔2020〕624号),进一步强调和完善了单病种质控工作,促进各级卫生健康行政部门和各级各类医疗机构使用单病种质量管理工具加强过程监管,充分发挥单病种质控对提升医疗质量的作用。目前国家公布的单病种质控范围,病种数量扩展至 51 个,覆盖了恶性肿瘤、心血管疾病、神经系统疾病、呼吸系统疾病及儿童白血病等严重危害人民群众健康的常见病、多发病,并在眼科、口腔等社会办医活跃的领域选取代表性的病种进行质控。从质量控制、资源消耗两个维度对 51 个单病种诊疗过程中的关键环节制定了质量监测信息项,便于各级卫生健康行政部门与各级各类医疗机构进行精细化的过程管理,并可用于医疗机构内部和医疗机构之间的过程医疗质量比较,相信今后将作为行业主要的医疗质量管理方式。

3. 临床路径管理

临床路径是指针对某种疾病,或某种手术制定的具有科学规范性和时间顺序性的患者诊疗流程,其核心是将某种疾病或手术涉及的检查、治疗、用药、护理等活动进行标准化,然后确保患者在规定的时间内完成一个规定的诊疗服务。临床路径具有规范医疗行为、保证医疗质量安全、提高医疗服务效率、控制医疗费用这几方面的作用。同时,临床路径还具有科学测算医疗费用的作用,也是推动支付方式改革的基础性工作之一。

临床路径管理参考美国和欧洲发达国家及地区的模式。2009 年卫生部开始将临床路径作为深化医改和推进公立医院工作改革的重要任务,在全国开始试点工作,临床路径管理,是医疗机构实现精细化、科学化管理的一个重要工具。2016 年中共中央办公厅、国务院办公厅转发《国务院深化医药卫生体制改革领导小组关于进一步推广深化医药卫生体制改革经验的若干意见》,提出加强公立医院精细化管理,将推进临床路径管理作为一项重要的经验和任务予以强调。在医疗机构层面,通过临床路径管理,可获得良好的医疗质量和医疗安全指标结果,有助于缩短平均住院天数,降低手术切口感染率,使临床用药更加规范。

4. 质量持续改进工具

在医疗机构层面,我们还有很多医疗质量管理工具,如 PDCA、QCC、RCA、脆弱性分析、FMEA（失效模式与效应分析）等，这些工具应用于不同的场合。脆弱性分析应用于重点工作目标的选择，FMEA 应用于流程的改善，这两个工具有共同的特点，就是在没有发生负面事件的情况下来制定改进的方向和落实改进。PDCA、QCC、RCA 大同小异，用在医疗质量的持续改进上，以 PDCA 应用最为多，这是员工参与的自我改进过程的标准化流程或步骤，可以分为以下 4 个阶段。

（1）计划阶段：分析现状，找出存在的质量问题；分析产生质量问题的各种原因或影响因素；找出影响质量的主要因素；针对影响质量的主要因素，根据行业和医疗机构的要求，提出改进计划，制定措施。

（2）执行阶段：执行计划，落实措施。

（3）检查阶段：检查计划的实施情况。

（4）处理阶段：总结经验，巩固成绩，工作结果标准化；提出尚未解决的问题，转入下一个循环。

在 PDCA 的过程中，可以应用到一些最常用的统计方法和工具，如排列图、因果图、直方图、分层法、相关图、控制图及统计分析表。这套方法以数理统计为理论基础，不仅科学可靠，而且比较直观，我们将在第二章介绍。

5. PDSA

PDSA 是世界卫生组织在全世界推广的质量改进工具，与 PDCA 比较，虽然只是把 C（Check）改为 S（Study），但内涵完全不同，质量管理大师戴明认为在质量改进的过程中，员工应当重在学习（Study），而不仅仅是检查、监督和监测等，其实学习的含义，本身就是检查、监督和监测等内容。我们做过 PDCA 的员工都有体会，完成一个质量持续改进项目，所获得的不仅仅是改进结果，更重要的是一种改进能力的提升。就我们的经验，PDSA 有更多的效果：

第一：Solve，我们需要解决一个问题。

第二：Study，我们需要学习有逻辑关系的、能更好地解决问题的一个工具或多个工具的集合。

第三：Systemic think，我们需要系统思考（第五项修炼），仅重视任何管理中的一项，必定会忽视另外一些东西，你的资源有限（时间、经费、注意力等），需重视机会成本问题。

第四：Step，我们应当维持现在的改进效果，由此，我们会更上一个台阶，提升自己，提升管理；更多的提升：书面表达能力，书面（格式化）表达能力（写论文）；更能解决问题的体验：幸福感、成就感。

第五：Say，说出来的内容，口语表达能力，说出来会强化你的认知和行为改造。

参考文献

［1］王学英. 物理学的符号、单位、术语和基本常量. 北京：科学出版社，1987.

［2］中华人民共和国国家质量监督检验检疫总局，中国国家标准化管理委员会. 质量管理体系基础和术语：GB/T19000–2016. 北京：中国标准出版社，2016.

［3］孙永正. 管理学. 北京：清华大学出版社，2007.

［4］杰克·贝蒂. 大师的轨迹：探索德鲁克的世界. 李田树，译. 北京：机械工业出版社，2006.

［5］彼得·德鲁克. 管理（使命、责任、实务）. 王荣贵，译. 北京：机械工业出版社，2009.

［6］陈春花. 从理念到行为习惯. 北京：机械工业出版社，2018.

［7］王迎军，邹旸. 管理工具的演化过程. 南开管理评论，2018，21（5）：10–15.

［8］侯丽岩. 管理工具“价值中立”观的哲学审思. 北方论坛，2016，257（3）：147–153.

［9］陆雄文. 管理学大辞典. 上海：上海辞书出版社，2013.

［10］刘永芳. 管理心理学. 北京：清华大学出版社，2008.

［11］百度百科. 质量管理. https://baike.baidu.com/item/ 质量管理 /5267.

［12］苏勇，刘会齐. 中国管理智慧. 南京：江苏人民出版社，2016.

［13］百度百科. 管理. https://baike.baidu.com/item/ 管理 /366755.

［14］弗雷德里克·温斯洛·泰勒. 科学管理原理. 居励，胡苏云，译. 成都：四川人民出版社，2017.

［15］赫伯特·A·西蒙. 管理决策新科学. 李柱流，汤俊澄，译. 北京：中国社会科学出版社，1982.

［16］亨利·法约尔. 工业管理与一般管理. 王莲乔，吕衍，胡苏云，译. 北京：机械工业出版社，2007.

［17］彼得·德鲁克. 管理实践. 毛忠明，译. 上海：上海译文出版社，1999.

［18］百度百科. 目标管理. https://baike.baidu.com/item/ 目标管理 /983294.

［19］国家卫生健康委医政医管局.《医疗质量管理办法》解读. http://www.nhc.gov.cn/yzygj/s3586/2016 10/8e7ef364c1a84f33a7e40291eaf70a3f.shtml.

［20］国家卫生健康委医政医管局.《关于进一步加强单病种质量管理与控制工作的通知》政策解读. http://www.nhc.gov.cn/yzygj/s3586/202007/bc884c5de0284ce2b3f19a1d1df9e98a.shtml.

第二章
质量管理工具应用解析

第一节　PDSA 汇报书的应用说明

PDSA（Plan-Do-Study-Action）循环，又称为戴明环，是一种简单的持续改进方法，也是全面质量管理应遵循的科学程序；既重视短期的持续改进，也重视长期的组织学习。早期多用于企业生产管理和质量管理，现已被广泛应用于医疗卫生领域，越来越多的医疗机构在医院质量改进与提升工作中应用 PDSA 循环。但在实际应用中，仍存在对质量管理工具定义不清、意义不明、制作不熟练、应用不流畅等情形导致的畏难情绪，严重影响了 PDSA 在医院质量管理工作中的实际应用，其应用效果也是大打折扣。

在本书中向读者推荐一种自行设计的 PDSA 汇报书格式（图 2-1），该汇报书围绕 PDSA 理念和常用质量管理工具展开，从逻辑上简明且直观地展现了一个 PDSA 项目从开始到结束的全过程，层层递进、逐步深入，指导汇报书使用者分阶段完善项目内容，在不断使用中深化对 PDSA 理念的理解和践行，与实际工作形成很好的融合。

经实践证明，PDSA 项目汇报书是很好的书面交流方式，易掌握且实用，临床一线医务人员接受程度高，并能有效应用于医疗质量水平持续改进；另外，通过质量管理工作包和 PDSA 汇报书的培训，让汇报书使用者不仅知其然，还知其所以然，对 PDSA 理念在医疗机构内的推广和应用至关重要，因为它具有内部指导便捷和外部交流分享便利的特点。

PDSA 汇报书主要由计划（Plan）、执行（Do）、学习（Study）、处理（Action）4个部分组成，下面将对其结构组成及内部关联点和需要注意的要点进行简要阐述。

一、计划（Plan）阶段

计划（Plan）阶段是 PDSA 项目的第一阶段，也是最重要的阶段，它包含了整个项目的设计，是项目的灵魂所在。一般来说，包括计划启动和计划制订 2 个部分，可以同时完成，也可以不同时间完成，但前后一般不建议超过 2 周。

（一）计划启动部分

一般包括 PDSA 基本信息、存在问题、改进依据、监测指标和指标定义、改进目标和现况数值、预期延伸效益等。

1. PDSA 基本信息

应表现项目名称、编号、部门、人员、启动日期、项目地点等，让人一目了然掌握"是谁？""想做什么？"等信息，其中项目名称建议采用简单直接的"动词＋对象＋名词"的形式，如"提高住院患者满意度"。

2. 存在问题

可以简单概括为两句话，聚焦于"我们存在或发现了什么问题？""这个问题如果不改善会带来什么后果？"两个问题。

3. 改进依据

推荐行业法律、法规、规章、规范要求必须做到的内容，或为了跻身更高水平梯队需要达到的要求或满足的条件。

4. 监测指标和指标定义

表明了所有质量管理都必须量化，没有量化的指标，就无法做到真正的质量管理；根据项目实际需要，恰当选择监测指标，并给予合理的定义，注重指标计算的阐述。

5. 改进目标和现况数值

体现了项目的现在和未来，质量管理实际上是目标管理；现况数值根据基线调研产生，改进目标根据改进依据要求和自身水平综合制定。

6. 预期延伸效益

不仅关注这个项目相关内容的改善，而且注重培训员工接受持续改进理念；同时应当重视质量管理效益最大化，扩大项目后续效果，如发表论文、产生后续科研项目、学术交流、扩大品牌效应等。

（二）计划制订部分

主要由常用的几个质量管理工具组成，一般包括鱼骨图、柏拉图、5W2H 表。

1. 鱼骨图

又称因果图，顾名思义，有因有果，一般是采用原因在左侧、结果在右侧的形式，将项目的主要矛盾或存在问题放在右侧，将可能引起或导致该矛盾和问题的原因放在左侧，并通过箭头方向明示其因果联系。原因一般由项目团队集体头脑风暴产生，并按照人、机、料、法、环、测等六个方面进行归纳。在众多原因中，找出其中影响力较大的原因，成为主要原因（要因），一般为 8～10 个。

2. 柏拉图

通过以上鱼骨图找到的主要原因，需要进一步验证，得到引起或导致该矛盾和问题的真正原因（真因）。验证的方法可以考虑实地查验，通过设计合理规范的查检表，带入到实际工作环境中进行验证并做好数据记录，进一步利用柏拉图将记录的数据展示出来，原因及其频数降序排列，根据二八法则找出其中累计百分比 80% 左右能包含的所有原因，即为真因，也是下一步需要重点针对性采取改进措施的原因。

3. 5W2H 表

通过以上柏拉图找到的真因，符合二八法则，让项目实施者可以集中精力解决主要矛盾和问题，抓住关键的少数，达到事半功倍的效果。接下来需要利用 5W2H 表来呈现详尽的、可行的项目实施计划，呈现信息应包括"为什么做？""做到什么目标？""怎么做？""什么频率？""何时做？""在哪做？""谁来做？"等，周密的计划有利于下一步执行。

二、执行（Do）阶段

执行（Do）阶段应记录项目改进措施具体实施的细节内容，可以使用图片、短语相结合的方式来证明所进行的工作，不需要大段文字描述，既能体现真实性，又可以减轻员工负担。需要注意的是，所有在项目执行过程中涉及的工作原始记录都不能缺少，因为它是工作进行的有利证明，也是后期查找问题的最佳依据，对整个项目顺利进展具有非常重要的意义。

三、学习（Study）阶段

学习（Study）阶段真正体现了 PDSA 的循环二字，通过不断地研究与学习，查看执行过程中的"控制点""管理点"等关键环节，回答"计划执行得怎么样？有没有达到预期的效果或要求？"，并通过质量管理相关图表进行展示，如柱状图、折线图、改善后柏拉图、雷达图等。

四、处理（Action）阶段

处理（Action）阶段，狭义来说，是对学习（Study）阶段的研究结果进行处理、认可或否定；广义来说，其是对整个项目进展全过程的回顾与总结。成功的经验要加以肯定，或模式化、标准化以适当推广，通过将有效措施转化为标准化制度或流程，可以使改进工作得以常态化运行，进而长期维持项目效果；失败的教训要加以总结，以免重现，对项目过程中存在不足的重视与检讨，对今后的改进工作大有裨益。

五、PDSA 汇报书格式

项目：提高（降低）****效率（发生率）　　编号：***-***-PDSA-0000-年月　　部门：科室名称
人员：***，***，**，**　　　　　　　　启动日期：****年**月　　　　　　地点：****

存在问题	简述拟改善或解决的问题，并说明问题存在可能发生的后果
改进依据	国家标准，部门规章、规范，行业指南等
监测指标	1. *** 留置时间 $= \dfrac{患者导管留置总天数}{手术患者总数}$ 2. 即刻 ** 恢复率 $= \dfrac{术后管拔除后 ** 恢复的患者人数}{手术患者总数} \times 100\%$
指标定义	统计术后导管留置时间，不足 24 小时记 1 天；导管拔除后 ** 恢复率
目标值	****年手术后：1.导管留置时间：** 天；2.即刻 ** 恢复率：**%
现况数值	****年手术后：1.导管留置时间：** 天；2.即刻 ** 恢复率：**%
预期延伸效益	制定 SOP* 个，预期发表论文 * 篇，学术交流发言 * 次

原因分析（鱼骨图）

真因验证（柏拉图）
导管留置时间长的原因分析

	Why	What	How	How often	When	Where	Who
PLAN	问题存在的真因之一	解决真因后目标之一	如何解决	频率如何	何时实施	何地	负责人及主要参与者
	问题存在的真因之二	解决真因后目标之二	如何解决	频率如何	何时实施	何地	负责人及主要参与者
	***	***	***	***	***	***	***
Do	实施过程文字描述及图片等						

续表

Study	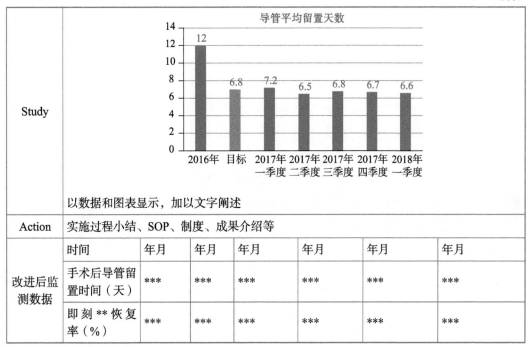 以数据和图表显示，加以文字阐述
Action	实施过程小结、SOP、制度、成果介绍等

改进后监测数据	时间	年月	年月	年月	年月	年月	年月
	手术后导管留置时间（天）	***	***	***	***	***	***
	即刻 ** 恢复率（%）	***	***	***	***	***	***

注：SOP　标准作业程序。

参考文献

［1］尹畅，钱莎莎，刘倩楠，等.如何撰写 PDCA 项目汇报书.中国卫生质量管理，2019，26（5）：3–5.

［2］钱莎莎，张勤，谭明明.利用质量管理工具提高临床诊疗水平.中国卫生质量管理，2019，26（5）：1–2，15.

第二节 鱼骨图

一、工具概述

（一）名词解释

鱼骨图由日本管理大师石川馨先生发明，故又名石川图。鱼骨图是一种发现问题"根本原因"的方法，也称为"因果图"。因其形状如鱼骨，所以又叫鱼骨图（以下称鱼骨图），是一种透过现象看本质的分析方法。

问题的特性总是受到一些因素的影响，我们使用头脑风暴法找出这些因素，并将它们与特性值一起，按相互关联性整理而成的层次分明、条理清楚，并标出重要因素的图形就叫特性要因图、特性原因图。

（二）类型介绍

1. 整理问题型鱼骨图（各要素与特性值之间不存在原因关系，而是结构构成关系）。

2. 原因型鱼骨图（鱼头在右，特性值通常以"为什么……"来写），最常见。

3. 对策型鱼骨图（鱼头在左，特性值通常以"如何提高 / 改善……"来写）（图 2-2-1-1）。

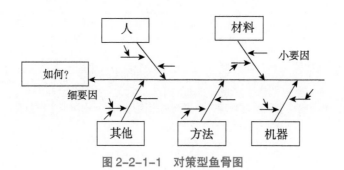

图 2-2-1-1　对策型鱼骨图

二、使用方法

1. 分析问题原因 / 结构

（1）针对问题点，选择层别方法（如人、机、料、法、环等）。

人：人为（如专业技能不够、人力资源不足）。

机：硬件（如仪器设备不足）。

料：物品（如缺药）。

法：方法（如操作标准）。

环：环境（如现场环境）。

（2）按头脑风暴分别对各层别类别找出所有可能原因（因素）。

（3）将找出的各要素进行归类、整理，明确其从属关系。

（4）分析选取重要因素。

（5）检查各要素的描述方法，确保语法简明、意思明确。

2.分析要点

（1）确定大要因（大骨）时，现场作业一般从"人、机、料、法、环"着手，管理类问题一般从"人、事、时、地、物"层别入手，应视具体情况决定。

（2）大要因必须用中性词描述（不说明好坏），中、小要因必须使用价值判断（如……不良）。

（3）头脑风暴时，应尽可能多而全地找出所有可能原因，而不仅限于自己能完全掌控或正在执行的内容。对人的原因，宜从行动而非思想态度面着手分析。

（4）中要因跟特性值、小要因跟中要因间有直接的原因－问题关系，小要因应分析至可以直接下对策。

（5）如果某种原因可同时归属于两种或两种以上因素，请以关联性最强者为准（必要时考虑"三现"主义，即现时到现场看现物，通过相对条件的比较，找出相关性最强的要因归类）。

（6）选取重要原因时，不要超过7项，且应标识在最末端原因。

3.使用步骤

（1）查找要解决的问题。

（2）把问题写在鱼骨的头上。

（3）召集同事共同讨论问题出现的可能原因，尽可能多地找出问题。

（4）把相同的问题分组，在鱼骨上标出。

（5）根据不同问题征求大家的意见，总结出正确的原因。

（6）拿出任何一个问题，研究为什么会产生这样的问题。

（7）针对问题的答案再问为什么，这样至少深入5个层次。

（8）当深入到第5个层次后，认为无法继续进行时，列出这些问题的原因，而后列出至少20个解决方法。

三、举例说明（以亿图图示为例）

第一步：在管理中找到鱼骨图，点击新建后，出现一张空白的鱼骨图版面（图2-2-1-2）。

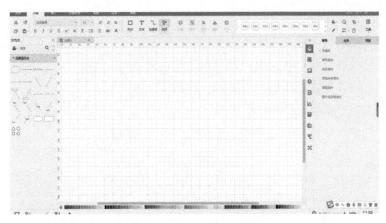

图 2-2-1-2　新建鱼骨图

第二步：软件左侧方向显示的是绘制鱼骨图时所需要的各个符号，在绘制鱼骨图前，首先要了解每个符号的含义（图 2-2-1-3）。

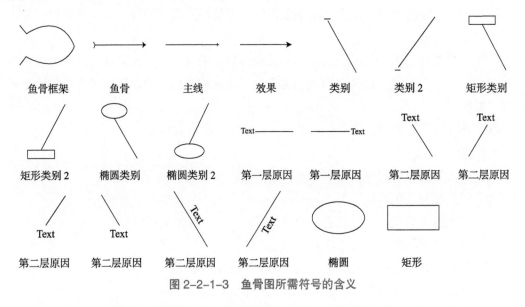

图 2-2-1-3　鱼骨图所需符号的含义

第三步：以原因型鱼骨图为例，鼠标左键单击"《"，可选择主干骨和鱼头颜色、亮度及阴影等。双击"鱼头"简明扼要地规定结果，即将需要解决的问题写在鱼头里（图 2-2-1-4）。

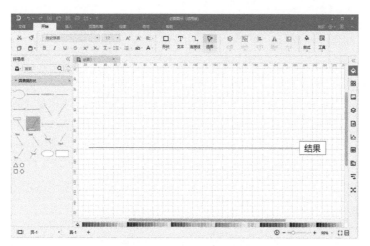

图 2-2-1-4　鱼头的处理

第四步：画大骨，与主骨成 60 度角。可以根据实际情况制定 4 条大骨，也可以是 6 条。这些主骨就是分析问题的几个方面（图 2-2-1-5）。

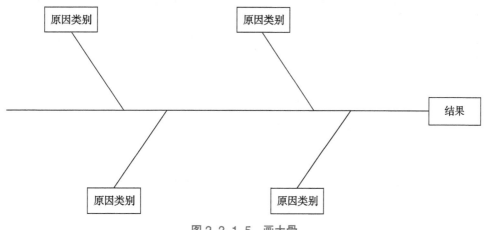

图 2-2-1-5　画大骨

第五步：寻找下一层次的原因并画在相应的枝上；继续一层一层地开展下去，一张完整的鱼骨图展开的层次至少应有 2 层，一些情况下还可以有 3 层以上（图 2-2-1-6）。

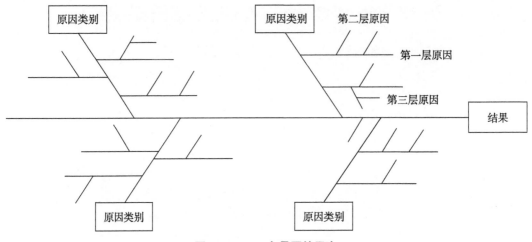

图 2-2-1-6　鱼骨图的层次

第六步：找出原因后，用特殊圈圈出重要"底层末端"因素（图 2-2-1-7）。

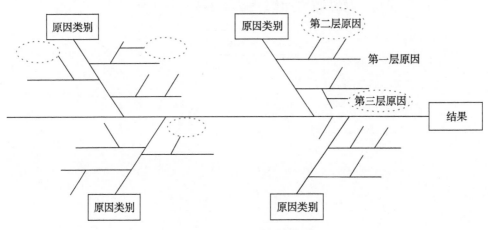

图 2-2-1-7　圈出重要因素

四、画鱼骨图应注意以下事项

（1）画鱼骨图时必须开"诸葛亮会"，充分发扬民主，各抒己见，集思广益，把每个人的意见都——记录在图上。

（2）确定要分析的主要质量问题不能笼统，一个主要质量问题只能画一张鱼骨图；多个主要质量问题则应画多张鱼骨图。鱼骨图只能用于单一目标的分析。

（3）鱼骨图的因果关系层次要分明，最高层次的原因应寻求到可以直接采取对策为止。

（4）对分析出来的所有末端原因，都应到现场进行观察、测量、实验等，加以确认。

五、常见错误

（1）鱼头的方向错误。

（2）鱼骨图中骨未靠近主骨，小骨未靠近中骨。

（3）特殊圈未圈出重要原因。

参考文献

［1］百度百科．鱼骨图．https://baike.baidu.com/item/%E9%B1%BC%E9%AA%A8%E5%9B%BE/6514245?fr=aladdin.

［2］中国质量协会．QC 小组基础教材．2 版．北京：中国社会出版社，2022.

第三节　柏拉图

一、工具概述

柏拉图又名帕累托图、排列图，起源于19世纪末，意大利经济学家帕雷托（Pareto）对部分国家的人口财富分布进行了研究后发现80%的财富都集中在20%的人手中。直到1940年质量大师约瑟夫·朱兰进一步研究发现这个规律不仅适用于经济学，而且适用于工业生产、自然界、社会学等方面，并于1951年出版的《朱兰质量控制手册》（第1版）首次提出了帕累托图，并明确提出了"帕累托定律"或"80/20规则"。目前已被广泛应用于各行各业的质量管理活动中，也成了医院质量管理的重要工具之一。

柏拉图是依据所搜集的数据，按其不良原因等因素，从左至右依照递减方式排列的柱形图，每一个柱形图均代表一个事件原因。共有2条纵轴，左纵轴为要因的频次，右纵轴为累计百分比。

柏拉图在项目管理中主要用来找出产生大多数问题的关键原因，用来解决大多数问题，快速找出导致出现问题的最重要原因，亦可对问题改善前后进行对比，确认改善效果。

二、使用方法

1.数据获取

借助查检表，统计出对事件有影响力的全部不良项目。

2.制作柏拉图数据模板

使用Excel软件（本文使用的是Office 2019）对利用查检表统计出的不良项目进行数据整理。在Excel表头栏中建立不良项目名称、频次、百分比、累计百分比四列，并将项目频次从高到低排列，填充进表格中，计算出各项目的百分比和累计百分比（表2-3-1-1）。

表2-3-1-1　某项目数据统计

不良项目名称	频次	百分比	累计百分比
问题A	112	30.52%	30.52%
问题B	97	26.43%	56.95%
问题C	88	23.98%	80.93%

不良项目名称	频次	百分比	累计百分比
问题 D	22	5.99%	86.92%
问题 E	13	3.54%	90.46%
问题 F	11	3.00%	93.46%
问题 G	9	2.45%	95.91%
问题 H	8	2.18%	98.09%
问题 I	7	1.91%	100.00%
总计	367	100.00%	

（三）绘制柏拉图

1. 选中 Excel

表中不良项目名称、频次、累计百分比区域数据，插入"柱状图"下的"更多柱形图"（图 2-3-1-1）中的"组合图"，将累计百分比"图表类型"改为"带数据标记的折线图"，并将"次坐标轴"选中（图 2-3-1-2）。

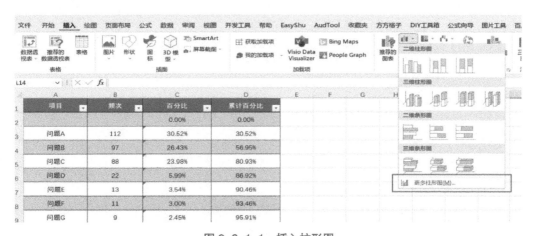

图 2-3-1-1 插入柱形图

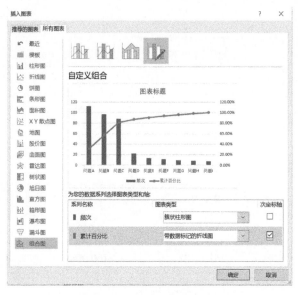

图 2-3-1-2　选择组合图

2.设置左纵轴格式

选中左侧纵轴，设置"坐标轴格式"，将"边界""最小值"设置为0，"最大值"设置为频次总和（图 2-3-1-3）。

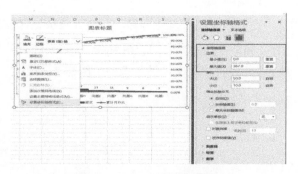

图 2-3-1-3　设置左侧纵轴

3.设置柱形图格式

选中柱形图，设置"数据系列格式"，将"系列选项"中的"间隙宽度"设置为0（图 2-3-1-4）。

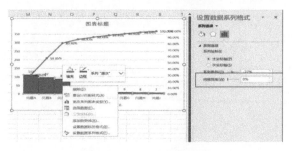

图 2-3-1-4　设置柱形图

34

4. 设置右纵轴格式

选中右纵轴，设置"坐标轴格式"，将"坐标轴选项"中"边界""最小值"设置为0，"最大值"设置为1（图2-3-1-5）。

5. 添加数据标签

选中图表，点击"图表设计"，依次选择"添加图表元素""数据标签"中的"数据标签外"，并调整合适位置（图2-3-1-6）。

6. 帕累托曲线归零设置

首先在原始数据表中首行数据上方插入一行，并在百分比和累计百分比中分别输入0（图2-3-1-7）。选中图表，在"图表设计"依次选择"添加图表元素""坐标轴""次要横坐

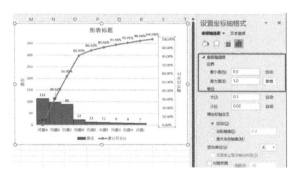

图 2-3-1-5　设置右纵轴

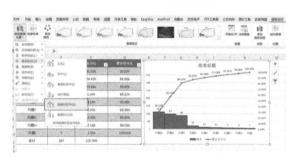

图 2-3-1-6　添加数据标签

标"，添加次要横坐标。点击帕累托曲线，将原始数据表中的累计百分比首行数据纳入，让累计百分比纵坐标轴起点为0（图2-3-1-8）。选中次要横坐标轴，在依次选择"坐标轴格式""坐标轴选项"将"坐标轴位置"设置为"在刻度线上"，完成帕累托曲线，次要横坐标轴起点设置为0（图2-3-1-9）。选中次要横坐标轴，将文字设置为透明，坐标轴选项中"填充"设置为"无填充"，"线条"设置为"无线条"（图2-3-1-10）。

项目	频次	百分比	累计百分比
		0%	0%
问题A	112	30.52%	30.52%
问题B	97	26.43%	56.95%
问题C	88	23.98%	80.93%
问题D	22	5.99%	86.92%
问题E	13	3.54%	90.46%
问题F	11	3.00%	93.46%
问题G	9	2.45%	95.91%
问题H	8	2.18%	98.09%
问题I	7	1.91%	100.00%
总计	367	100.00%	

图 2-3-1-7　原始数据表插入行

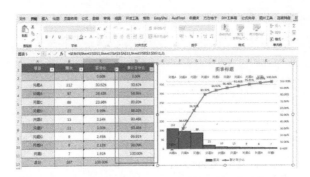

图 2-3-1-8　帕累托曲线右纵坐标轴累计百分比起点为 0

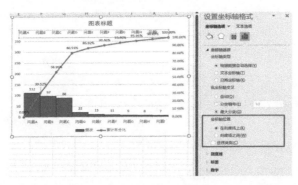

图 2-3-1-9　帕累托曲线次要横坐标轴累计百分比起点为 0

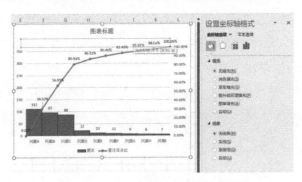

图 2-3-1-10　设置隐藏次要横坐标轴

7.绘制二八线

在最接近 80% 的帕累托曲线上分别
插入一条横线和竖线，完成二八线绘制
（图 2-3-1-11）。

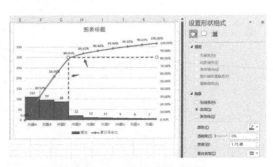

图 2-3-1-11　绘制二八线

8. 图表美化

最后对绘制出的柏拉图进行美化，完成图表绘制（图 2-3-1-12）。

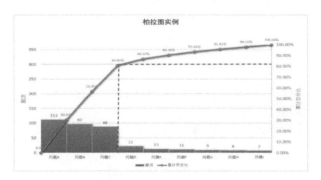

图 2-3-1-12 美化图表

三、规范案例

1. 空军军医大学第三附属医院（图 2-3-1-13）

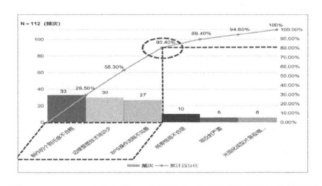

图 2-3-1-13 全口义齿二次印模浪费时间长真因验证柏拉图

2. 神木市医院（图 2-3-1-14）

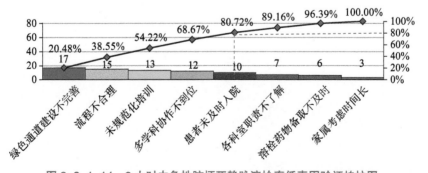

图 2-3-1-14 6 小时内急性脑梗死静脉溶栓率低真因验证柏拉图

四、常见误区

1. 未修改左纵坐标轴最大值，使用默认值（图 2-3-1-15）

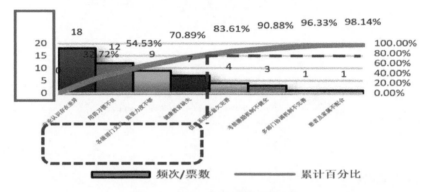

图 2-3-1-15　未修改频次最大值

2. 未绘制二八线（图 2-3-1-16）

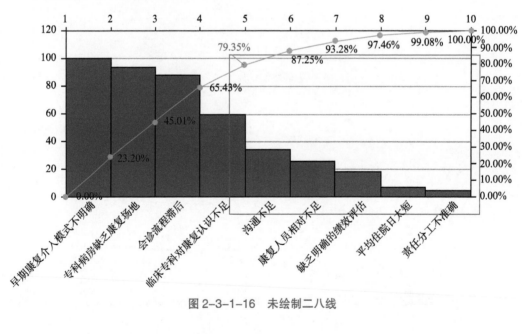

图 2-3-1-16　未绘制二八线

3. 未修改累计百分比最大值（图2-3-1-17）

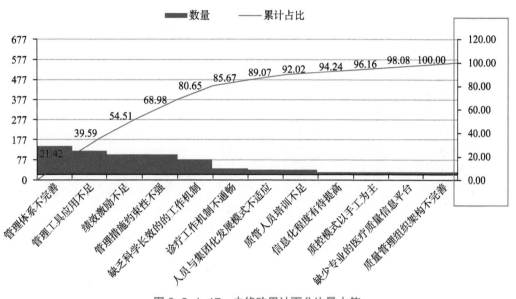

图 2-3-1-17 未修改累计百分比最大值

4. 缺少频次柱形图（图2-3-1-18）

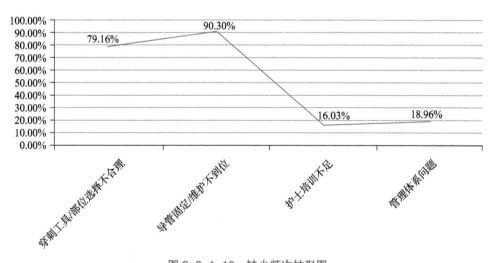

图 2-3-1-18 缺少频次柱形图

5. 柱形图间隙未调整（图 2-3-1-19）

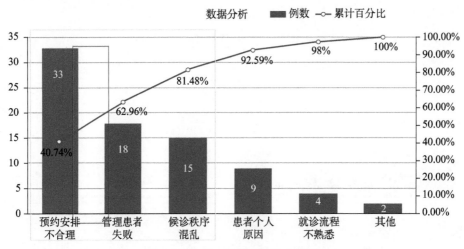

图 2-3-1-19　柱形图间隙未调整

6. 缺少累计百分比坐标轴（图 2-3-1-20）

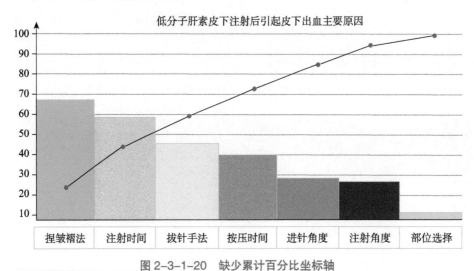

图 2-3-1-20　缺少累计百分比坐标轴

参考文献

[1] 理查德·科克. 帕累托 80/20 效率法则. 李汉昭，译. 北京：海潮出版社，2001.

第四节　5W2H 表

一、工具概述

5W2H 分析法又叫七问分析法，是第二次世界大战中由美国陆军兵器修理部首创的。具有简单、方便，易于理解、使用的特点，且富有启发意义，之后被广泛应用于企业管理和技术活动中，对于决策和执行性的活动措施也非常有帮助，也有助于弥补考虑问题的疏漏。发明者用 5 个以 W 开头的英语单词和 2 个以 H 开头的英语单词进行设问，发现解决问题的线索，寻找解决问题的思路，进行设计构思，从而设计出新的发明项目，这就叫作 5W2H 分析法。

Why——为什么要做？可不可以不做？有没有替代方案？

What——条件是什么？目的是什么？做什么工作？

Who——谁？由谁来做？

When——何时？什么时间做？什么时机最适宜？

Where——何处？在哪里做？

How——怎么做？如何提供效率？如何实施？方法是什么？

How much——多少？做到什么程度？数量如何？质量水平如何？费用产出如何？

（一）重要性

提出疑问、发现问题和解决问题是极其重要的。创造力高的人，都具有善于提问题的能力。众所周知，提出一个好的问题，就意味着问题解决了一半。提问题的技巧高，可以发挥人的想象力。相反，有些问题提出来，反而会限制我们的想象力。发明者在设计新产品时，常常提出：为什么（Why）；做什么（What）；何人做（Who）；何时（When）；何地（Where）；如何（How）；多少（How much）。这就构成了 5W2H 法的总框架。如果提问题中常有"假如……""如果……""是否……"这样的虚构，就是一种设问，设问需要更高的想象力。

（二）应用程序

1. 检查原产品的合理性

（1）步骤 1：为什么（why）。为什么采用这个技术参数？为什么不能有响声？为什么停用？为什么变成红色？为什么要做成这个形状？为什么采用机器代替人力？为什么产品的制造要经过这么多环节？为什么非做不可？

（2）步骤 2：做什么（What）。条件是什么？哪一部分工作要做？目的是什么？重点是什么？与什么有关系？功能是什么？规范是什么？工作对象是什么？

（3）步骤 3：谁（who）。谁来办最方便？谁会生产？谁可以办？谁是顾客？谁被忽略了？谁是决策人？谁会受益？

（4）步骤4：何时（when）。何时要完成？何时安装？何时销售？何时是最佳营业时间？何时工作人员容易疲劳？何时产量最高？何时完成最为适宜？需要几天才算合理？

（5）步骤5：何地（where）。何地最适宜某物生长？何处生产最经济？从何处买？还有什么地方可以作为销售点？安装在什么地方最合适？何地有资源？

（6）步骤6：怎么做（How）。怎样做省力？怎样做最快？怎样做效率最高？怎样改进？怎样得到？怎样避免失败？怎样求发展？怎样增加销路？怎样达到效率？怎样才能使产品更加美观大方？怎样使产品用起来方便？

（7）步骤7：多少（How much）。功能指标能达到多少？销售多少？成本多少？输出功率多少？效率多高？尺寸多少？重量多少？

2.找出主要优缺点

如果现行的做法或产品经过7个问题的审核已无懈可击，便可认为这一做法或产品可取。如果7个问题中有一个答复不能令人满意，则表示这方面有改进余地。如果哪方面的答复有独创的优点，则可以扩大产品这方面的效用。新产品已经克服原产品的缺点，并可扩大原产品独特优点的效用。

（1）可以准确界定、清晰表述问题，提高工作效率。

（2）有效掌控事件的本质，完全抓住事件的主骨架，把事件打回原形思考。

（3）简单、方便，易于理解、使用，富有启发意义。

（4）有助于思路的条理化，杜绝盲目性。有助于全面思考问题，从而避免在流程设计中遗漏项目。

3.决定设计新产品

克服原产品的缺点，扩大原产品独特优点的效用。

二、使用方法

5W2H管理工具的使用方法见表2-4-1-1、表2-4-1-2及图2-4-1-1。

表2-4-1-1　5W2H管理工具分解

5W2H	现状如何	为什么	能否改善	要改善怎么办
目的（Why）	为什么做？	为何那样做？	有无别的方法？	应该做什么？
何事（What）	做什么？	为什么做这事？	可否做别的？	应该怎样安排？
作业人员（Who）	谁做？	为何那人做？	可否由别人做？	确定谁做？
时间顺序（When）	何时做？	为何那时做？	可否在别的时候去做？	应该何时做？
场所（Where）	在哪儿做？	为何在那里做？	可否在别处做？	应该在哪里做？

续表

5W2H	现状如何	为什么	能否改善	要改善怎么办
如何做（How）	该怎么做？	为何这样做？	可否有新的方法？	怎么做更好？
预算（How mach）	多少费用？	需要这么多吗？	可否降低或减少费用？	如何才能更节省？

表 2-4-1-2　4 层分析法

5W2H	1 层	2 层	3 层	4 层	结论
Why	什么原因？	为什么是这个原因？	有更合适的原因吗？	为什么是更合适的原因？	定原因
What	什么事情？	为什么是这个事情？	有更合适的事情吗？	为什么是更合适的事情？	定事
Who	是谁？	为什么是他？	有更合适的人吗？	为什么是更合适的人？	定人
When	什么时候？	为什么在这个时候？	有更合适的时间吗？	为什么是更合适的时间？	定时间
Where	什么地点？	为什么这个地点？	有更合适的地点吗？	为什么是更合适的地点？	定地点
How	如何去做？	为什么采用这个方法？	有更合适的方法吗？	为什么是更合适的方法？	定方法
How much	花费多少？	为什么要这些花费？	有更合理的划分吗？	为什么是更合理的花费？	定耗费

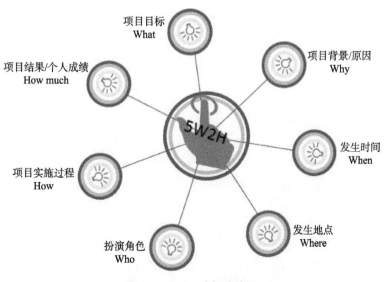

图 2-4-1-1　分析法演示

1. Why 原因何在

原因一是 ......；原因二是 ......；原因三是 ......。

2. What 做什么

存在一定的浪费现象，需查找浪费原因，提出改善策略，消除浪费现象。

3. Who 谁来完成

由什么人来完成此项工作，由谁负责此项工作。

4. When 何时完成

以 ...... 契机开展此活动，在什么时间完成此项工作。

5. Where 何处开展

开展此项工作的实施地点选择何处。

6. How 如何解决

措施一是 ......；措施二是 ......；措施三是 ......。

7. How much 成果

成果如何 ......，费用同比降低多少，下降了多少百分比。

三、举例说明

在 PDSA 汇报书中的 5W2H 计划见表 2-4-1-3。

表 2-4-1-3　PDSA 汇报书中 5W2H 计划

Why	What	How	When	How often	Where	Who
真因 1	目标状态 1	措施 1	起止时间 1	频次 1	区域 1	落实人（或参与人）1
		措施 2	起止时间 2	频次 2	区域 2	落实人（或参与人）2
真因 2	目标状态 2	措施 3	起止时间 3	频次 3	区域 3	落实人（或参与人）3
		措施 4	起止时间 4	频次 4	区域 4	落实人（或参与人）4

四、常见错误

（1）Why：真因个数与柏拉图 80% 要因个数不一致（图 2-4-1-2、表 2-4-1-4）。

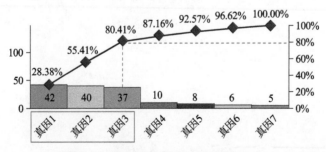

图 2-4-1-2　柏拉图显示真因个数 3 个

表 2-4-1-4 5W2H 分析真因个数 2 个

	Why	What	How	When	How often	Where	Who
	真因 1	xx	xx	xx	xx	xx	xx
	真因 2	xx	xx	xx	xx	xx	xx

正确：5W2H 表需要对柏拉图显示的 3 个真因进行分析。

（2）What：未描述针对真因所达到目标状态情况（表 2-4-1-5）。

表 2-4-1-5 What 未描述针对真因所达到目标状态情况

Why	What	How	When	How often	Where	Who
培训不到位	加强培训	xx	xx	xx	xx	xx

正确：What 列的"加强培训改为"熟悉掌握培训内容"。

（3）How：措施制定不具体，不能直接采取对策，或措施制定与目标达成状态不一致（表 2-4-1-6）。

表 2-4-1-6 措施制定不具体或与目标达成状态不一致

Why	What	How	When	How often	Where	Who
培训不到位	加强培训	培训	xx	xx	xx	xx

正确：How 列的"培训"，应改为具体培训计划，如制定培训手册、应知应会考试，定期开展培训课程等。

（4）When：起止时间未精确到某年某月（表 2-4-1-7）。

表 2-4-1-7 起止时间不精确

Why	What	How	When	How often	Where	Who
培训不到位	加强培训	培训	2020 年—至今	xx	xx	xx

正确：When 列的时间要精确，如 2020 年 1 月至 2023 年 1 月。

（5）How often：频次未使用每日、每月、每年频次描述（表 2-4-1-8）。

表 2-4-1-8 频次使用错误

Why	What	How	When	How often	Where	Who
培训不到位	加强培训	培训	2020 年—至今	2 次	xx	xx

正确：How often 列的频次表述为每月 2 次。

（6）Where：地点未具体明确在哪里实施此项措施（表 2-4-1-9）。

表 2-4-1-9　未明确具体实施地点

Why	What	How	When	How often	Where	Who
培训不到位	加强培训	培训	2020 年—至今	2 次	本院	xx

正确：Where 列的地址要具体，如 XX 院区会议室。

参考文献

［1］https://mbd.baidu.com/ma/s/OJ84ymGS.

第五节　甘特图

一、甘特图概述

甘特图（Gantt chart）又称为横道图、条状图（bar chart），主要用来显示项目、进度和其他时间相关的系统进展的内在关系，和项目随着时间进展的情况。以提出者亨利·劳伦斯·甘特（Henry Laurence Gantt）先生的名字命名。

甘特图是通过活动列表和时间刻度来表示出特定项目的顺序与持续时间。一张线条图，横轴表示时间，纵轴表示项目，线条表示期间计划和实际完成情况。可直观表明计划何时进行，进展与要求的对比。便于管理者弄清项目的剩余任务，评估工作进度。

甘特图是以作业顺序为目的，最早尝试将活动与时间联系起来的工具之一，帮助企业描述工作中心、超时工作等资源的作用。

（一）甘特图的含义

（1）以图形或表格的形式显示活动。

（2）可显示项目的进度。

（3）制定时含日历天数和持续时间，不将周末节假日算在进度内。

（4）简单、醒目、便于编制，在项目管理中广泛应用。

（二）甘特图的优点

（1）图形化概要，通用技术，易于理解。

（2）中小型项目一般不超过 30 项项目活动。

（3）有专业软件支持，无须担心复杂计算和分析。

（三）甘特图的局限

（1）事实上仅部分反映了项目管理的三重约束（时间、成本和范围），因为其主要关注进程管理（时间）。

（2）软件的不足：尽管能够通过项目管理软件描绘出项目活动的内在关系，但是如果关系过多，纷繁芜杂的线图将增加甘特图的阅读难度。

（四）甘特图的应用范围

（1）项目管理：在现代的项目管理中被广泛地应用。这可能是最容易理解、最容易使用，且最全面的一种工具，可以让你预测时间、成本、数量及质量上的结果并回到开始；也能帮助你考虑人力、资源、日期、项目中重要的要素和关键的部分，还能把多张各方面的甘特图集合成为一张总图。以甘特图的方式，直观地看到任务的进展情况、资源的利用率等。

（2）其他领域：如今甘特图不仅被应用到生产管理领域，随着生产管理的发展、项目管理的扩展，也被应用到各个领域，如建筑、IT软件、汽车等。

二、绘制甘特图的工具

1. Microsoft office project

Microsoft office project 是微软公司出品的通用型项目管理软件，在国际上广受好评，其中集合了许多现代成熟的项目管理理论和方法，可以帮助项目管理者实现时间、资源、成本的计划和控制。

2. Gantt Project

Gantt Project 是 AVA 公司开发的项目管理软件，支持可用资源、里程碑、任务 / 子任务，以及任务的起始日期、持续时间、相依性、进度、备注等，可输出 PNG/JPG 图片格式、HTML 网页或 PDF 档案格式。

3. VARCHART XGantt

NET 甘特图可控件、支持以甘特图、柱状图的形式来编辑、打印以及图形化的表示数据，能够实现与 Project 或 P/6 相似的界面效果，并支持集成项目管理、生产排程等应用程序。甘特图控件 VARCHART XGantt 能够以横道图、柱状图的形式来编辑、打印以及图像化的表示数据，能在几分钟之内实现甘特图的开发，而且只需要通过简单设计模式下的属性页配置，就可以实现不写一行代码也能快速让 VARCHART XGantt 控件满足客户的各种需求。其强大的功能可与 Microsoft 的 project 系列产品媲美。

4. jQuert.Gantt

jQuert.Gantt 是基于 jQuert 的一个甘特图表插件。功能包括读取 JSON 数据、结果分页、对每个任务用不同颜色显示、使用一个简短的描述作为提示、标注节假日等。

5. Excel

Excel 是微软办公软件 Office 的一个重要的组成部分，可以进行各种数据的处理、统计分析和辅助决策操作，目前被广泛地应用于管理、统计财经、金融等众多领域。Excel 中有大量的公式函数可以应用，使用 Microsoft Excel 可以执行计算、分析信息并管理电子表格或网页中的数据信息列表，其中许多便捷的功能，能为使用者提高工作效率。随着计算机的普及，Excel 在办公自动化领域的应用越来越广泛。

三、举例说明

（一）利用 Excel 绘制推进项目进度的时间计划表的操作步骤

在制作之前，需要准备任务名称、开始时间、任务天数的数据，还要准备计算日期的最大值、最小值、差值和主要刻度线单位（图 2-5-1-1）。

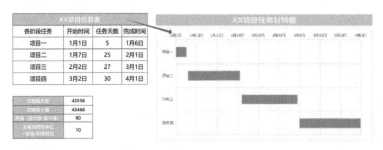

图 2-5-1-1　制作前需准备的数据

右键设置单元格格式为"常规"，可计算出"开始时间""完成时间"的常规值。

这个值就是日期的最大值、最小值，差值为最大值减去最小值，

主要刻度线单位＋差值/刻度数目。刻度数目即横坐标轴的个数，这里我们设定为9，即刻度单位=10（图2-5-1-2）。

准备完这些数据后，开始制作。

第一步：插入图表。选中任务名称、开始时间、任务天数的数据，点击插入—图表—条形图—堆积条形图（图2-5-1-3）。

图 2-5-1-2　计算日期的最大值、最小值、差值和主要刻度线单位

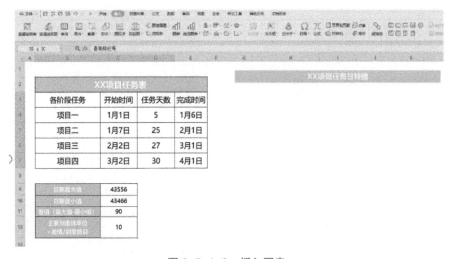

图 2-5-1-3　插入图表

第二步：选择数据。点击图表工具，选择数据，在图例项添加一个数据系列，系列名称为"开始时间"，系列值填入表格开始时间的数据，点击右边的箭头，将开始时间调整到任务天数的前面，轴标签区域改为"项目一、项目二、项目三和项目四"（图2-5-1-4）。

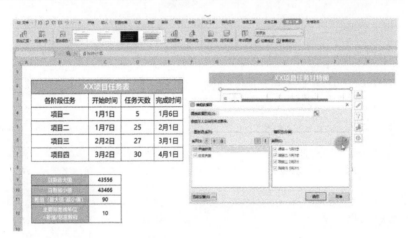

图 2-5-1-4　选择数据

第三步：调整图表。①双击项目名称所在的坐标轴，选择坐标轴选项—坐标轴—逆序类别，把整个图表上下调整；双击上方坐标轴，选择坐标轴选项—坐标轴，填入之前准备好的最小值、最大值、差值，调整坐标轴合适时间间隔（图2-5-1-5）。②双击条形前段，选择系列选项—填充与线条—无填充（图2-5-1-6）。③双击网格线，在图表右边出现的小工具内点击图表元素，选择网格线—主要水平网格线、主要垂直网格线、主要网格线选项—填充与线条—线条（实线）—颜色（浅灰）—短划线类型（短划线），水平和垂直网格线都需要进行设置（图2-5-1-7）。④双击条形图"填充与线条"，调整为需要的颜色（图2-5-1-8）。

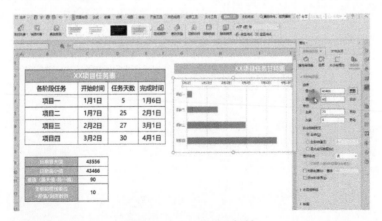

图 2-5-1-5　调整坐标轴

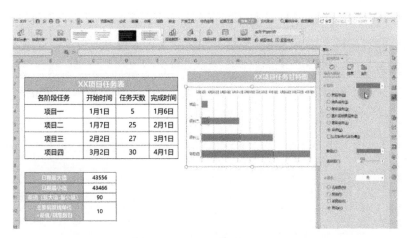

图 2-5-1-6　调整条形线条

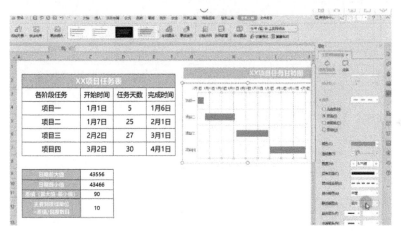

图 2-5-1-7　设置网格线

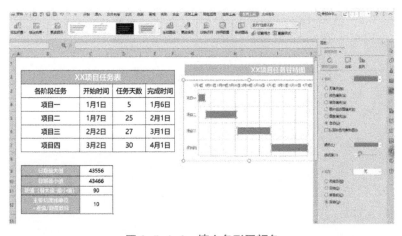

图 2-5-1-8　填充条形图颜色

（二）在 PDSA 案例中，甘特图的两种表现形式

此表的制作方法较为简便，通过表格与色块的填充即可完成进度的绘制。

1. 在 P 阶段可以只显示计划进度（图 2-5-1-9）

计划用 6 个月（24 周）的时间来完成预期的工作，其中 P 阶段计划用 4 周、D 阶段用时 14 周、S 阶段用时 4 周、A 阶段用时 2 周。

活动项目	2021 年 1 月				2021 年 2 月				2021 年 3 月				2021 年 4 月				2021 年 5 月				2021 年 6 月			
	1	2	3	4	1	2	3	4	1	2	3	4	1	2	3	4	1	2	3	4	1	2	3	4
现状分析，拟定计划			P																					
落实计划，逐步实施											D													
加强监督，验证效果																				S				
发现问题，持续改进																							A	

计划进度 ▰▰▰▰

图 2-5-1-9　P 阶段

2. 在 C 阶段显示计划进度与实际进度（图 2-5-1-10）

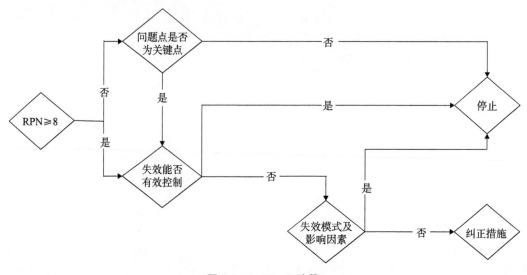

图 2-5-1-10　S 阶段

四、常见错误

时间频度混淆（表 2-5-1-1）。

表 2-5-1-1　时间频度混淆

序号	内容	落实人	1月	2月	3月	第四季度	评价
1	XXXXX 事件	刘 XX	1				
2	XXXXX 事件	王 XX		1			
3	XXXXX 事件	余 XX			1		
4	XXXXX 事件	王 XX		1		1	
5	XXXXX 事件	范 XX			1		
6	XXXXX 事件	余 XX	1				
7	XXXXX 事件	王 XX		1		1	

签名：_____

时间：_____

正确："第四季度"改为"4 月"。

参考文献

［1］ https://baike.baidu.com/item/%E7%94%98%E7%89%B9%E5%9B%BE/113232?fr=aladdin.

［2］ https://www.wps.cn/learning/course/detail/id/643.html.

第六节　流程图

一、工具概述

（一）流程是什么

具体来说，流程是一项活动，或一系列连续有规律的事项，或行为进行的程序。流程有6个要素，分别是资源、过程、结构、结果、对象和价值。一个完整的流程会把这些基本要素串联起来，例如，流程中资源的输入、流程中的活动、活动的结构、由谁执行、输出结果、流程最终创造的价值等。

（二）流程图是什么

流程图（flow chart）就是用来直观地描述一个工作过程具体步骤的图。它使用图形来表示流程思路，通常用一些图框来表示各种类型的操作，在框内标出各个步骤，然后用带箭头的线把它们连接起来，以表示执行的先后顺序。用图形表示执行步骤，十分直观形象，易于理解。在医院中，流程图主要用来说明某一过程，这种过程既可以是门诊上患者就医流程、收费窗口缴费退费流程，也可以是完成一项任务必需的管理过程。

（三）流程图的作用

（1）一张简明的流程图，可以帮助梳理工作事项的先后顺序，让策划、思考的思路更加清晰、逻辑更加顺畅，还有助于流程的逻辑实现和有效解决实际问题。

（2）流程图能够帮助我们查漏补缺，避免活动的流程、逻辑上出现遗漏，确保活动流程的完整性。通过梳理、思考流程上各个步骤的关键节点，可以快速发现遗漏之处，以便于及时整改，保证后续方案执行的顺畅。

（3）流程图还能够提高在工作中的沟通效率，当一件事件的执行步骤比较复杂，判定条件较多，且难以用口头表达清楚时，如果使用流程图，就能够有效的解决沟通中的问题。

二、使用方法

1.流程图的符号要求

流程图是由图框和带箭头的线组成，在绘制流程图中首先要了解每个符号的含义，表2-6-1-1中列举了比较常用的符号。

表 2-6-1-1　流程图常用符号及含义

符号	名称	含义
	开始或结束	表示流程图的开始或结束
	流程	表示具体某一步骤或操作
	判定	表示条件标准，用于决策、审核和判断
	文档	表示输入或输出的文件
	数据	表示文件的存储
	子流程	表示决定下一步骤的一个子流程
	接点	表示流程图之间的接口
	数据库	表示文件和档案的储存

2. 流程图的三大结构

流程图由三大结构构成，这三大结构分别是顺序结构、选择结构和循环结构，其构成了流程执行的全过程。

（1）顺序结构。这是最简单的基本结构，各个步骤是按先后顺序执行的（图 2-6-1-1），A、B、C 是 3 个连续的步骤，按顺序执行，即完成上一个框中指定的操作才能再执行下一个动作。

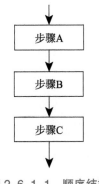

图 2-6-1-1　顺序结构

（2）选择结构。又称分支结构，用于判断给定的条件，根据判断的结果判断某些条件，根据判断的结果来控制程序（图2-6-1-2）。

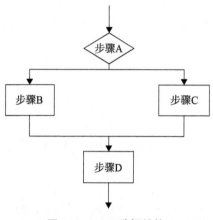

图2-6-1-2　选择结构

（3）循环结构。又称为重复结构，指在程序中需要反复执行某个功能而设置的一种程序结构。它由循环体中的条件来判断继续执行某个功能还是退出循环。根据判断条件，循环结构又可细分为以下两种形式：先判断后执行的循环结构（当型结构），先执行后判断的循环结构（直线型结构）（图2-6-1-3）。

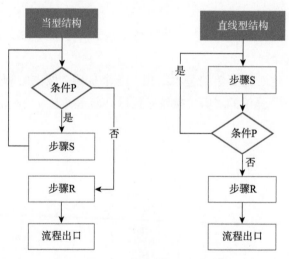

图2-6-1-3　循环结构的两种形式

3.绘制流程图的常用工具

绘制流程图的工具有很多，较为常用的有 Word、PPT、Excel，在日常的绘制流程图中，这 3 个工具能基本满足需求。当对流程图要求较高时，或想绘制网络拓扑图时可以使用 Visio、亿图图示等工具。

为了让绘制的流程图更加美观，还可对流程图进行一定的配色。除了绘图工具中自带的配色，有时还会运用到一些配色网站，colors.co、Color Hunt、Nippon Colors、WebGradients 这几个都是不错的配色网站，可以根据自己的风格来选择颜色搭配。

4.绘制流程图的具体步骤

（1）关键字。流程又称为过程，在绘制流程图之前我们要熟悉此项工作过程，并分析该过程可以大致分为几个阶段，是否需要其他部门的配合，流程中的重点等都要清楚。只有在对流程熟悉的基础上，才能用精简的关键字来绘制我们的流程图。

（2）画草稿。在绘制流程图之前我们脑海里面要有一个大致的框架，对于刚接触流程图的初学者可以在纸上画出框架，有了大致的框架才能在下一步确定我们流程图的类型。

（3）定类型。到了这里才正式开始绘制流程图，首先要确定流程图的类型，如基本流程图类、跨职能流程图类、时间轴流程图类、环形流程图类、循环流程图类等多种类型，可以根据工作任务的特性和自己的喜好来选择合适的流程图类型，并选择对应的模板，合适的模板可以大大提高效率。

（4）填内容。在创建的项目符号里填写自己需要的内容，根据内容相互关系安排项目符号空间位置并填写相应的内容，利用连接线表现以上内容的相互联系，到这一步就可以得到一份基本的流程图了。

（5）美化。主要是指对文字、连接线、项目符号及整体布局等方面进行美化。①调整线条格式：颜色、粗细、箭头等，利用格式刷完成批量操作；②必要时在线条上添加文字说明，尤其是菱形处理程序后必须附文字说明，并设置文字格式（颜色、大小、字体）；③调整流程图至紧密：从四周向中心聚集，选中后利用上下左右箭头键盘键进行准确移动；④进一步调整符号间空间位置至对齐、美观；⑤添加简明扼要的标题：插入文本框实现，最后点击保存。至此就绘制好了一份完整的流程图。

三、举例说明

以绘制医院门诊就医流程图为例，用 Visio 工具来绘制，在完成了关键字、画草稿的基础上开始绘制。

首先，新建流程图：在基本流程图、跨职能流程图等中选择需要的流程图类型，但因为医院门诊就医涉及收费窗口、门诊科室等部门，因此这里选择跨职能流程图（图2-6-1-4）。

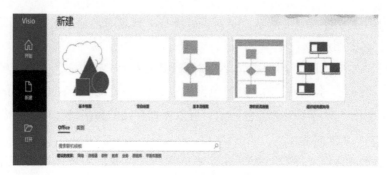

图 2-6-1-4　Visio 工具绘制流程图模板

图 2-6-1-5 是新建跨职能流程图的界面，我们需要选择适当的流程图符号来表达所有处理程序的内容。Visio 的菜单栏和 Word 中的大致一样，左边区域是基础形状，当需要某种形状时选中该形状拖拉到绘制区域即可。

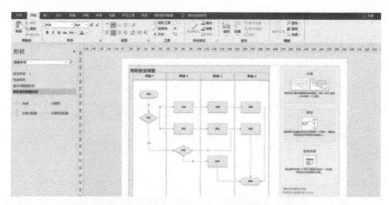

图 2-6-1-5　Visio 工具绘制跨职能流程图的界面

最后对流程图进行美化，一般通过菜单栏进行操作。

通过以上的操作，可以得到一份完整的医院就医流程图，如图 2-6-1-6 所示，不仅可以让患者对就医流程一目了然，改善患者的就医体验，也可以提升医院的工作效率，通过流程图来加强患者和医院的"交流"。

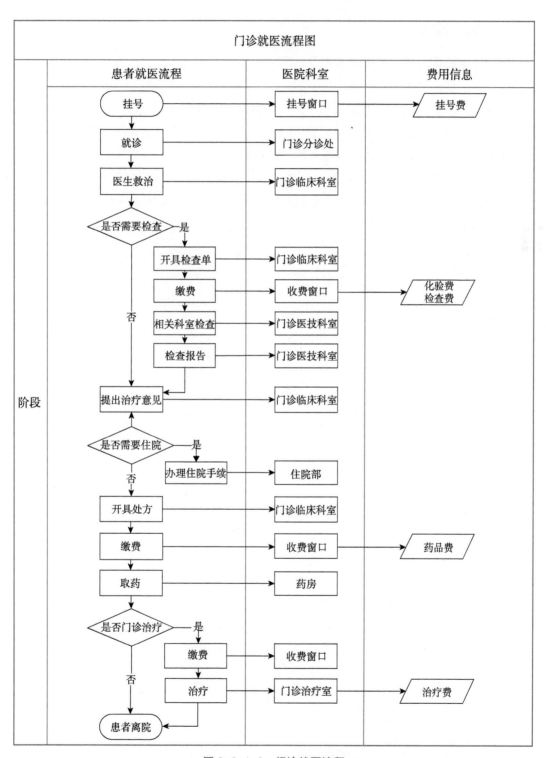

图 2-6-1-6 门诊就医流程

四、常见错误

在绘制流程图时我们需要注意几点问题（图 2-6-1-7、图 2-6-1-8）。

（1）正确使用开始、结束符号。

（2）绘制流程图时，为了提高流程图的逻辑性，应遵循从左到右、从上到下的顺序排列。一个流程从开始符开始，以结束符结束。开始符号只能出现一次，而结束符号可出现多次。若流程足够清晰，可省略开始、结束符号。

（3）菱形为判断符号，必须要有"是和否（Y 和 N）"两种处理结果，意思是说，菱形判断框一定需要有两条箭头流出；且判断符号的上下端流入流出一般用"是（Y）"，左右端流入流出用"否（或 Y）"。

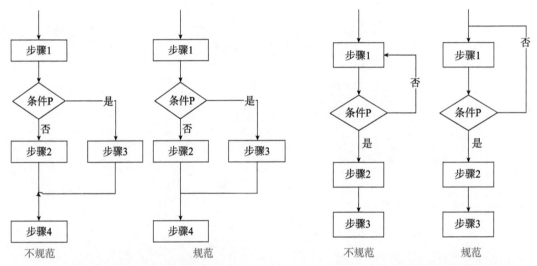

图 2-6-1-7 绘制流程图的常见错误 1　　　　图 2-6-1-8 绘制流程图的常见错误 2

（4）同一流程图内，符号大小需要保持一致，同时连接线不能交叉，连接线不能无故弯曲。

（5）流程处理关系为并行关系的，需要将流程放在同一高度。

（6）必要时应采用标注，以此来清晰地说明流程，标注要用专门的标注符号。

（7）处理流程须以单一入口和单一出口绘制，同一路径的指示箭头应只有一个。

第七节 柱状图

一、工具概述

柱状图（bar chart），又称柱形图、长条图、条状图，是一种以长方形的长度为变量的表达图形的统计报告图，由一系列高度不等的纵向条纹表示数据分布的情况，以降序的形式显示度量值，用来比较两个或两个以上的价值（不同时间或不同条件），只有一个变量，通常用于较小的数据集分析。柱状图亦可横向排列，或用多维方式表达。其主要用于数据统计与分析。

二、使用方法

1. 基础柱状图

基础柱状图经常用来对比数值的大小，使用范围非常广泛（图 2-7-1-1）。

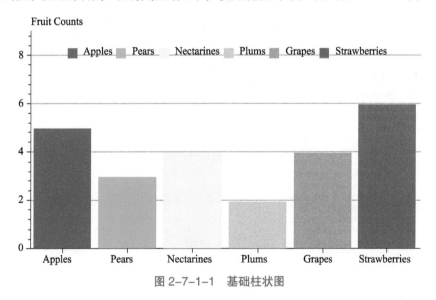

图 2-7-1-1　基础柱状图

需要注意的是，分类太多不适合使用竖向柱状图（图 2-7-1-2），此时需要用到横向柱状图（图 2-7-1-3）。

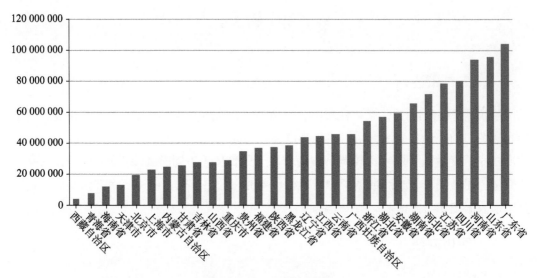

图 2-7-1-2 竖向柱状图

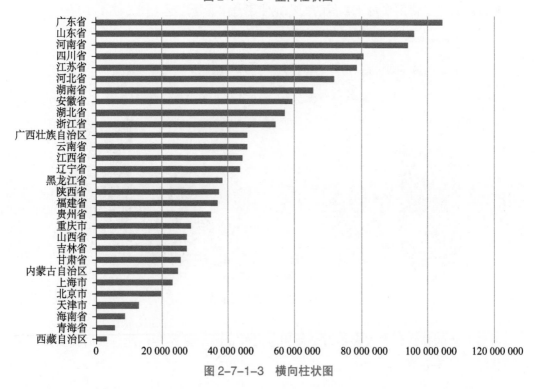

图 2-7-1-3 横向柱状图

2. 分组柱状图

分组柱状图又称聚合柱状图，当使用者需要在同一轴上显示各个分类下不同分组时，需要用到分组柱状图。

跟基础柱状图类似，都是使用柱子的高度来映射和对比数据值。每个分组中的柱子使用不同颜色或相同颜色不同透明度的方式来区别各个分类，各个分组之间需要保持间隔。

分组柱状图经常用于不同组间数据的比较，这些组都包含了相同分类的数据（图2-7-1-4）。

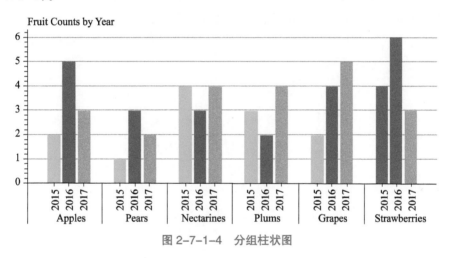

图 2-7-1-4　分组柱状图

3. 堆叠柱状图

与并排显示分类的分组柱状图不同，堆叠柱状图将每个柱子进行分割以显示相同类型下各个数据的大小情况。它可以形象地展示一个大分类包含的每个小分类的数据，以及各个小分类的占比，显示的是单个项目与整体之间的关系（图2-7-1-5）。

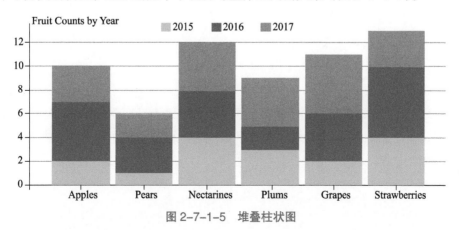

图 2-7-1-5　堆叠柱状图

我们将堆叠柱状图分为两种类型：①一般的堆叠柱状图：每一根柱子上的值分别代表不同的数据大小，各层的数据总和代表整根柱子的高度。非常适用于比较每个分组的数据总量。②百分比的堆叠柱状图：柱子的各个层代表的是该类别数据占该分组总体数据的百分比。

注意：堆叠柱状图的一个缺点是当柱子上堆叠的太多时会导致数据很难区分对比，同时很难对比不同分类下相同维度的数据，因为它们不是按照同一基准线对齐的。

4. 双向柱状图

双向柱状图，又名正负条形图，使用正向和反向的柱子显示类别之间的数值比较。其中分类轴表示需要对比的分类维度，连续轴代表相应的数值。可分为两种情况，一种是正向刻度值与反向刻度值完全对称；另一种是正向刻度值与反向刻度值反向对称，即互为相反数（图2-7-1-6）。

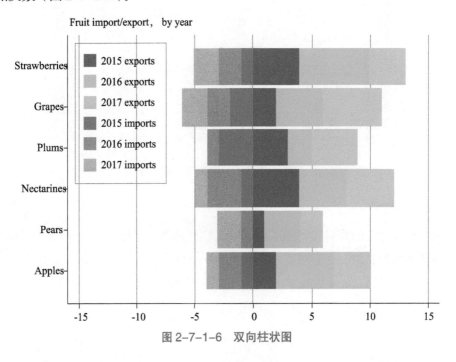

图2-7-1-6　双向柱状图

5. 瀑布图

瀑布图是由麦肯锡顾问公司所独创的图表类型，因为形似瀑布流水而称之为瀑布图（waterfall plot）。此种图表采用绝对值与相对值结合的方式，适用于表达数个特定数值之间的数量变化关系（图2-7-1-7）。

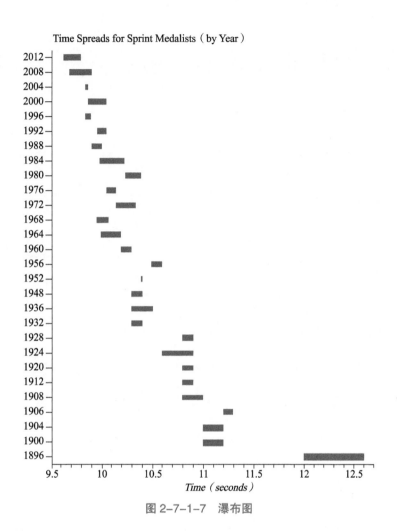

图 2-7-1-7 瀑布图

三、举例说明

选取 2020 年 1～12 月某医院护理不良事件汇总，如表 2-7-1-1、图 2-7-1-8 所示。

表 2-7-1-1 某医院 2020 年 1～12 月护理不良事件汇总

事件（例） 月份	跌倒 / 坠床	管路事件	护理差错
1 月	2	2	3
2 月	3	1	3
3 月	2	3	4
4 月	4	2	2
5 月	1	1	4

续表

月份 事件	跌倒 / 坠床	管路事件	护理差错
6 月	4	2	3
7 月	3	2	2
8 月	1	1	1
9 月	2	3	4
10 月	2	2	4
11 月	3	4	5
12 月	5	2	3

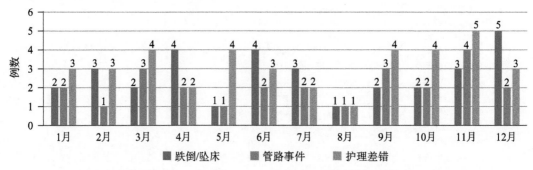

图 2-7-1-8 某医院 1 ～ 12 月护理不良事件分组柱状图

四、常见错误

（1）纵坐标未从零开始，相同的数据，不同的起始点，不一样的感觉（图 2-7-1-9）。

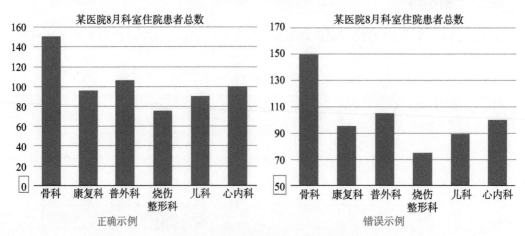

图 2-7-1-9 柱状图常见错误示例 1

（2）未充分显示类别：类别的作用是提示图形所指代的事物，读图时需要通过类别来了解具体对象，是图形中必不可少的元素（图2-7-1-10）。

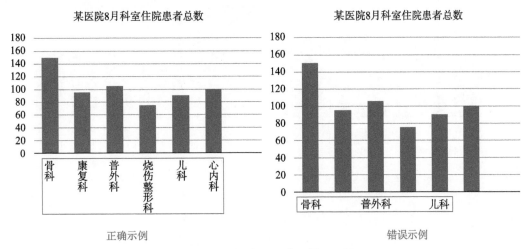

图2-7-1-10 柱状图常见错误示例2

（3）平衡数量级：当同组数据数值差距较大时，如果不加以处理，图表将难以分清数据较小类别之间的差异（图2-7-1-11）。

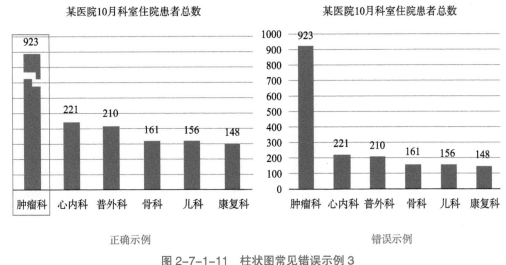

图2-7-1-11 柱状图常见错误示例3

（4）删除重复项：当图表数据较多时，数据往往显示在柱子上方，网格线和纵坐标有时会影响图表的效果，可以考虑将其删除（图2-7-1-12）。

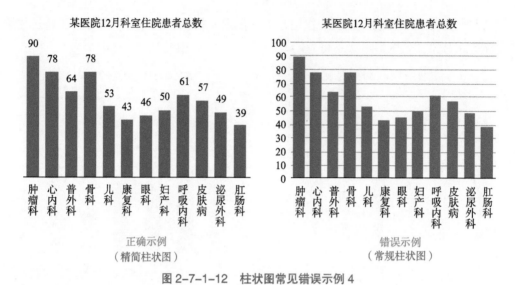

图 2-7-1-12　柱状图常见错误示例 4

参考文献

［1］屈希峰. Python 数据可视化：基于 Bokeh 的可视化绘图. 北京：机械工业出版社，2019：65-67.

第八节　线图

一、工具概述

线图（line chart）属于趋势类分析图表，一般用于表示一组数据在一个有序数据类别（多为连续时间间隔）上的变化情况，用于直观分析数据变化趋势。在线图中，可以清晰观测到数据在某一个周期内的变化，主要反映在如下几点：①递增性或递减性；②增减的速率情况；③增减的规律（如周期性、螺旋性等）；④峰值和谷值。

所以，线图是用于分析数据随时间变化趋势的最佳选择。同时，也可以绘制多条线用于分析多组数据在同一时间周期的变化趋势，进而分析数据之间的相互作用和影响（如同增同减、成反比等）。在线图中，一般水平轴（x轴）用来表示时间的推移，而垂直轴（y轴）代表不同时刻的数据大小。

二、使用方法

（1）首先在电子表格中输入做线图的数据。

（2）用鼠标选中做线图的数据，再点击菜单栏"插入"菜单。

（3）在插入菜单下选择插入散点图，之后将弹出一个散点图。

（4）鼠标对着散点图中的其中一个点，点击鼠标右键，选择"添加趋势线R"。

（5）在右边弹出的"添加趋势线格式"栏中分别选择"线性""设置截距""显示公式""显示R平方值"等需要的项目。

（6）如果要添加横、纵坐标，则鼠标点击线性图右上角的"+"号按钮，在弹出的图标元素中选择"坐标轴标题"，再进一步选择"主要横坐标轴"和"主要纵坐标轴"。

（7）最后在线图中分别输入坐标轴名称和图表标题。

三、举例说明

假如你是某医院的护理管理者，收集到了XX医院2020年每月各类不良事件发生率和患者满意度的资料，想要看下各类不良事件对患者满意度的影响，从而制定有针对性的改善患者满意度的措施，数据和影响见表2-8-1-1和图2-8-1-1。

表 2-8-1-1 不良事件发生率和患者满意度数据

压疮发病率	患者满意度	压疮发病率	患者满意度
58.00%	87	50.00%	91
51.00%	90	53.00%	89
31.00%	95	38.00%	94
57.00%	88	27.00%	97
43.00%	93	63.00%	86
47.00%	92		

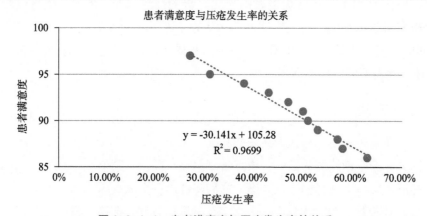

图 2-8-1-1 患者满意度与压疮发生率的关系

四、常见错误

（1）横纵轴存在过多不必要的数值和刻度，使得整图比例头重脚轻。

（2）主次不分，加深颜色强调重要数据时，容易错误地强调次要数据。

（3）数据类别尽量避免单独罗列，会分散一定的注意力。

（4）过多地使用网格线作为背景。

参考文献

[1]屈希峰．Python 数据可视化：基于 Bokeh 的可视化绘图．机械工业出版社，2019：32-33.

第九节 雷达图

一、工具概述

（一）概念

雷达图（radar chart）又称网络图、蜘蛛图、戴布拉图，是以从同一点开始的轴上表示的三个或多个定量、变量的二维图表的形式显示多变量数据的图形方法。是专门用来进行多指标体系比较分析的专业图表。从雷达图中可以看出指标的实际值与参照值的偏离程度，常用于倾向分析和重点把握。

（二）结构

雷达图通常由 n 个同心圆组成，这 n 个不同半径的同心圆代表不同的水平。从圆心出发，引出的 n 条射线将圆平均分割，每条射线代表一个评价指标，即 n 个评价维度；以各射线指向圆心的方向为各自的正方向，将评价主体的标准化值标在图中相应的射线上，然后将各节点按顺序连接起来，形成不规则的闭环多边形，由此就绘制出了所需要的雷达图。

二、使用方法

1.组成元素

包括标题、坐标轴、网格线、变量名称、数据标签、图例、数据等。

（1）标题：图表必备，方便快速知道雷达图表达的数据内容，一般位于雷达图左上方、正上方或正下方。

（2）变量：变量名称绕雷达图一周排列，对应坐标轴与外圈的交点，常见全部数据都正向排列，少部分情况下文字底部朝向中心点，但影响文字辨识度，不建议使用。

（3）坐标轴：坐标轴上的数值格式应统一，例如，都保留小数点后两位，注意是否保留单位。坐标轴数值常标于中心点正上方坐标轴上，常被省略。

（4）数据标签：当只有一组数据时，可标注于数值在坐标轴上的位置，或直接标注在数值标签旁；当有多组数据，且数据量较多时，为避免图表杂乱，可隐藏数据通过触碰来显示。

（5）图例：当只有一组数据时，图例可省略；当有大量图例时，图例可采用翻页形式；当图例是时间轴，要表达一个时间发展趋势时，可使用连续的渐变色来提高美观度。

2.样式

雷达图主要分为形状和展现形式 2 个部分。①形状：包括上层数据展示情况、下层网格线和坐标轴，前者由直线边和曲线边组成，后者由圆形和规则的多边形组成。②展现形式：分为 5 个部分，包括全透明 / 半透明 / 不透明，单色 / 多变 / 渐变，深色底 / 浅色底，装饰（端点加圆点 / 外发光 / 投影）和平面 / 立体（凸出和凹进）。

（1）上下层形状分析

1）上层。①直线边组成：通常适用于坐标外形为规则的多边形（常用）。②曲线组成：适用于坐标外形为圆形（少用）。当变量为连续数值时，如时间、角度等，上层数据才可用曲线。

2）下层。规则的多边形：适用于变量较少的情况（一般 6 个以下，常用）。

3）圆形。可适用于变量中等或较多的情况（一般 6 个以上），或变量为连续数值时用圆形（少用）。

注意：下层坐标用多边形无法表示连续的数值，故上层数据不能用曲线（图 2-9-1-1）。

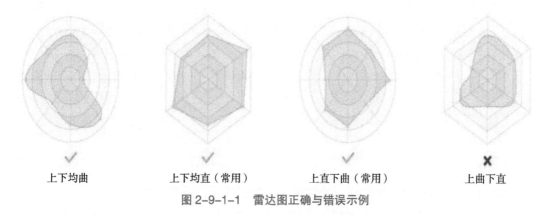

| ✓ | ✓ | ✓ | ✗ |
| 上下均曲 | 上下均直（常用） | 上直下曲（常用） | 上曲下直 |

图 2-9-1-1　雷达图正确与错误示例

（2）基于上层数据情况的属性分析

1）透明情况（图 2-9-1-2）。①全透明（线性）：与面性相比，数据突出效果较弱，但适用范围最广，当数据较多时比面性更加清晰。②半透明：数据组数量较少时不受影响，但数据组数量较多时不适用。③不透明（面性）：只有一组数据时，数据占的面积大，数据展示最清晰，当有两组或以上数据时，图形会被遮挡，数据展示不清晰。

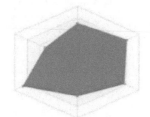 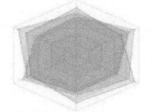 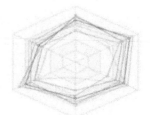

不透明，一组数据　　半透明，较少组数据　　全透明，较多组数据

图 2-9-1-2　雷达图透明情况对比

2）颜色。填充颜色要与描边颜色为同一色系，通常是描边为不透明，填充为半透明或浅一点的颜色，要注意透明度的大小及叠加后颜色配色是否美观。①单色：一般适用于一组数据的情况，当比较多个分类的多组数据时，单个分类的多组数据可用单色，如图2-9-1-3所示。②多色：适用于多组数据的情况，每组数据一个颜色。③渐变：适用于数据区域是面性的情况，使用得当可提高空间感，较少用，但应注意渐变色不要影响到数据判断。

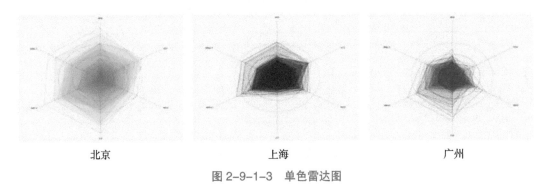

北京　　　　　　　　　　上海　　　　　　　　　　广州

图2-9-1-3　单色雷达图

3）背景色。无论背景是什么颜色，重点都要使数据在图表中清晰可见，提高辨识度。①深色背景：使用透明度高的颜色。②浅色背景：使用透明度低的颜色。

（3）基于下层网格线和坐标轴的属性分析

1）线、面、线+面组合。当面与背景颜色相同时则可视为只有线组成，常见于背景为深色底的情况；当面与背景颜色不同时，每一圈间隔的面可以是相同或不同颜色，不同颜色可提高数据区分度，多色有双色间隔或按照深浅度层层递进，可增加空间感，常见于背景为浅色底的情况；目前未见过坐标线使用渐变色的情况（图2-9-1-4）。

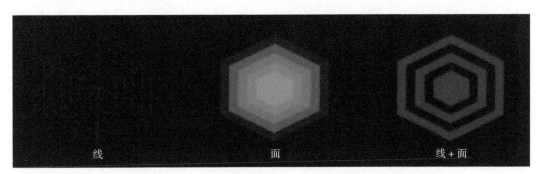

线　　　　　　　　　　面　　　　　　　　　　线+面

图2-9-1-4　雷达图中线、面、线+面组合的不同形式

2）底色。①深色底：坐标线常用白色或浅灰色，面常用与背景色相同或接近的颜色。②浅色底：坐标线常用灰色，面可用白色或彩色，通常颜色较浅，有利于衬托上面的数据。

三、举例说明

将表格中的数据绘制成雷达图（图2-9-1-5）。

XX医院1-3月各科室病人总数（人）			
月份科室	1月	2月	3月
骨科	103	115	109
普外科	99	101	112
心内科	120	106	103
呼吸内科	116	120	112
感染科	89	84	96
神经内科	131	128	140

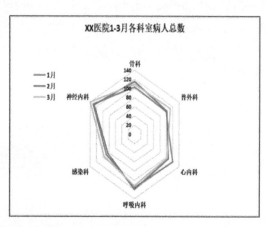

图2-9-1-5　将表格中数据绘制成雷达图

四、常见错误

（1）信息不完整、数据展现不清晰或不全面，不美观等。如图2-9-1-6所示，位于底层的数据被顶层数据挡住，数据标签中中文和英文对齐方式不统一。

（2）数据组数太多，缺少图例，数据颜色混乱，看不清数据变化，变量文字和数据标签太小（图2-9-1-7）。

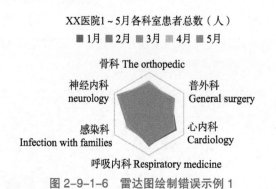

图2-9-1-6　雷达图绘制错误示例1　　　图2-9-1-7　雷达图绘制错误示例2

参考文献

［1］姚丰，杨晔. 信息可视化在视觉传达中的应用——信息图表设计. 西部皮革，2021（8）：102-103.

［2］吴颖慧，叶小巾. 数据可视化背景下雷达图在医院管理中的应用. 广西医学，2016（7）：1050-1053.

第十节　失效模式与影响分析

一、工具概述

失效模式与影响分析（failure model effectiveness analysis，FMEA），即潜在失效模式与影响分析，指潜在异常没有发生，但可能会发生。FMEA 是一种风险管理工具，重在事前预防，在项目中常运用其最佳效果将风险控制在起始阶段。

FMEA 起源于 20 世纪 60 年代的美国航天业，为前瞻性评估系统流程的方法。2001 年 7 月 1 日，美国医疗机构联合评审委员会（JACHO）首先提出通过评审合格的医院，要以 JACHO 定期公布的最频繁发生的警戒事件信息为基础，每年至少进行一次前瞻性风险评估，并推荐 FMEA 法作为评估工具。

JACHO 从 2003 年起将实行医疗失效模式与影响分析（health care failure mode and effect analysis，HFMEA）、改善风险流程列为标准，以期在医疗风险事件发生之前对其进行预测评估，并采取相应的应对措施，从而有效地降低医疗风险事件的发生率。

医院管理中，无论是诊疗流程的管理还是设备人员的管理，都具有复杂性和高风险性。将 FMEA 应用在医院风险管理中，可以及时发现潜在失效，以避免差错事件和医疗纠纷的发生，提高患者安全和医院安全。

实施 FMEA 是一个反复评估和持续改进的过程，更多是重点关注"事前预防"，它是由失效模式（FM）和影响分析（EA）两部分组成。失效模式能够识别安全隐患；而影响分析是根据识别的安全隐患通过采取预防改进措施，对流程进行改进，减少缺陷。FMEA 根据 5 个步骤来实施，包括确定主题、组建 FMEA 小组、绘制流程图、分析失效模型和影响因素进行风险评估、制定和执行改善方案。

二、使用方法

1.制定主题或项目（范围与流程）

（1）高风险领域或薄弱环节。

（2）发生频繁的不良事件。

2.组建 FMEA 团队

团队成员应包括流程中牵涉的每一个人，如果是跨科流程，就需要组成一个跨部门的团队，应由医院管理职能科室牵头组织。如临床工作人员（专家、医生、护士、技师、药师等）、FMEA 指导人员等，成员以 7 ~ 9 位为宜，最好不要超过 10 人，所有成员必须接受过 FMEA 培训。

3. 绘制流程图

团队成员聚在一起将流程的所有步骤用流程图的方式列出来，并将每个步骤编号，值得注意的是团队对所列出的步骤要达成共识，确认这些步骤可以正确地描述整个流程。

一般情况下医疗服务流程比较复杂，有多个流程，通常只选择其中一个子流程来做 FMEA。

4. 分析失效模型和影响因素

（1）分析每一个流程每一个步骤，列出所有可能的失效模式。

（2）分析并列出每一个失效模型中所有可能的潜在原因。

（3）指定失效模式调查表。纵列为所有失效模式和潜在风险原因；横列为严重度（severity，S）、失效模式出现频度（frequency of occurrence，O）、探测度（likelihood of detection，D）。

（4）评判标准。可以参照工业 FMEA 的严重度、失效模式出现频度、探测度来确定判断标准。

1）严重度：分值为 1～10 分，一般分为极为严重、严重、中度严重和轻度严重 4 级（表 2-10-1-1）。严重度评判标准分类描述案例见表 2-10-1-2。

表 2-10-1-1　严重度评判标准

分值（分）	等级
10	极为严重
9	
8	
7	严重
6	
5	
4	中度严重
3	
2	
1	轻度严重

表 2-10-1-2　严重度评判标准分类描述案例

严重度	极为严重	重度严重	中度严重	轻微严重
	8～10分	5～7分	2～4分	1分
FMEA 等级	失效致死或受伤	致患者或公众高度不满意	轻度伤害	无显著影响、引人注目的失效
患者影响	导致永久性功能丧失	导致功能降低或导致3例以上患者医疗期增加和医疗程度增加	导致1～3例患者医疗期增加和医疗程度增加	患者无医疗期增加和医疗程度增加
来访者影响	访客致死或3人以上住院	访客1～2人住院	导致访客1～2人需要门诊治疗（不住院）	访客无须任何治疗
员工影响	员工致死或3人以上住院	员工1～3人住院或3人以上暂时无法工作	导致员工1～2人需治疗休息	未影响员工工作

续表

严重度	极为严重	重度严重	中度严重	轻微严重
	8～10分	5～7分	2～4分	1分
设备设施影响	设施损害超过25万美元	设施损害超过10万美元	设施损害在1万～10万美元	损害低于1万美元或医院环境设施轻度损失
火灾	毒物外泄/火警严重需撤离	需外部协助处理火警与毒物外泄	火警/毒物外泄初期可控制住	很轻微影响

2）发生频度：可分为一般罕见、偶尔、不常见、经常和很经常5级，分值为1～10分（表2-10-1-3）。

表2-10-1-3 发生频度评判标准案例

分值（分）	等级	发生概率	描述
1	罕见	1/10 000	6～30年内曾经发生过
2～4	偶尔	1/5000	3～5年内曾经发生过
5～6	不常见	1/200	1～2年内发生过若干次
7～8	经常	1/100	1年内发生过若干次
9～10	很经常	1/10	1年内发生超过10次

3）探测度：一般分为罕见、不太可能、有可能、很可能和非常可能5级，分值为1～10分（表2-10-1-4）。

表2-10-1-4 探测度评判标准案例

分值（分）	等级	事件描述
9～10	非常可能	失败原因几乎无法发现
7～8	很可能	失败发生后，一段时间内（出院后）可以发现
5～6	有可能	失败发生后，最终执行者检查时可以发现
2～4	不太可能	失败发生后，至下一工作者可发现
1	罕见	失败发生后，当事者可及时发现

（5）组织团队成员评估打分。①分别对严重度、失效模式出现频度、不易探测度按照各评判标准进行讨论，最后统一意见给予分值。也可由每个团队成员分别打分，最后取平均分。②按照 FMEA 危害风险矩阵评判标准，对其进行判断。

5. 评判结果

（1）风险值（RPN 值）计算方法。RPN 值是严重度、频度和探测度 3 个方面数值的乘积，RPN=S×O×D，取值在 1～1000。

（2）失效模式与影响分析选择。将 RPN 值由高至低排序，选择前 3～5 位进行优先改进。因为高 RPN 值的失效模式是最需要改进的部分，低 RPN 值的失效模式，对流程的影响最小，应该把它们列在最后考虑。

6. 根本原因及决策树分析

（1）根本原因分析。

（2）决策树分析。首先确认问题是否为关键点，其次确认有无有效衡量和控制的方法；能否找出失效模式的原因，最后是否进行纠正措施（图 2-10-1-1）。

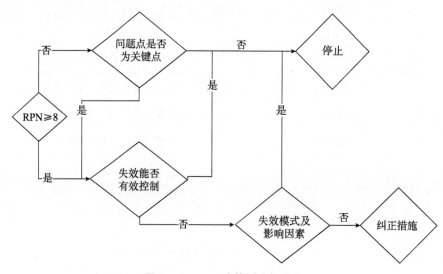

图 2-10-1-1　决策树分析流程

7. 拟定改进计划

按照失效模式与潜在风险因素分别制定相应的改进措施，将责任落实到具体科室和个人，并规定完成时间（表 2-10-1-5）。

表 2-10-1-5 拟定改进计划

FMEA 危害分析										FMEA 鉴定措施与结果				
失效模式	潜在问题	风险值 RPN	严重度 S	发生频率 O	探测度 D	决策树分析				采取措施	完成措施	评估结果	负责人	主管签署
						问题是否为关键点	有无有效控制办法	能否明显看出失效	是否进行纠正					

8. 改进实施及再次评估结果

项目改进实施后,重新计算风险值(RPN),并与改进前进行对比,评估其效果。

三、案例:除颤仪使用与潜在风险分析

(1)制定主题或项目。除颤仪使用与潜在风险分析,目的是降低除颤仪在使用时的风险隐患。

(2)组建 FMEA 团队。2019 年 11 月医务处成立了由 7 人组成的 FMEA 小组,学历均在研究生以上,且精通业务、掌握医疗设备的质量标准、熟悉医疗设备风险管理组织流程,并接受了 FMEA 知识的系统培训。

(3)分析流程(图 2-10-1-2)。

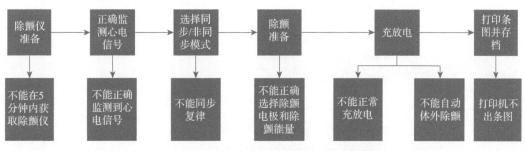

图 2-10-1-2 除颤仪使用与潜在风险分析流程

79

（4）风险评估。组织除颤仪 FMEA 小组成员、心外科和心内科主任、医师、护士长和具有实际经验的护士共 57 人，对失效模式和潜在风险原因进行打分，结果如下。

1）除颤仪误操作失效模式与潜在风险原因分析结果表明：①各风险原因的严重度多处于极为严重状态，个别为严重；②各风险原因的发生频率处于不太可能状态，极个别为可能；③各风险原因的探测度中多为可能发现（表 2-10-1-6）。

2）RPN 顺位结果表明：除颤仪未连接交流电，电池电量不足；因患者心电信号异常（如心室颤动），无法监测到 R 波；心电信号未正常获取影响最为严重（表 2-10-1-7）。

表 2-10-1-6　除颤仪使用与潜在风险分析

除颤流程	影响分析（结果）	失效模式（原因）	S 评分	O 评分	D 评分	RPN
准备除颤仪	不能在 5 分钟内获取除颤仪	配置过少，人力取用无法及时拿到	7.9	4.5	5.2	185
		未形成互助机制，科室不外借	6	4.4	5.1	135
正确监测心电信号	不能正确监测到心电信号	没有正确选择心电信号来源（如导联Ⅲ、多动能除颤电极衬垫、外部桨形电极）	7.9	5.2	5.9	242
		患者皮肤阻抗较大、未清洁患者皮肤、未均匀涂抹导电糊	7.4	4.7	5.9	205
		患者心电信号较弱	6.9	5.5	6.1	231
		患者身材纤瘦，电极板与皮肤接触面积过小	6.8	5.4	6.2	228
		电极放置位置不正确	8.2	4.3	5.6	197
选择同步/非同步模式	不能同步复律	心电信号未正常获取	8.3	4.7	7.4	289
		因患者心电信号异常（如心室颤动），无法监测到 R 波	8.1	5.3	6.9	296
		同步除颤开关未打开	8.4	5.1	6.2	266
除颤准备	不能正确选择除颤电极和除颤能量	不知道儿童除颤电极板的存放位置	8.4	4.7	6.2	245
		不知道成人与儿童需用不同电极板或不同多功能除颤电极衬垫贴	8.8	4.8	6.4	270
		对除颤知识的缺乏	8.3	5.1	6.6	279
		不清楚除颤双向波技术	8.2	4.9	5.9	237
		不清楚成人与儿童的能量大小选择	8.9	5.1	6.1	277
		导电糊采用超声耦合剂	6.3	5.8	5.4	197

续表

除颤流程	影响分析（结果）	失效模式（原因）	S 评分	O 评分	D 评分	RPN
充放电	不能正常充放电	除颤仪未连接交流电，电池电量不足	9	5.5	6.3	312
		除颤电极未正确与除颤仪相连接	8.8	4.7	6.2	256
		除颤电极与患者皮肤接触阻抗较大	7.9	4.9	5.9	228
	不能自动体外除颤	未将开关打到自动除颤（AED）位置	8.6	4.7	6.3	255
		未使用多功能除颤电极衬垫与除颤仪相连接	8.6	4.8	6.1	252
		未正确获得心电信号	8.2	4.5	6.1	225
		多功能除颤电极衬垫贴附位置错误	8.3	4.3	6.4	228
打印条图并存档	打印机不出条图	打印机缺纸	6.3	4.4	5.5	152
		打印纸安装错误	6.1	4.1	5.1	128
		打印机盖子未扣好	5.6	3.9	5.3	116
		打印机故障	6.9	4.9	5.4	183

表 2-10-1-7 RPN 顺位结果

除颤流程	影响分析（结果）	失效模式（原因）	RPN	排位
充放电	不能正常充放电	除颤仪未连接交流电，电池电量不足	312	1
选择同步/非同步模式	不能同步复律	因患者心电信号异常（如心室颤动），无法监测到 R 波	296	2
		心电信号未正常获取	289	3
除颤准备	不能正确选择除颤电极和除颤能量	对除颤知识的缺乏	279	4
		不清楚成人与儿童的能量大小选择	277	5
		不知道成人与儿童需用不同电极板或不同多功能除颤电极衬垫贴	270	6
选择同步/非同步模式	不能同步复律	同步除颤开关未打开	266	7
充放电	不能正常充放电	除颤电极未正确与除颤仪相连接	256	8
	不能自动体外除颤	未将开关打到自动除颤（AED）位置	255	9
充放电	不能自动体外除颤	未使用多功能除颤电极衬垫与除颤仪相连接	252	10

（5）制订和执行改善方案。

1）加强除颤仪维护管理。职能部门加强对临床医技科室除颤仪的使用及维护保养情况不定期进行抽查。

2）完善相应制度。建立与完善规章制度，主要包括医疗设备使用培训制度、医疗设备操作考核制度、医疗设备使用监督制度等。

3）加强层级培训。相关职能部门先后对科主任、护士长进行培训2次，而后展开全员培训。

4）对除颤仪的操作使用进行考核。在经过全员培训后，由各科室组织完成自考，职能部门不定期组织临床操作考核等。

四、常见误区

（1）FMEA小组成员组成较为单一。

（2）FMEA分析没有体现多方论证方式，FMEA常出现单部门单人编制，没有经过小组分析讨论，存在诸多局限性。

（3）FMEA分析中失效模式少，原因是对问题的分析不深入或不具体，对工作流程的绘制分解不够仔细。

参考文献

[1] 张宗久. 中国医院评审实务. 北京：人民军医出版社，2013：312-321.

[2] 李洋，杜蕾，张立超，等. FMEA法在医疗风险管理中的应用现状与展望. 中国医院管理，2014，34：36-37.

[3] 吴洁人，邵征洋，韩颖，等. FMEA在医疗质量管理中的应用. 浙江中西医结合杂志，2012，22（3）：235-238.

第十一节 灾害脆弱性分析

一、工具概述

灾害脆弱性分析（hazard vulnerability analysis，HVA），是评估和预防灾害事件的重要工具，为避免灾害带来的损失而提前做好分析、判断和预防性工作，以达到有效控制及降低损失的目的，有助于将灾时救援、灾后处置向灾前预防、提前预警方向转变，属于事前处置的分析方法。灾害（hazard）也称危险因素、危害、风险，可以存在于各行各业。例如，医疗卫生就是高科技、高风险、高难度行业，其服务对象的特殊性决定了医疗机构将面临更大的风险，医院灾害脆弱性即医院受到某种潜在灾害影响的可能性及医院对灾害的承受能力，通过灾害脆弱性分析可以帮助医疗机构提前构建一个全面系统的风险管理体系，从而提高医疗机构应对灾害的综合能力。

二、使用方法

灾害脆弱性分析是采用系统的方法来识别各种潜在危害，进行量化评估，确定应对重点，并提出应对建议。分析大概分为以下几个步骤。

1. 确定主题

也可以理解为确定对象，主题一旦确定，后续工作皆围绕主题逐步展开。

2. 建立评估团队

针对主题的灾害脆弱性分析是综合全面的，因此需要一支专业的、强有力的评估团队来支持，如果团队建立有缺陷，则容易导致最后分析结果达不到预期目标。

3. 危害识别

可以从自然类、技术类、人员类、危险品类等方面考虑，由评估团队逐一识别。

4. 危害脆弱性分析

主要针对危害发生的可能性、严重程度和应对能力3个方面进行分析。

（1）可能性：评价灾害在承载对象上发生的可能性，可以参考经验、历史数据等得出结论。

（2）严重程度：分别考虑对承载对象的人力、资产、运营等不同方面的影响程度，较为综合地评估灾害发生后可能造成的全面影响。

（3）应对能力：分别对应急准备、内部响应、外部响应不同方面的能力评估，较为综合地判断灾害发生后承载对象的承受能力。

三、举例说明

医疗机构由于环境和服务对象的特殊性，存在对电力、水源、垃圾处理、通信等公共设施的依赖性较强，对药品和其他医疗物品供应有较高的要求，建筑布局复杂不利于对人员流动控制等特点。一旦发生危害，可能导致医疗需求会在短时间内急剧增加，可能导致医疗环境被严重破坏、医疗工作受到严重干扰、医疗需求急剧增加、医院声誉受到损害。因此，医疗机构不但要应对内部的危害，在外部发生危害时也要承担受害者的收容和救治任务，这就要求医院管理者要提高应急反应决策的科学性、正确性，以及医院整体的应急反应能力，提前准备，防患于未然。

灾害脆弱性分析是医院识别风险和降低风险的重要依据，为医院持续改进应急管理质量提供一个切实可行的管理方法及科学路径，为保障医疗安全奠定基础。现以某医院灾害脆弱性分析为例展示其分析过程。

（1）成立灾害脆弱性评估专家组。

（2）制定灾害脆弱性评估评分表（图 2-11-1-1、表 2-11-1-1）。

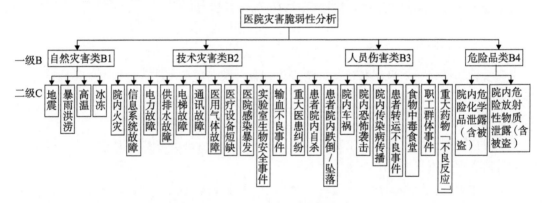

图 2-11-1-1　脆弱性分析指标体系

表 2-11-1-1　HVA 评估赋分标准

风险事件	可能性	严重性					
	0=无/不适用	人员影响 0=无/不适用	资产影响 0=无/不适用	运营影响 0=无/不适用	准备工作 0=无/不适用	内部响应 0=无/不适用	外部响应 0=无/不适用
评分	1=低	1=低	1=低	1=低	1=低	1=高	1=高
	2=中	2=中	2=中	2=中	2=中	2=中	2=中
	3=高	3=高	3=高	3=高	3=高	3=低	3=低

（3）计算综合风险系数。相对风险值 = 可能性评估值 /3 ×［（人员伤害评估值 + 财产损失评估值 + 服务影响评估值 + 应急准备评估值 + 内部响应评估值 + 外部响应评估值）/18］。将相对风险值由高到低排序，排在较前位置的即需要重点关注的风险点或称为高风险事件，需纳入下一步应急工作计划。

（4）编制应急预案并加强演练。根据灾害脆弱性分析结果，进一步完善医院应急管理体系建设，完善总体预案和专项预案。应急预案的编制是一项程序性工作，具有极大复杂性，可借鉴美国应急预案体系建设，通过"情景－应对"模式，以情景为基础，注重突发事件的构建，制定具有针对性、灵活性和实用性的应急预案。同时，加强应急演练，全面保障医院应急管理有效实施。

参考文献

［1］张燕，高玉明，王伟. 医院灾害脆弱性分析. 中国卫生产业，2016，13（15）：31-33.

［2］黄艳华，曾明平，刘倩. 武汉市某医院灾害脆弱性分析. 医学与社会，2020，33（2）：58-61.

［3］韩丽娜，王贤伟，张姣兰，等. 灾害脆弱性分析在医院应急管理中的实证研究. 现代医院，2020，20（6）：883-886.

第十二节　ASME 流程管理工具

一、工具概述

ASME 是美国机械工程师学会（American Society of Mechanical Engineers）的缩写，ASME 方法是常用的几个业务流程分析方法之一，是适用于展示细节的底层流程图。通过 ASME 方法可以清晰地判别流程中各个活动是否增值，以及清楚地显示各活动所在的环节，从而全面的评估业务流程的效率，识别出哪些是增值的活动，哪些是非增值的活动，为流程优化提供方向。通过消除或简化业务流程中的非增值活动，达到提高效率，降低成本的目的。

二、使用方法

ASME 方法基于实际调研的业务数据，将业务流程中的活动划分为 6 类，分别是增值活动、非增值活动、检查、耽搁、传递和存储。通过符号代表各活动类别，识别业务流程中的各类活动，最终以表格形式展现，可以统计出各类活动在业务流程中的时间占比，清晰地定位出需要改进的业务环节。表 2-12-1-1 为 ASME 流程图标准，以及各活动类别的注释。

表 2-12-1-1　ASME 流程图标准

活动	V	○	□	→	D	▽	时间	说明
活动 1								
活动 2								
活动 3								
活动 4								

注：V/○操作，代表流程活动分两种：一种增值活动 V，一种非增值活动○；□检查，代表对流程中出现的单据、产品、信息等进行查验；→传递，代表人员、物资与信息等各类资源的传输或移动；D 耽搁，代表操作之间暂时存放、耽搁或停滞；▽存储，代表物品或信息的存储活动，如文件归档。

在 ASME 法的分析过程中，关键的一项内容是对业务活动是否增值的判断。流程增值的评价标准可以从多个角度确定，从业务角度来看，增值活动是不可以被消除也不可以合并的；从收益角度来看，增值活动是能够降本增效的。非增值活动也可以为业务提供支持，但它们是非必需的业务活动，对业务功能没有贡献。

三、案例：医保备案服务的 ASME 流程图

根据案例的实际情况定义各活动类别（表 2-12-1-2，表 2-12-1-3）。

表 2-12-1-2　医保备案服务的 ASME 流程图

序号	活动	V	○	→	D	□	▽	时间（分钟）	处理者
1	医生诊断	√				√		4.1	临床医生
2	确认符合出国带药要求	√				√		0	临床医生
3	去医保办		√	√				5.2	患者
4	排队等候		√		√			15	患者
5	获取备案表单		√			√		1	患者
6	去诊室		√	√				5	患者
7	排队等候		√		√			19.5	患者
8	医生填写备案表单		√				√	2	临床医生
9	去医保办		√	√				4.5	患者
10	排队等候		√		√			14.8	患者
11	医保工作人员审批	√				√		6.1	医保工作人员
12	医保工作人员填写审批编号		√				√	0.5	医保工作人员
13	去诊室		√	√				4.1	患者
14	排队等候		√		√			22.5	患者
15	医生填写处方	√					√	3.3	医生
16	医生填写审批编号		√				√	0.8	医生
	缴费取药（本流程结束）	/	/	/	/	/	/	/	/
合计	活动个数	4	12	4	4	4	4	16	
	用时	13.3	94.9	18.8	71.8	11.2	6.6	108.4	

　　注：V/○操作，代表流程活动分两种：一种增值活动 V，一种非增值活动○；□确认，代表确认患者信息过程；→流转，代表患者在不同活动间的流转过程；D 排队，代表患者在诊治、医保窗口排队；▽收集，代表调取、收集患者信息过程。

表 2-12-1-3　类活动在业务流程中的时间

指标	流转	排队	确认	收集	合计
备案流程总活动次数（次）	4	4	4	4	16
（1）增值活动次数	0	0	3	1	4
（2）非增值活动次数	4	4	1	3	12
备案花费时间（分钟）	18.8	71.8	11.2	6.6	108.4
（1）患者时间	18.8	71.8	1	0	91.6
（2）医生时间	0	0	4.1	6.1	10.2
（3）医保工作人员时间	0	0	6.1	0.5	6.6

注：数据为模拟数据。

通过 ASME 流程图可以看出医保备案服务共划分为 11 个活动流程，其中增值活动 4 个，非增值活动 12 个。患者流转与排队时花费的时间最多，其次为临床医生与医保工作人员填写备案表单花费的时间，这类活动在流程中也属于非增值活动。因此减少流转与排队次数、缩短填写备案表单时间，将是本项目的流程优化目标。

参考文献

［1］任子怡. 基于物联网的 A 公司仓储业务流程优化研究. 北京：北京交通大学，2020.

［2］赵卫东. 流程管理. 北京：知识产权出版社，2007：4.

［3］杨雪. 基于 BPR 理论的住院患者辅助检查流程再造研究. 长春：吉林大学，2011.

第三章

医疗质量持续改进案例

第一节 医疗类

案例一 提高神经内科住院患者早期康复介入率

项目负责人：北京大学第三医院 周谋望

项目起止时间：2020年9月—2021年12月

概述

1. 背景和目的：早期康复介入对于满足广大人民群众的健康需求具有重要意义，然而这个需求在当下并没有被满足。本项目的目的是提高本院神经内科住院患者早期康复的介入率，形成切实可行的经验并在全国推广。

2. 方法：利用PDSA循环法进行全过程工作管理，将康复医师、专科医师、康复治疗师、专科护士组成一体化的工作团队，共同参与目标及诊疗流程的制定，实施过程中任务具体分配到人、责任到人，同时分析阶段数据、总结项目进展。

3. 结果：本项目通过直接在临床专科病房内建立康复工作站的方式，真正做到了科室间紧密合作，履行本院作为国家康复医学质控中心的职责，以持续改善医疗服务质量与安全、提升患者满意度及社会效益。

4. 结论：PDSA可以提高本院神经内科住院患者早期康复介入率。

一、P阶段

（一）主题选定

早期康复服务能力的提升对于满足广大人民群众的健康需求具有重要意义。然而，北京大学第三医院（简称"北医三院"）康复医学科作为国家康复医学专业医疗质量控制中心（简称"国家康复医学质控中心"），在2017—2019年连续3年对全国2000余家医院康复医学科进行调查，并在《国家医疗服务与质量安全报告》中提出，当前我国早期康复介入服务存在诸多不足，3年来我国综合医院住院患者早期康复介入率虽在逐年提高，但仍处于较低水平。2019年度全国综合医院神经内科病房早期（住院24~48小时）康复介入开展率为18.81%，康复服务实际供给能力与人民群众日益增长的康复服务需求之间存在较大差距。

（二）改进依据

（1）《2021年质控工作改进目标》（国卫医质量便函〔2021〕51号）中提出康复医学专业的2021年质控工作改进目标：提高住院患者早期康复介入率。

（2）《四肢骨折等9个常见病种（手术）早期康复诊疗原则》（卫办医政发〔2013〕25号）。

（3）《关于印发加快推进康复医疗工作发展意见的通知》（国卫医发〔2021〕19号）中要求：逐步推进康复与临床多学科合作模式。鼓励有条件的医疗机构创新开展康复医疗与外科、神经科、骨科、心血管科、呼吸科、危重科、中医科等临床相关学科紧密的合作模式。以患者为中心，强化康复早期介入，推动加速康复外科的发展，将康复贯穿于疾病诊疗全过程，提高医疗效果，促进患者快速康复和功能恢复。

（三）监测指标

神经内科住院患者早期康复介入率。

（四）指标定义

$$神经内科住院患者早期康复介入率 = \frac{早期康复介入的神经内科住院患者人数}{同期神经内科住院患者总数} \times 100\%$$

（五）目标值

将2021年我院神经内科住院患者早期康复介入率提高至50%。

（六）现况值

2019年我院神经内科住院患者早期康复介入率为30.75%。

（七）预期延伸效益

制定SOP 3个、发表论文2篇、会议投稿2篇、申报课题1个、宣传稿1篇。

（八）原因分析

运用鱼骨图进行原因分析（图3-1-1-1），找到9个主要原因，分别为康复科医师及治疗师人数相对不足、康复亚专科人员分工不明确、临床专科医师对康复认识不足、平均住院日短、各学科沟通不足、专科病房缺乏康复场地、会诊流程滞后、绩效考核及分工不明确、早期康复介入模式不明确。

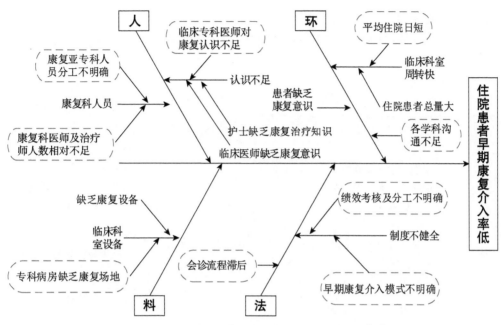

图 3-1-1-1 住院患者早期康复介入率低的原因分析

（九）真因验证

根据柏拉图（图3-1-1-2），按照二八法则，找到占有80%的原因，将主要问题（早期康复介入模式不明确、专科病房缺乏康复场地、会诊流程滞后、临床专科医师对康复认识不足）列入首先解决的计划。

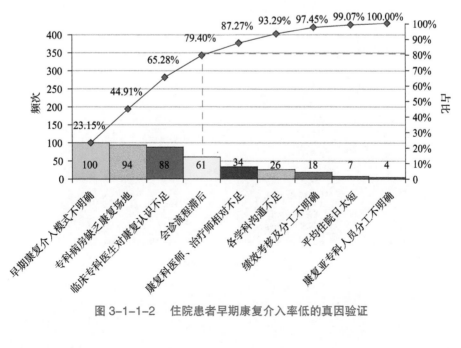

图 3-1-1-2 住院患者早期康复介入率低的真因验证

（十）对策计划

根据真因进行充分讨论，运用 5W2H 制定相应的实施计划与对策，进入执行阶段（表 3-1-1-1）。

表 3-1-1-1　5W2H 实施计划

Why	What	How	When	Where	Who
早期康复介入模式不明确	组织、建立规范的早期康复介入流程、人员、模式	在专科病房建立早期康复工作站	2020 年 9 月	临床专科病房	杨延砚
		协调制定早期康复介入团队、流程及内容	2020 年 9 月	临床专科病房	
缺乏康复场地	专科病房内配置康复场地及设备	在专科病房内配备康复场地及设备	2020 年 9 月—2021 年 6 月	临床专科病房	张巧云
会诊流程滞后	简化既往常规会诊流程、明确负责人员	调整当前会诊流程	2020 年 9 月—2021 年 10 月	临床专科病房	刘京宇
		明确各专科早期康复介入会诊医师	2020 年 9 月	临床专科病房	

二、D 阶段

2020 年 9 月，北医三院康复医学科联合神经内科等共同开始建立临床专科康复一体化工作站，制定了住院患者早期康复介入工作的流程、内容，以及构建团队成员和规范人员管理措施，并于 2020 年 10 月正式开始运营（图 3-1-1-3）。神经内科病房康复一体化工作站工作流程详见图 3-1-1-4。

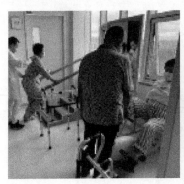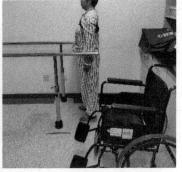

图 3-1-1-3　实体康复工作站运营现场

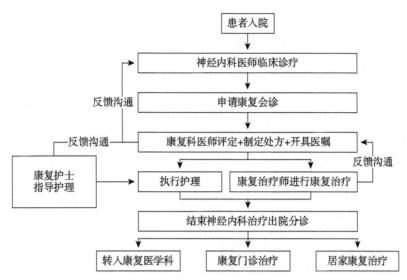

图 3-1-1-4　神经内科病房康复工作站工作流程

三、S 阶段

临床康复工作站定期召开团队会议，分析阶段数据及绩效考核。阶段数据分析显示，我院 2020 年、2021 年神经内科住院患者早期康复介入率较 2019 年有所改善，分别达到 48.28% 和 50.5%，由此看出我院提高住院患者早期康复介入率已初见成效（图 3-1-1-5）。

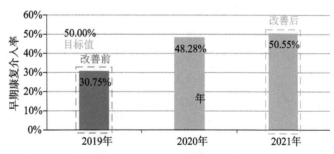

图 3-1-1-5　2021 年北医三院神经内科住院患者早期康复介入率改善情况

四、A 阶段

（一）建立完善临床专科病房内康复工作站模式，初步实现质量改进目标

（二）学习研究，积极探索科研合作项目

本项目的初步成果已荣获北京大学第三医院 2020 年医疗管理优秀奖。同时参与 ERAS 相关临床研究四项，参与制定《颈椎后路手术加速康复外科实施流程专家共识》等。同时，我院于 2020 年 12 月以全国第二名的成绩获批成为"国家卫生健康委加速康复外科骨科首批试点医院"，并获中华医学会授予"关节外科加速康复全国示范中心"（北京地区唯一）的荣誉称号。

（三）经验推广，助力全国医院实现康复医学专业年度质控改进目标

北医三院康复医学科作为国家康复医学质控中心，积极总结相关经验，并在国家康复医学质控中心举办的 2021 年质控改进工作专题系列培训班上进行了经验分享，获得全国各省康复质控专家的热烈反响和一致好评。下一步我院将发挥国家康复质控中心的职责，继续推动各医院探索适合本单位情况的临床康复一体化模式，完善工作制度，制定标准化路径和诊疗流程。本模式将有助于提高全国各医院住院患者的早期康复介入率，实现我国康复医疗服务质量的全面提升，为持续改进康复医疗质控工作提供新思路。

五、项目团队介绍

此项目团队由康复医学科牵头，由骨科、神经内科、危重医学科、医务处、护理部人员共同组成（图 3-1-1-6），实现多学科团队紧密协作。在项目实施中，团队人员职责明确。康复医学科团队负责制定项目方案及实施流程，在各临床专科内配备专职人员、放置专门的康复仪器设备，建设专科病房内早期康复一体化工作站，开展宣教，提高专科医师康复意识，根据临床专科情况提供住院患者早期康复介入服务。神经内科、骨科、危重医学科及护理部团队负责参与制定项目方案，配合康复医学科在各自科室内建立早期康复工作站，培养康复意识，解决早期康复中的临床问题，与康复团队共同保障早期康复介入顺利开展。医务处负责参与制定项目方案及实施流程，监督管理项目进展情况，进行绩效管理，随时协调沟通项目中出现的问题。

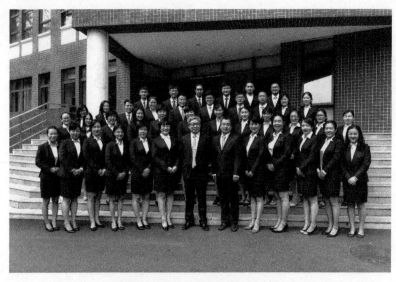

图 3-1-1-6　项目团队成员

案例二　智慧化管理模式提高择期手术准时开台率

项目负责人：四川大学华西医院　李大江，朱涛，李念，王颖

项目起止时间：2018年12月—2021年12月

概述

1. 背景和目的：本院共有3个院区、99个手术间，医教研管等工作繁杂、人员流动性强，手术科室周转压力大，手术运营效率亟待提升。通过智慧化管理模式，完善围手术期管理体系，有助于确保手术运营效率和质量安全。

2. 方法：运用PDSA质量管理工具，制定首台择期手术准时开台率的管理指标，采取标准化监督、信息化支撑、一站式评估、个性化服务等系列措施。

3. 结果：首台择期手术准时开台率从2018年的44.7%陡升至2019年的96.7%。本案例内容也荣获"2021年亚洲医院管理卓越奖"等奖项。

4. 结论：使用PDSA方法实施多项改进措施，本院在国内首创了"麻醉手术中心全流程管理平台"，制定首台择期手术准时开台管理标准方案，形成了围手术期效率持续改进的智慧化举措。

一、P阶段

（一）主题选定

手术室作为麻醉科、外科、护理部等多部门协同交汇的平台科室，是运行管理和质量管控的难点科室。2018年全院每位外科医疗组长每周仅有1～2个手术日，择期手术准时开台率低，手术科室周转压力大。因此，在现代医院管理制度的引领下，智慧化监管和标准化流程作业是改善当前状况的关键，也是适应新时代医疗健康服务的必要条件。

（二）改进依据

《国务院办公厅关于加强三级公立医院绩效考核工作的意见》（国办发〔2019〕4号）中要求：提高医疗服务效率，坚持信息化支撑的基本原则。

（三）监测指标

首台择期手术准时开台率。

（四）指标定义

$$首台择期手术准时开台率 = \frac{工作日第一台择期手术在9点10分前刀碰皮的次数}{同期择期手术量} \times 100\%$$

（五）目标值

2020年平均首台择期手术准时开台率达到91%。

（六）现况值

2018 年首台择期手术准时开台率平均为 44.7%。

（七）预期延伸效益

发表文章 2 篇，出版书籍 1 部。

（八）原因分析

运用鱼骨图进行原因分析（图 3-1-2-1），找到 6 个主要原因，分别为缺乏个性化服务以满足患者需求、缺乏患者材料标准核查、术前访视评估不全面、术前监督落实不到位、术后考核无数据支持、缺乏与智慧化手段的有效结合。

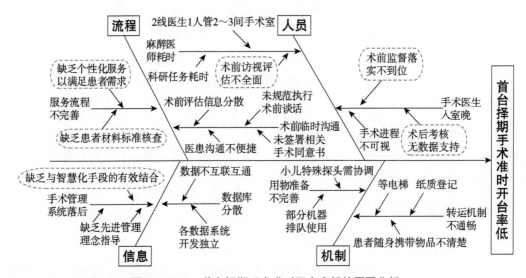

图 3-1-2-1　首台择期手术准时开台率低的原因分析

（九）真因验证

根据柏拉图（图 3-1-2-2），按照二八法则，找到占有 80% 的原因，将主要原因列入优先解决的计划。

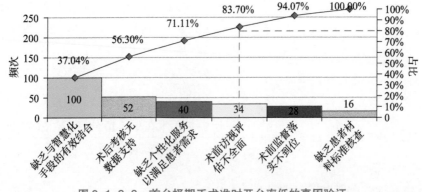

图 3-1-2-2　首台择期手术准时开台率低的真因验证

（十）对策计划

重点解决真因问题。围绕以患者为中心的理念，建立信息化手术管理系统，实现对准时开台的全面管控（表 3-1-1-1）。

表 3-1-1-1　5W2H 实施计划

Why	What	How	When	How often	Where	Who
缺乏与信息化、智慧化手段的有效结合	不再依赖于人工查询、督导、记录。能有效利用信息化手段优化物品、人员和各项流程管理	信息化支撑	2019 年 1 月	每月	信息中心	王颖
		可视化流程及用物管理	2019 年 6 月	每月	信息中心	高誉峰
术后考核无数据支持	管理者实时掌握手术医生等人员动向，可以统计准确的手术数据作为考核支撑	建立手术视频监控系统和监督考核数据库	2019 年 1 月	每月	手麻中心	朱涛
缺乏个性化服务以满足患者需求	满足小儿患者的心理、生理的特殊需求，优化手术室服务环境	小儿患者特色舒适化管理	2019 年 1 月	每日	手麻中心	李念
		6S 现场改进	2019 年 1 月	每月	手麻中心	朱涛
术前访视评估不全面	整合手术患者信息，提供术前访视的智慧决策支持	一站式评估与智慧决策支持	2019 年 1 月	每月	手麻中心	高誉峰

二、D 阶段

（一）信息化支撑，数据互联

2019 年 1 月，设计实时更新的手术运维可视化看板，有助于患者家属了解手术进度，便于管理者掌握各手术间进程。对手术例数、学员参加手术次数等进行实时统计，从过程上把控手术参与者的专业技术和熟练程度。2019 年 12 月设计完成开始启用（图 3-1-2-3）。

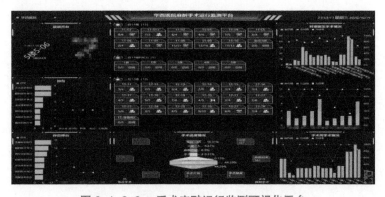

图 3-1-2-3　手术麻醉运行监测可视化平台

（二）可视化流程及用物管理

2019年6月启动手术患者用物及接送管理平台开发。排程后形成电子化接派单信息，确保患者信息、需随身携带物品等信息准确无误；根据各专科特点及主刀医师习惯制成电子化手术用物清单，手术护士结合用物清单进行准备。2019年12月开发完成启用平台（图3-1-2-4）。

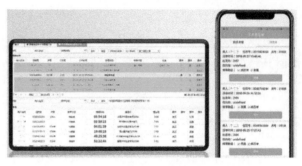

图3-1-2-4 手术患者可视化接送管理平台

（三）建立手术视频监控办法和监督考核数据库

2019年1月整合彼此独立的麻醉科管理APP、手术BI、监控视频三大系统，利用各手术间的实时监控进行监督记录。2019年5月完成了手术数据库和自动化手术准时开台报表（图3-1-2-5）。

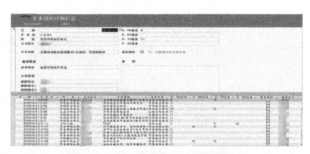

图3-1-2-5 手术开台管理数据库

（四）小儿患者特色舒适化管理

2019年1月开始为解决术前小儿患者紧张、哭闹等特殊问题，麻醉手术中心联合小儿外科病房、家属，从饮食、疼痛、体温、活动、心理指导等多方面让家属参与术前准备、麻醉诱导、麻醉复苏全过程（图3-1-2-6）。

（五）6S现场改进：重细节、重落实、重基础

2019年1月采用6S管理理念，将环境污染分类分区（图3-1-2-7）；

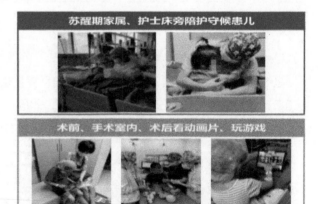

图3-1-2-6 手术患儿的舒适化医疗服务

同时构建耗材供应链全流程体系，于同年8月启用，保障手术开台所需器械耗材及时到位；规范灭菌流程，根据《经食道超声探头消毒及存储规范》规范开台准备过程，并于2021年1月发布团体标准。

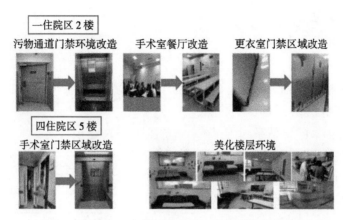

图 3-1-2-7 现场管理示意（环境污染分类分区）

（六）一站式评估与智慧决策支持

2019 年 1 月开始将麻醉系统、His、Lis 等系统内的手术患者信息互联互通。开设麻醉网络门诊，进行一站式术前评估，并在正常工作时间外每天延长门诊时间 2 小时。2019 年 1 月启用国内首创数据驱动的围手术期智能辅助技术，以实现系统风险评估、术后主要心血管事件预测等目标。2019 年 12 月开始为临床的差异化处置提供决策依据和及时反馈（图 3-1-2-8）。

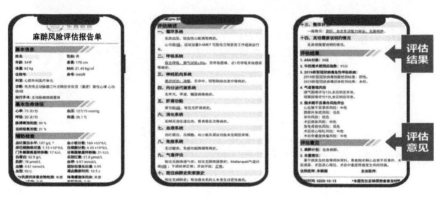

图 3-1-2-8 一站式评估和智慧决策支持示例

三、S 阶段

首台择期手术准时开台率从 2018 年的 44.7% 陡升至 2019 年的 96.7%。

四、A 阶段

（一）麻醉手术中心全流程管理平台，信息交互共享

在国内首创"麻醉手术中心全流程管理平台"，依托该平台将手术相关信息在临床、

护理、管理、后勤多方之间交互共享，实现手术开台和运营效率管理智慧化平台。

（二）规范制度和模式

持续开设麻醉网络门诊、延时门诊及智能化术前评估系统。确立手术开台监督管理办法和小儿手术患者陪同模式、现场管理制度等。改进后监测指标数据如图 3-1-2-9 所示。

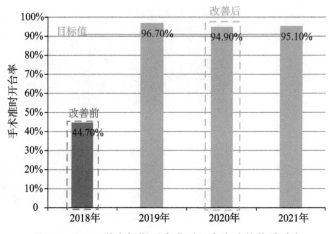

图 3-1-2-9　首台择期手术准时开台率改善前后对比

五、项目团队介绍

本项目团队主要由医务部和麻醉手术中心牵头，运管部、信息中心共同参与，各个部门部长 / 护士长带领部门成员组成团队，负责手术服务流程管理、信息化麻醉手术平台、麻醉门诊、特色舒适化管理、现场管理等各项工作（图 3-1-2-10）。

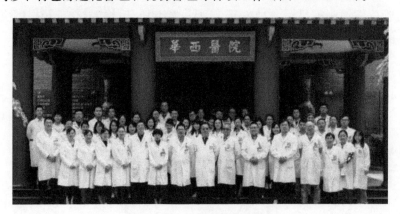

图 3-1-2-10　项目团队成员

案例三 提高母婴分离下早产儿初乳喂养率

项目负责人：四川大学华西第二医院 唐军，胡艳玲，陈琼，张秀娟
项目起止时间：2019年3月—2021年9月

概述

1. 背景和目的：母乳中的初乳被称为"液体黄金"，其优势被医学界广泛接受，然而目前临床尚无明确初乳喂养率的要求标准，可见其喂养现状有限。我院初乳喂养率为63.59%，为提高早产儿初乳喂养率，新生儿科、产科、营养科、护理部等部门通力合作，致力于实现初乳喂养系统化、标准化管理。

2. 方法：运用PDSA质量管理工具制定计划及目标，根据调查分析结果，采取强化内部培训体系、建立家长课堂、规范初乳管理制度及强化初乳交接使用等系列措施。

3. 结果：母婴分离下早产儿初乳喂养率从63.59%提高至88.39%，并完善住院早产儿初乳喂养产科、儿科标准路径，实现初乳喂养系统化、标准化管理目标。

4. 结论：在PDSA流程指导下的多学科综合干预策略可有效提高母婴分离下早产儿初乳喂养率，为早产儿健康成长助力。

一、P阶段

（一）主题选定

研究显示初乳是"特殊药物"，其中包含各种免疫因子和活性保护成分，对新生儿肠道微生态、大脑发育、免疫调节、功能协调发展等方面具有不可替代的促进作用。统计数据显示我院新生儿科住院早产儿初乳喂养率为63.59%。影响早产儿初乳喂养的因素众多（图3-1-3-1），随着我国早产儿救治成功率不断提高，进一步改善其预后成为关注重点，其中，喂养是重要环节之一。制定完善、有效的初乳喂养管理策略，对缩短早产儿平均住院日、减少住院费用、提高家属满意度、促进学科发展均有重要意义。

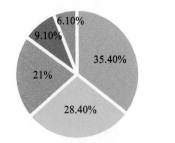
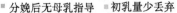
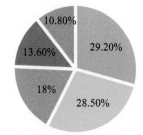

图 3-1-3-1 影响我院住院早产儿初乳喂养率低的因素（母亲及护士）

（二）改进依据

1.《中国儿童发展纲要（2011—2020年）》（国发〔2011〕24号）中要求：儿童与健康的主要目标为0～6月龄的婴儿纯母乳喂养率达到50%以上。

2.《爱婴医院标准（2014版）》（国卫妇幼函〔2014〕185号）标准第六条具体指出：除有医学指征的新生儿外，80%以上的新生儿出生后即开始纯母乳喂养。

（三）监测指标

母婴分离下早产儿初乳喂养率。

（四）指标定义

$$早产儿初乳喂养率 = \frac{完全或部分初乳喂养住院早产儿数}{住院非禁食早产儿数} \times 100\%$$

（五）目标值

从2020年第一季度开始维持在86.17%。

（六）现况值

2019年第三季度为63.59%（124/195）。

（七）预期延伸效益

发表新生儿母乳相关指南1篇，主编及参编相关专著1本，发表论文1篇，会议投稿5篇，申请专利1～2项，将亲母母乳库管理及初乳协调管理相关优秀经验进行宣传推广。

（八）原因分析

运用鱼骨图进行原因分析（图3-1-3-2），找到8个主要原因，分别为母乳接收者与使用者间无交接、初乳少不易保存、入院宣教未强调初乳重要性、患儿转床母乳无标识、母亲有特殊疾病或用药史、家属不知晓初乳重要性、家庭不支持、无专人管理。

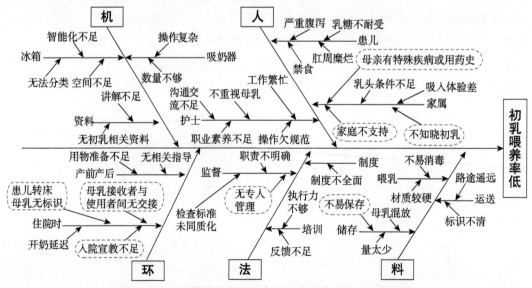

图3-1-3-2 母婴分离下早产儿初乳喂养率影响原因分析

（九）真因验证

根据柏拉图（图 3-1-3-3），按照二八法则，找到占有 80% 的原因，将主要原因列入优先解决的计划。

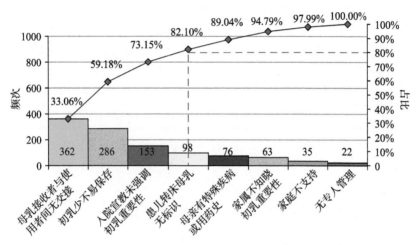

图 3-1-3-3　母婴分离下影响早产儿初乳喂养率的真因验证

（十）对策计划

根据真因进行充分讨论，运用 5W2H 制定相应的实施计划与对策，进入执行阶段（表 3-1-3-1）。

表 3-1-3-1　5W2H 实施计划

Why	What	How	When	How often	Where	Who
初乳少不易保存	量少可指导使用初乳杯	线上线下产科、儿科联合培训；建立24 小时绿色通道	2019 年10 月	每日	入院处	苏绍玉
入院宣教未强调初乳重要性	早产儿入院应指导母乳及初乳管理	开展家长课堂，建视频宣教平台	2019 年10 月	每日	入院处	唐军
患儿转床母乳未标识	转病室后母乳随病室转移	责任护士与总务护士在白板交接跟进转病室母乳	2019 年11 月	每日	病室白板	胡艳玲
母乳接收者与使用者间无交接	收奶工人、总务护士、责任护士间做好交接	入院处与配奶间建立交接表	2019 年11 月	每日	配奶间	李凡

二、D 阶段

（一）产科、儿科联合开展初乳喂养系列指导

1.将初乳相关知识纳入产科、儿科分层培训课程，针对医护人员采用线上 + 线下的

方式进行培训，并进行培训后考核及效果监测。

2. 对于我院出生的早产儿，新生儿科联合产房开展早期泌乳指导，建立住院须知母乳专栏，住院期间联合宣教专栏，开通夜间绿色通道实时运送初乳（图3-1-3-4）。

2021年华西园区<30周早产儿产儿科联合母乳宣教登记表																						
序号	入院日期	母亲床号	母亲姓名	母亲登记号	患儿床号	患儿姓名	患儿登记号	胎龄（W）	入院体重（g）	家属电话	我院建卡	产科分娩前		产后半小时内		入新生儿科后12h内		第 次生后 天		第 次生后 天		备注
												日期	宣教人	日期	宣教人	日期	宣教人	日期	宣教人	日期	宣教人	

图3-1-3-4 产科、儿科联合宣教资料

（二）家长课堂

1. 开展家长课堂进行专科指导（图3-1-3-5A）。

2. 疫情期间进行线上/视频指导（图3-1-3-5B）。

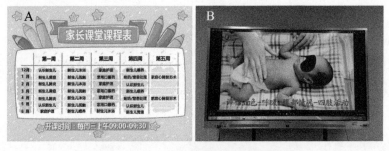

图3-1-3-5 家长课堂和线上指导平台

（三）转病室交接保障

1. 患儿转病室后，责任护士使用红笔在分管病室白板上填写"××床转至××病室"，并告知总务护士修改母乳袋病室信息。

2. 总务护士及时完善及更新配奶间初乳相关信息。

（四）储存/交接保障

1. 完善家属、收奶工人与总务护士间母乳交接单。

2. 质控护士每日不定时抽查母乳交接情况并反馈。

三、S阶段

（一）提高母婴分离下早产儿初乳喂养率

通过外部加强对孕产妇及家属的指导，内部强化产科、儿科协调和科内医、护、工

之间协调交接等措施，数据调查显示实际达成母婴分离下早产儿初乳喂养率为88.39%（图3-1-3-6）。

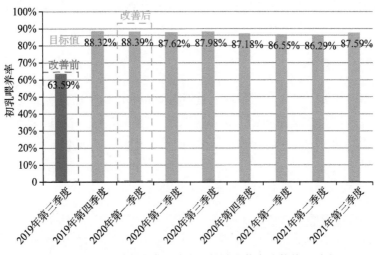

图 3-1-3-6　母婴分离下早产儿初乳喂养率改善前后对比

（二）提高质量改进项目组的能力水平

通过对质量改进项目的全程参与，在执行前后对成员分别进行能力指标评分，结果显示10项专业能力指标均有提升，尤其是统计学方法及品管圈手法运用能力提升明显。

四、A 阶段

本次质量改进项目对提高母婴分离下早产儿初乳喂养率效果明显，项目组成员综合能力均有提高，在多科合作下提升标准化成果显著（图3-1-3-7）。

在科研产出方面，发表新生儿母乳相关指南2部、主编及参编相关专著1本、发表论文1篇、会议投稿5篇，申请发明专利及实用新型专利各1项。此外，团队积极对成果进行宣传推广：开展国家级、省级继续教育培训12次；培养省级及京外专科护士近300人；2020年和2021年成功开展全国母乳喂养宣传日活动；在第29个母乳喂养周开展母乳喂养主题宣讲活动；第10个世界早产儿日

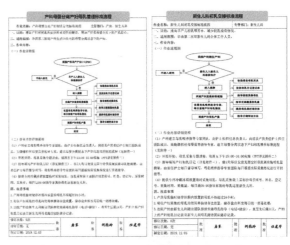

图 3-1-3-7　初乳管理标准化流程

开展以"母乳喂养为早产宝宝赋爱、赋能"主题的早产儿联谊及义诊活动；开展"新生儿5G远程探视服务"项目，从意识到行为全面促进早产儿母亲的初乳分泌及运送管理。总体来说，本项目活动有计划地提高了早产儿的初乳喂养率，并形成长期机制进行常态化管理，为早产儿健康成长助力。

五、项目团队介绍

此项目由新生儿科、产科、营养科、护理部等科室参与开展，实现多学科紧密协作。新生儿科主任牵头，统筹项目计划和实施；护理部审核，对项目具体实施情况进行审核及指导；新生儿科、产科、营养科团队成员分别执行并反馈，共同推进相关工作顺利进行。项目组成员硕士及以上学历占比71%，中级及以上专业技术职称专家占比92%，基本涵盖我院产科、儿科管理领域所有专家（图3-1-3-8）。

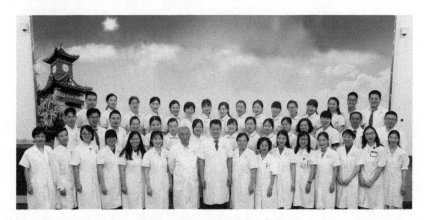

图3-1-3-8 项目团队成员

参考文献

［1］中国医师协会新生儿科医师分会营养专业委员会，中国医师协会儿童健康专业委员会母乳库学组，《中华儿科杂志》编辑委员会. 新生儿重症监护病房推行早产儿母乳喂养的建议. 中华儿科杂志，2016，54（1）：13-16.

［2］BARDANZELLU F，FANOS V，REALI A. "Omics" in human colostrum and mature milk：looking to old data with new eyes. Nutrients，2017，9（8）：843.

案例四　提高危重患者早期肠内营养喂养率

项目负责人：浙江省湖州市第一人民医院　潘慧斌

项目起止时间：2018 年 6 月—2021 年 12 月

概述

1. 背景和目的：2016 年美国肠内肠外营养协会（ASPEN）成人危重患者营养支持质量指南推荐，危重患者如无法自主进食，应于 24 ~ 48 小时启动肠内营养。本院急诊科持续治疗改进小组对核心成员行问卷调查、病历查对发现，营养支持治疗流程与省内标杆医院存在差距。因此，为实现危重患者早期营养支持的目标，本 PDSA 项目开始实施。

2. 方法：运用 PDSA 质量管理工具，设计软件实现信息化监管、进行分层周期性培训、修订营养支持治疗流程、胃残余量超声评估等系列措施。

3. 结果：经过 PDSA 项目的实施，改进后危重患者早期肠内营养支持率从改进前的 38.82% 上升至 67.01%。

4. 结论：PDSA 使得急诊重症监护室（Emergency Intensive Care Unit，EICU）内危重患者早期肠内营养支持率得到显著上升，确保危重患者进行早期规范的营养支持治疗。

一、P 阶段

（一）主题选定

持续质量改进小组对 2017 年所收治患者的资料进行查对，发现在 PDSA 改进推行前危重患者 48 小时内肠内喂养率仅 38.82%（99/255），若危重患者未实现早期肠内营养可能影响患者预后。

（二）改进依据

2016 年度美国危重病协会（SCCM）成人危重患者营养支持指南（2016 年 2 月发表于 *Crit Care Med*）推荐，危重患者如无法自主进食，应于 24 ~ 48 小时启动肠内营养。

（三）监测指标

危重患者早期肠内营养支持率。

（四）指标定义

$$危重患者早期肠内营养支持率 = \frac{48\ 小时内接受肠内营养治疗人次}{EICU\ 内同期收治危重患者总人次} \times 100\%$$

（五）目标值

自 2019 年起，EICU 内危重患者早期肠内营养支持率维持在 50% 以上。

（六）现况值

2017 年危重患者 48 小时内肠内营养支持率为 38.82%（99/255）。

（七）预期延伸效益

制定 SOP 1 个、发表论文 2 篇、申报课题 1 项、申请专利 1 项。

（八）原因分析

运用鱼骨图进行原因分析（图 3-1-4-1），找到 6 个主要原因：流程无法落地、治疗缺乏监管、相关评分未进行联合应用、无法自主进行评分、胃残余量（gastric residual volume，GRV）评估结果差异大、培训不到位。

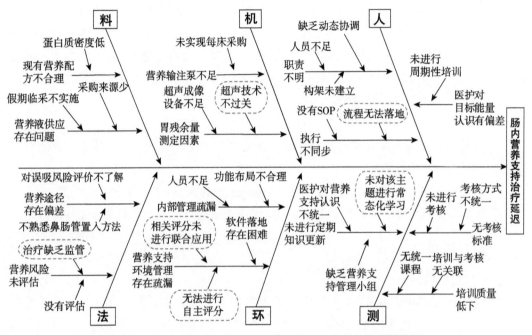

图 3-1-4-1　导致危重患者肠内营养支持治疗延迟的原因分析

（九）真因验证

根据柏拉图（图 3-1-4-2），按照二八法则，找到占有 80% 的原因，将主要问题列入首先解决的计划。

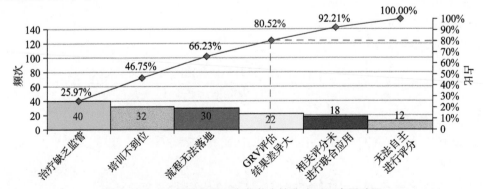

图 3-1-4-2　危重患者肠内营养支持治疗延迟真因验证

（十）对策计划

运用 5W2H 制定相应的实施计划，进入执行阶段（表 3-1-4-1）。

表 3-1-4-1　5W2H 实施计划

Why	What	How	When	How often	Where	Who
治疗缺乏监管	实现营养支持治疗流程监管	设计软件实现信息化监管	2019 年 2 月	每年	EICU/ 信息科	潘慧斌
培训不到位	医护人员营养支持指南知晓率达 90%	进行分层周期性培训	2018 年 11 月	每月	EICU	戴竹泉
流程无法落地	实现营养支持治疗流程落地	修订营养支持治疗流程	2018 年 11 月	每 2 年	EICU	潘慧斌
GRV 评估结果差异大	落实统一的 GRV 评估流程	胃残余量超声评估	2018 年 11 月	每年	EICU	戴竹泉

二、D 阶段

（一）结合最新指南，对学科成员进行周期性分层培训

结合相关问卷调查结果，对 EICU 内医生及护士进行分层培训，并进行分层问卷调查考核（图 3-1-4-3）。

（二）重新修订危重患者营养支持管理流程

危重患者营养支持管理流程及实施（表 3-1-4-2）。

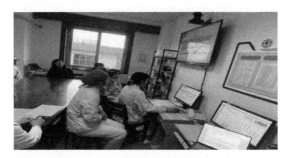

图 3-1-4-3　EICU 内医生护士培训照片

表 3-1-4-2　危重患者营养支持管理流程及实施

流程	注意事项
肠内营养起始速度	预消化制剂：10 mL/h； 整蛋白制剂：20 mL/h；
每 6 小时对肠内营养耐受性评分进行评估	
肠内营养耐受性评分	
≤ 4 分	每 6 小时上调 1 次肠内营养速度 10 mL/h
5 ～ 7 分	维持原速度，并汇报医师，对症处理

续表

流程	注意事项
8～12 分	6 小时内出现过呕吐、腹胀，上报医师，加用胃肠道动力药物
	测胃残余量。若胃残余量≥500 mL，则停止肠内营养，进行体格检查 /CT 检查排除肠内营养禁忌证后继续喂养（恢复起始速度）
	6 小时内未出现呕吐，腹胀，每 6 小时上调 1 次肠内营养速度 10 mL/h
≥13 分或任意两项相加≥9 分	立即停止肠内营养，待症状改善后恢复起始速度
呼吸道内吸出胃内容物	停止肠内营养，立即予以支气管肺泡灌洗，同时检查喂养管位置，使用胃肠道动力药物，6 小时后复查排除相关禁忌后继续喂养（恢复起始速度）

（三）设计软件系统

开发肠内营养智能决策功能，开发危重患者营养支持决策监控系统（图 3-1-4-4）。

（四）选派人员外出进修培训危重症床旁超声技术

在 EICU 内对胃残余量实施超声评估（图 3-1-4-5）。

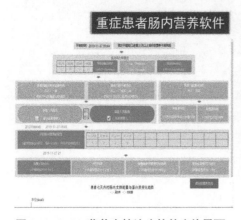

图 3-1-4-4 营养支持治疗软件实施界面

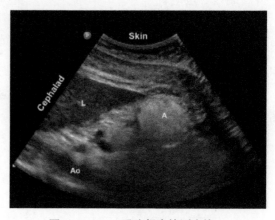

图 3-1-4-5 重症超声检测实施

三、S 阶段

通过设计软件实现信息化监管、进行分层周期性培训、修订营养支持治疗流程、胃残余量超声评估等措施的实施。医护人员营养支持治疗指南知晓率达到 90%，危重患者早期肠内营养支持率由 38.82% 上升至 67.01%，效果显著（图 3-1-4-6）。

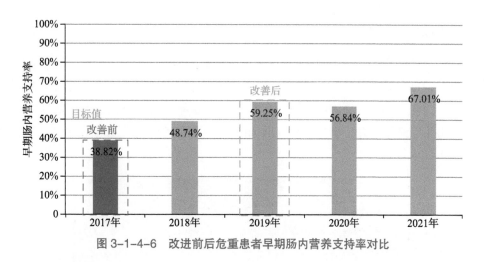

图 3-1-4-6 改进前后危重患者早期肠内营养支持率对比

四、A 阶段

依据前期改善对策落实情况，制定了危重患者营养支持治疗流程图（图 3-1-4-7）。

本项目实施以来申报浙江省医药卫生科技计划项目 2 项，同时发表研究论文 4 篇，获得 2020 年度浙江省医院品管大赛铜奖、软件著作权 1 项、培养护理学硕士研究生 1 名，取得了不错的效果。

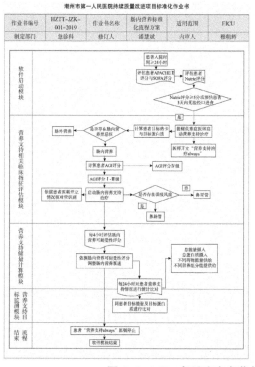

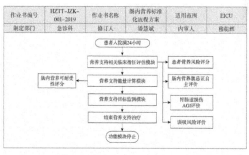

图 3-1-4-7 危重症患者营养支持治疗软件运行模块流程

五、项目团队介绍

湖州市第一人民医院急诊科持续质量改进小组成立于 2018 年 1 月，是在医院创建三级甲等综合性医院的契机下创立的，主要是围绕急危重症医疗质量管理展开持续质量改进活动。持续质量改进小组成员共 12 人，包含急重症临床医生 6 人、急危重症护士 3 人、信息科工程师 3 人，小组的成立致力于为危重症患者提供规范的急危重症诊疗服务（图 3-1-4-8）。

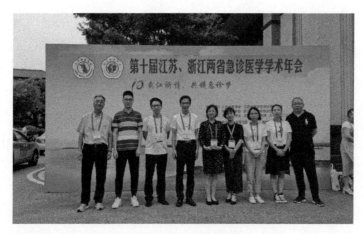

图 3-1-4-8　项目团队成员

案例五 运用PDSA提高急性脑梗死再灌注治疗率

项目负责人：陕西省神木市医院 孙胜利

项目起止时间：2021年3—10月

概述

1. 背景和目的：脑卒中是人类健康的"第一杀手"。据调查，全世界每6个人在一生中就有1人会患有脑卒中。急性缺血性脑卒中（acute ischemic stroke，AIS）是最常见的卒中类型，占我国脑卒中患者的69.6%～70.8%，超早期静脉溶栓治疗是实现血管再通的重要方法。本院目前急性脑梗死静脉溶栓率为53.93%，与发达国家相比较低，主要原因为卒中绿色通道建设不完善，延误救治时间。通过此次活动，提高本院AIS静脉溶栓率，使更多AIS患者通过溶栓而获益。

2. 方法：运用PDSA质量管理工具，制定急性脑梗死静脉溶栓率指标。采取完善制度，规范AIS诊疗规范，对临床、医技人员进行专项培训，建立健全脑卒中救治绿色通道。

3. 结果：本院急性脑梗死静脉溶栓率由53.93%提升至73.34%，提高了本院AIS的救治效率。

4. 结论：PDSA加快了本院卒中中心建设进度，提高本院脑血管疾病规范化救治水平，改善了AIS患者的预后。

一、P阶段

（一）主题选定

调查本院2020年3月—2021年2月急性脑梗死患者443例，其中发病6小时内到达医院患者共89例，占总人数的20.09%，静脉溶栓48例，静脉溶栓率仅为53.93%，与发达国家相比较低（图3-1-5-1）。

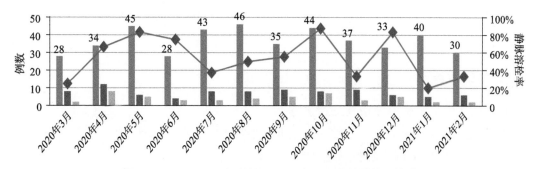

图 3-1-5-1 2020年3月—2021年2月急性脑梗死统计

（二）改进依据

1.《2021 年国家医疗质量安全改进目标》（国卫办医函〔2021〕76 号）中目标二要求：提高急性脑梗死再灌注治疗率。

2.《医院卒中中心建设与管理指导原则》（国卫办医函〔2016〕1235 号）中制定了医院卒中中心流程及质控指标。

（三）监测指标

急性脑梗死静脉溶栓率。

（四）指标定义

$$急性脑梗死静脉溶栓率 = \frac{静脉溶栓总例数}{发病 6 小时内急性脑梗死总例数} \times 100\%$$

（五）目标值

2021 年 10 月提升至 70%（美国静脉溶栓率为 83.6%，结合卒中中心质控指标及本院实际情况，设定今年年底目标值提升至 70%）。

（六）现况值

本院 2021 年 2 月急性脑梗死静脉溶栓率为 54.67%。

（七）预期延伸效益

制定 SOP 1 个，发表论文 1 篇。

（八）原因分析

运用鱼骨图进行原因分析（图 3-1-5-2），找到 8 个主要原因，分别为规范化培训不到位、患者未及时入院、家属考虑时间过长、绿色通道建设不完善、流程不合理、对本科室职责不了解、多学科协作不到位、无溶栓备用药。

（九）真因验证

根据柏拉图（图 3-1-5-3），按照二八法则，找到占有 80% 的原因，将主要问题列入首先解决的计划。

（十）对策计划

根据真因进行充分讨论，运用 5W2H 制定相应的实施计划与对策，进入执行阶段（表 3-1-5-1）。

二、D 阶段

（一）优化卒中绿色通道及溶栓流程

1.医院印发卒中中心相关文件，建立卒中小组，设立质控管理人员，每月对溶栓工作进行汇总，分析延误的原因，提出整改方案。

2.优化诊疗流程：疑似 6 小时内的缺血性脑卒中，通过 FAST 评估法快速识别，启动卒中绿色通道，填写时间节点表。

3.制定各科室操作流程（图 3-1-5-4）。

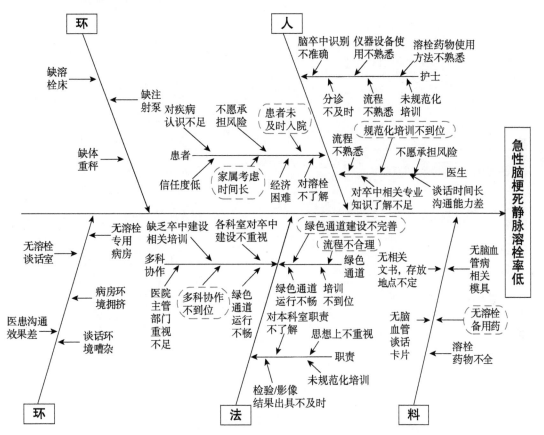

图 3-1-5-2　急性脑梗死静脉溶栓率低的原因分析

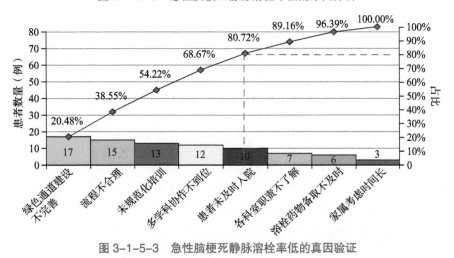

图 3-1-5-3　急性脑梗死静脉溶栓率低的真因验证

表 3-1-5-1　5W2H 实施计划

Why	What	How	When	How often	Where	Who
卒中绿色通道建设不完善	完善卒中绿色通道建设	优化卒中绿色通道,完善制度	2021 年 5 月	每季度	科室	孙胜利
		优化绿色通道标识,制作醒目地标	2021 年 5 月	—	急诊科	陈艳芳
		优化抢救室物品管理:备溶栓抢救箱	2021 年 5 月	—	急诊科	陈艳芳
		设备科采购溶栓床、注射泵	2021 年 5 月	—	科室	贺林项
流程不合理	规范卒中流程	卒中流程整改,制定各科室操作流程表	2021 年 6 月	每季度	科室	贺林项
规范化培训不到位	规范化培训	组织各种形式培训活动	2021 年 6 月	每月	会议室	刘晓军
多学科协作不到位	加强多学科协作	组织卒中推进会,找出问题,制定整改方案	2021 年 6 月	每月	会议室	孙胜利
患者未及时入院	社区乡镇进行宣教	社区、乡镇进行卒中知识宣教活动	2021 年 7 月	每月	急诊科	贺林项

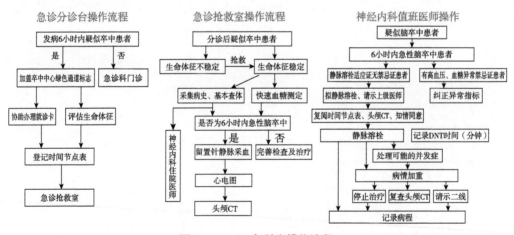

图 3-1-5-4　各科室操作流程

4. 保证绿色通道运行通畅:卒中绿色通道相关标识醒目。

5. 建立脑卒中绿色通道手册、检查单加盖卒中专用章。

6. 优化抢救室物品管理:备溶栓床、溶栓抢救箱、注射泵等。

（二）加强规范化培训

1. 组织各科室进行脑卒中绿色通道流程及操作细则的培训。

2. 对本院全体医护人员进行卒中中心创建培训会，播放卒中识别视频，并进行考核，确保培训有效。

3. 对本院及乡镇卫生院医护人员进行卒中知识培训，并在广场上进行义诊及卒中宣教活动。

（三）加强多学科协作

1. 制定一体化急诊静脉溶栓模式，优化急诊 AIS 静脉溶栓流程。

2. 定期组织卒中中心建设推进会，找出近期工作中存在的问题进行总结、分析，责任到科，并制定整改方案。

三、S 阶段

通过优化卒中绿色通道及溶栓流程、加强规范化培训及多学科协作，本院静脉溶栓率从改善前（2021 年 2 月）的 54.63% 上升至 73.34%（2021 年 10 月）（图 3-1-5-5）。

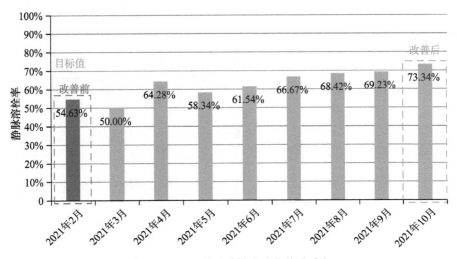

图 3-1-5-5　静脉溶栓率改善前后对比

四、A 阶段

经过本院卒中团队的不懈努力，完善了卒中绿色通道标准化流程图（图 3-1-5-6），规范了脑卒中绿色通道工作流程，优化了绿色通道相关标识，建立了区域协同救治体系，在群众中普及了卒中知识，提高了患者的就诊意识（图 3-1-5-7）。

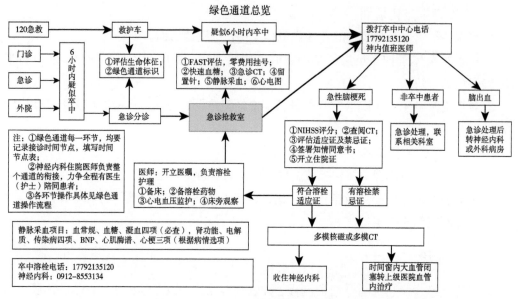

图 3-1-5-6　卒中绿色通道标准化流程

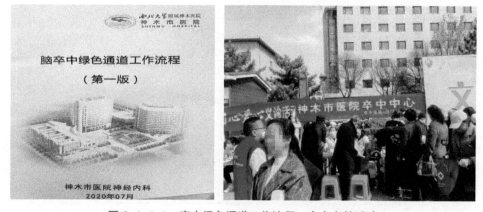

图 3-1-5-7　卒中绿色通道工作流程、卒中宣教活动

五、项目团队介绍

此项目团队由医务科、神经内科、急诊科、医技科室人员共同组成，实现多学科紧密协作。由孙胜利副院长牵头，负责总体规划和总体部署；医务科组织、管理、推进卒中中心各项工作；神经内科负责设计流程、建设制度、完善体系、具体推进落实；其他医技科室负责涉及本科室各项检查结果的准确性、及时性。项目组成员均具有从事本专业实践经历、本科及以上学历（图 3-1-5-8）。

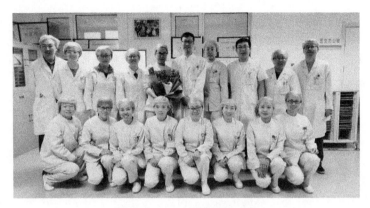

图 3-1-5-8　项目团队成员

参考文献

［1］ WANG W，JIANG B，SUN H，et al. Prevalence，incidence，and mortality of stroke in China：results from a nationwide population-based survey of 480 687 adults. Circulation，2017，135（8）：759-771.

［2］ 中华医学会神经病学分会，中华医学会神经病学分会脑血管病学组. 中国急性缺血性脑卒中诊治指南 2018. 中华神经科杂志，2018，51（9）：666-682.

案例六 基于信息化 MDT 协同缩短急性缺血性卒中患者静脉溶栓药时间

项目负责人：江苏省淮安市第一人民医院 郑鹏，赵莉莉，付皎洁

项目起止时间：2020 年 7 月—2021 年 9 月

概述

1. 背景和目的：静脉溶栓是降低急性缺血性脑卒中（acute ischemic stroke，AIS）患者致残率与致死率的唯一有效方法，但该方法具有明显的时间限制，本院卒中中心应用静脉溶栓治疗时间（door to needle time，DNT）的中位数为 71.5 分钟，为此，本院于 2020 年 4 月建立卒中多学科协作团队（multidisciplinary team，MDT），构建了结合医护一体化的 MDT 信息化管理平台，有效缩短 AIS 患者的救治时间。

2. 方法：运用 PDSA 质量管理工具，制定静脉溶栓的 AIS 患者 DNT 小于 60 分钟的比例指标。采取由多学科骨干组建的管理团队，优化信息系统，改善操作流程，构建 MDT 信息化管理结合院内医护一体化急救模式。

3. 结果：静脉溶栓的 AIS 患者 DNT 小于 60 分钟的比例达 80%，对 AIS 患者的救治实现了信息化 MDT 的急救模式。

4. 结论：PDSA 使 AIS 患者的救治实现了信息化 MDT 管理，充分体现医护一体化 MDT 信息化协同管理的先进性。

一、P 阶段

（一）主题选定

AIS 属于临床急诊抢救室常见的神经系统疾病，静脉溶栓是降低缺血性卒中患者致残率与致死率的唯一有效方法，但该方法具有明显的时间限制。本院卒中中心改善前存在以下问题。①院前情况：院前院内救治脱节、院前院内信息互通有限、跨机构、协调难度大；②院内情况：急诊就诊患者多、人力资源不足、纸质化节点表、信息平台建设不足、各学科无法实时沟通；③网络建设：缺乏大数据支撑、不能有效准确进行数据采集和数据管理、缺乏公众教育信息平台、无卒中门诊管理。

（二）改进依据

《中国脑血管病临床管理指南（节选版）——卒中组织化管理》（国卫医发〔2019〕17 号）中要求：卒中组织化管理涵盖了卒中的院前急救系统、卒中中心的院内急诊快速诊治、卒中单元和卒中门诊的组织化管理、各级卒中中心之间的区域协同网络建设。

（三）监测指标

静脉溶栓的 AIS 患者 DNT 小于 60 分钟的比例。

（四）指标定义

静脉溶栓的 AIS 患者 DNT 小于 60 分钟的比例 =

$$\frac{静脉溶栓 DNT 小于 60 分钟的 AIS 患者人数}{同期给予静脉溶栓治 AIS 患者总数} \times 100\%$$

（五）目标值

2021 年第二季度开始维持在 80%。

（六）现况值

2020 年第二季度为 36%（42/118）。

（七）预期延伸效益

制定 SOP 6 个，申请专利 1 项，发表论文 1 篇。

（八）原因分析

运用鱼骨图进行原因分析（图 3-1-6-1），找到 7 个主要原因，分别为缺乏专业 MDT 团队、缺乏相关软件硬件配备、时间管理未成体系、患者快速支付困难、信息化平台落后、标准化流程滞后、相关敏感指标未明确。

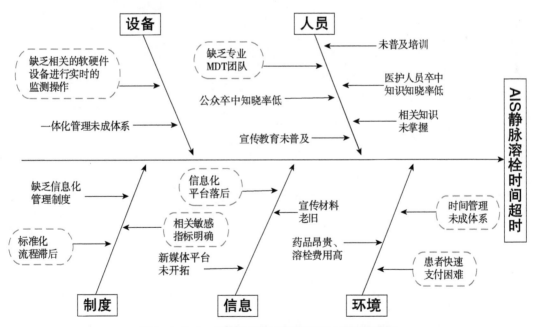

图 3-1-6-1　AIS 静脉溶栓药时间超时的原因分析

（九）真因验证

根据柏拉图（图 3-1-6-2），按照二八法则，找到占有 80% 的原因，将主要问题列入首先解决的计划。

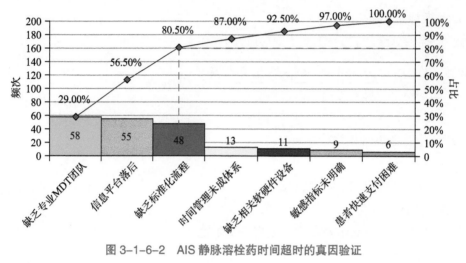

图 3-1-6-2　AIS 静脉溶栓药时间超时的真因验证

（十）对策计划

根据真因充分讨论，运用 5W2H 制定相应计划与对策，进入执行阶段（表 3-1-6-1）。

表 3-1-6-1　5W2H 实施计划

Why	What	How	When	How often	Where	Who
缺乏专业 MDT 团队	打造专业团队	建立由多学科骨干组建的管理团队	2020 年 7 月	每月	卒中中心办公室	付皎洁
信息平台落后	完善信息化 MDT 协同管理	利用卒中地图、电话、微信、腕表和急救云中心开展信息化 MDT 协同管理	2020 年 8 月	每月	急诊科	李凤
标准化流程滞后	制定并完善制度和流程	制定标准化操作流程及制度	2020 年 9 月	每月	急诊科	高祝山

二、D 阶段

（一）打造专业团队

由医务部牵头，护理部、急诊科、放射科、神经内科、检验科、药剂科、神经外科、运管处、信息科等多部门、多学科共同参与，在院内医护一体化基础上开展了 MDT 诊疗模式（图 3-1-6-3）。

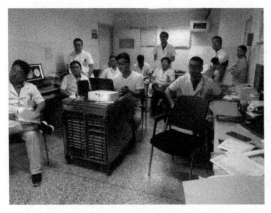

图 3-1-6-3 多部门、多学科共同开展 MDT 诊疗模式

（二）完善信息化 MDT 协同管理

利用智能化 MDT 管理系统将医院信息系统、医学影像存档、通讯系统及实验室信息管理系统等多个管理系统整合并无缝对接，制定 MDT 信息化操作流程与工作制度。分为数据采集与数据分析（图 3-1-6-4）。

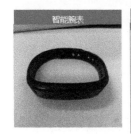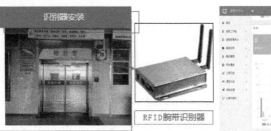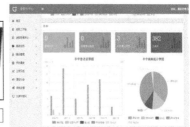

图 3-1-6-4 数据采集系统及数据分析系统

（三）制定并完善制度及流程

制定《卒中中心宣教管理制度》《卒中中心临床质控制度》；不断结合临床实际完善卒中中心急诊救治流程图、急性缺血性卒中静脉溶栓治疗流程、卒中筛查工作流程、卒中中心先救治后收费流程图、院内发生急性卒中处理流程图等流程；制定《卒中中心疑难、危重病例联合讨论制度》《急诊绿色通道管理制度》；制作新的宣教制度；完善《卒中中心健康管理、随访及信息上报制度》（图 3-1-6-5）。

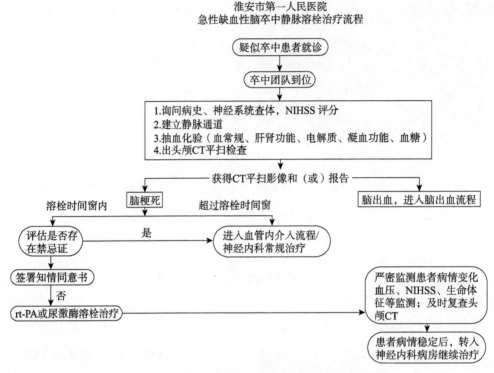

图 3-1-6-5　急性缺血性卒中静脉溶栓流程

三、S 阶段

　　监测实施一体化 MDT 信息化协同管理工作的推行情况，静脉溶栓的急性缺血性卒中患者到院至给药时间小于 60 分钟的比例从改善前的 36% 提升至 83%（图 3-1-6-6）、信息化 MDT 协同管理的落实率从改善前的 80% 提升至 91%、宣教执行率从改善前的74% 提升至 89%、患者的满意度从改善前的 53% 提升至 82%。

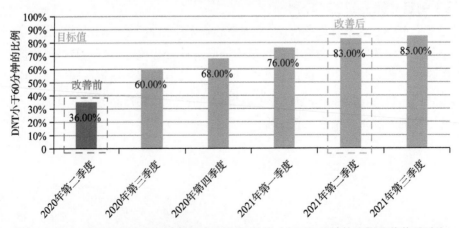

图 3-1-6-6　静脉溶栓的急性缺血性卒中患者 DNT 小于 60 分钟的比例改善前后对比

四、A 阶段

（一）形成标准化的制度和流程

建立并完善一体化 MDT 信息化协同管理的九大标准化制度和流程。

（二）构建卒中数据库，实现质量持续改进

利用智能化管理系统自动收集患者急诊救治全流程各时间节点信息，利用数据分析系统自动建立卒中患者急救数据档案，形成卒中数据库，并针对性从人员、物品及药品管理、外界因素等方面进行事件关联分析，形成全流程时间管理，以便数据分析及急诊救护流程的持续改进。

（三）申请专利及发表论文，提高学术影响力

申请并获得 4 项实用新型专利，发表核心文章 3 篇。

五、项目团队介绍

此项目团队由医务处牵头，护理部、急诊科、放射科、神经内科、检验科、药剂科、神经外科、运管处、信息科等人员共同组成，构建多部门、多学科共同参与的协同合作模式，在院内医护一体化基础上开展了 MDT 诊疗模式，并结合院内信息化管理手段，构建了医护一体化的 MDT 信息化管理平台。运营管理院长亲自挂帅，负责总体规划和总体部署；医务处处长、护理部主任分管推进工作；急诊科、信息科人员负责设计流程、建设制度、完善体系、具体推进落实；其他临床科室负责人执行并反馈，协助体系推进。项目组成员均具有从事医院管理决策实践经历，且均为本科及以上学历或中高级专业技术职称的医院管理领域专家（图 3-1-6-7）。

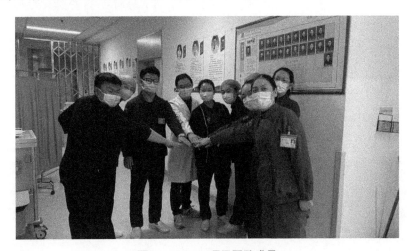

图 3-1-6-7　项目团队成员

案例七　缩短急性 ST 段提高型心肌梗死患者首次医疗接触至导丝通过血管的时间

项目负责人：浙江医院　韩维

项目起止时间：2021 年 1 月—2021 年 9 月

概述

1. 背景和目的：《中国心血管健康与疾病报告 2019 概要》显示我国急性心肌梗死的发病率和死亡率仍在快速增长，已成为导致我国人口死亡的主要原因。尤其是急性 ST 段抬高型心肌梗死（ST-segment elevation myocardial infarction，STEMI）的患者发病凶险、病情危重、进展快，具有较高的病死率及并发症发生率。急诊行经皮冠状动脉介入术（percutaneous transluminal coronary intervention，PCI）、早期球囊扩张术是 STEMI 再灌注治疗的最佳方案。在区域胸痛中心的建设中本院发现转诊行 PCI 的 STEMI 患者的总缺血时间存在改进的空间，可从而提高急性心肌梗死救治的效果，缩短 STEMI 患者的总缺血时间。

2. 方法：运用 PDSA 质量管理工具，联合基层、社区医院成立浙江医院区域胸痛中心，通过培训提高基层、社区医院急诊科医务人员及 120 工作人员的胸痛相关理论知识和操作技能，进行胸痛急诊流程处置与转诊流程的改造及培训，以及胸痛信息、标识时间的改善等系列措施。

3. 结果：首诊非 PCI 医院转入我院行 PCI 的 STEMI 患者首次医疗接触（first medical contact，FMC）至导丝通过血管（FMC-to-B）时间从 85 分钟缩短至 82 分钟。

4. 结论：PDSA 能有效缩短转诊 STEMI 患者救治时间，打通急性胸痛救治网络的最后一公里，提高 STEMI 患者的救治率。

一、P 阶段

（一）主题选定

STEMI 是冠心病的严重类型，为患者致死、致残的主要原因。据统计，发病 12 小时内到达医院的 STEMI 患者有 70.8% 接受再灌注治疗，但县级医院的再灌注治疗率明显较低。从 2013 年开始，农村地区急性心肌梗死病死率大幅超过城市。本院 2019 年通过中国胸痛中心的认证，2020 年第三季度 FMC-to-B 时间平均为 85 分钟。

（二）改进依据

《中国经皮冠状动脉介入治疗指南（2016）》中血运重建策略要求：STEMI 患者应尽量缩短 FMC 至 PCI 时间和 FMC 至医院转出时间；对首诊不能开展急诊 PCI 的医院，预计 FMC 至 PCI 时间 < 120 分钟时，应尽可能将患者转运至有直接 PCI 条件的医院。

（三）监测指标

转诊 STEMI 患者 FMC-to-B 时间。

（四）指标定义

$$平均时间 = \frac{某时间内所有转诊行 PCI 的 STEMI 患者 FMC-to-B 的时间总和}{某时间内所有转诊行 PCI 的 STEMI 患者总数} \times 100\%$$

（五）目标值

2021 年 7 月开始 FMC-to-B 时间平均为 82 分钟。

（六）现况值

2020 年第三季度 FMC-to-B 时间平均为 85 分钟。

（七）预期延伸效益

制定 SOP 2 个，发表论文 2 篇。

（八）原因分析

运用鱼骨图进行原因分析（图 3-1-7-1），小组成员通过讨论找到 7 个要因，分别为医务人员胸痛知识未培训、急性胸痛救治流程不熟悉、信息不畅、胸痛标识时间不清晰、院前 120 协调不畅、领导不重视、无胸痛考评机制。

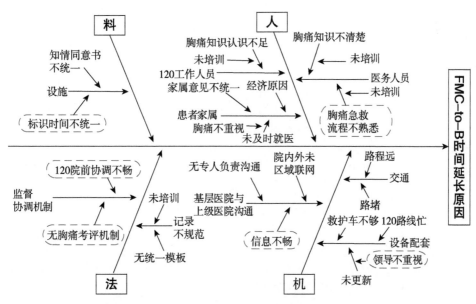

图 3-1-7-1　影响 FMC-to-B 时间延长的原因分析

（九）真因验证

根据柏拉图（图 3-1-7-2），按照二八法则，找到占有 80% 的原因，将主要问题医务人员胸痛知识未培训、急性胸痛救治流程未规范培训、胸痛信息不畅、胸痛标识时间不清晰作为本次的改善重点。

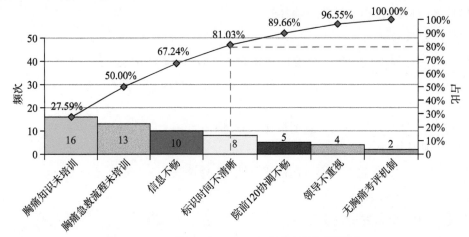

图 3-1-7-2　影响 FMC-to-B 时间延长的真因验证

（十）对策计划

根据真因进行充分讨论，运用 5W2H 制定相应的实施计划与对策，进入执行阶段（表 3-1-7-1）。

表 3-1-7-1　5W2H 实施计划

Why	What	How	When	How often	Where	Who
胸痛知识未培训	提高基层医务人员胸痛知识及技能	对社区基层医务人员、120 工作人员和群众进行胸痛知识及技能培训	2021 年 1 月	每月	区域医院	杜常青
胸痛急救流程未培训	急诊胸痛救治流程改造并熟练使用	社区基层医院急诊胸痛救治流程改造培训考核	2021 年 3 月	每月	区域医院	杜常青
信息不畅	实现区域医院内信息共享	完善区域联网，建立维护胸痛微信群，设立胸痛专线电话	2021 年 3 月	每 6 个月	区域医院	汤益民
标识时间不清晰	实现区域医院内标识时间统一	统一采购联网电子时钟，每天进行仪器时间校对；统一定制胸痛标识标牌	2021 年 3 月	每 6 个月	区域医院	韩维

二、D 阶段

（一）胸痛知识技能培训

由医院心内科牵头，联合急诊科、导管室及基层社区 30 余家医院成立区域胸痛中心，在此基础上设立胸痛中心持续质量改进小组。基层社区医院的急诊科医务人员和120站点工作人员每月进行1次胸痛相关知识的理论培训，培训由医院心内科及急诊科医生承担；由心内科与急诊科护士对基层社区医院的急诊科医务人员和120站点工作人员进行心肺复苏技能、除颤及心电图操作的培训考核（图3-1-7-3）。

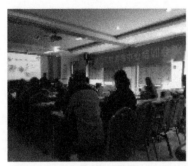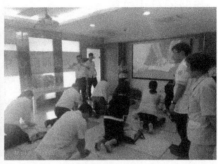

图 3-1-7-3　胸痛相关知识及技能培训现场

（二）胸痛急救流程改造培训

医务部联合医院急诊、心内科等相关科室举办胸痛中心流程改造协调会议，协助社区及基层医院急诊科改造并培训急性胸痛诊断救治流程，以及 STEMI 患者绕行急诊转运流程和远程心电传输诊断流程等。并在每月的胸痛中心质量改进讨论会议上汇报胸痛流程执行的情况、目前存在问题及潜在的问题，并分析原因，探讨改进措施（图3-1-7-4）。

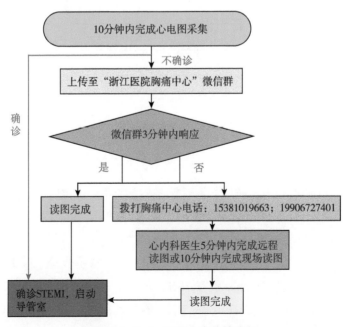

图 3-1-7-4　远程心电传输流程

（三）完善区域医院网络全覆盖

与区域内的所有医院及其所属的 120 建立胸痛协同救治网络，把浙江医院 PCI 知情同意书等存入区域医院的急诊科电脑；设立胸痛中心微信群及胸痛中心专属电话（心内科值班医生 24 小时负责），微信群新消息提示音设置为有声提醒；建立心电传输网络。

（四）胸痛时间标识改善

由质量改进小组负责统一制作胸痛中心标识标牌，在区域医院内使用；并购买联网挂钟，每天进行时间校对并登记；在中国胸痛中心官网上下载 STEMI 患者记录模板，在区域内所有医院全面实行（图 3-1-7-5）。

浙江医院急诊胸痛患者专用计时器时间校对记录单

日期	核对时间	计时器 1	计时器 2	计时器 3	心电图机	除颤仪	呼吸机	核对者签名	备注

说明：

1. 核对时间源，以医院行政办公网时间为统一时间源，确保计时器时间与行政办公网时间误差不超过 1 分钟。
2. 每周由急诊预检护士进行核对，时间一致的在相应栏内打"√"。

图 3-1-7-5　时间校对单

三、S 阶段

通过对医务人员胸痛知识及技能、急性胸痛救治流程、胸痛信息及胸痛标识时间等措施的持续改进，2021 年 7 月开始转诊的 STEMI 患者 FMC-to-B 时间从改善前的 85 分钟缩短至改善后的 82 分钟（图 3-1-7-6）。

医务人员对胸痛相关知识的知晓率由培训前的 40.67% 提高至 92.60%，对胸痛流程的知晓率也由培训前的 47.50% 提高至 82.78%，信息时间改善后医务人员对胸痛专属电话的知晓率由改善前的 27.50% 提高至 88.00%，胸痛时间经校对正确率由改善前的 55% 上升至 100%。

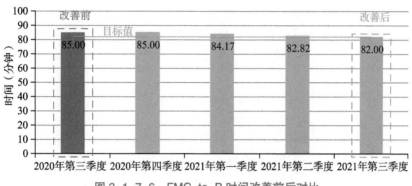

图 3-1-7-6　FMC-to-B 时间改善前后对比

四、A 阶段

根据区域胸痛中心的建设与持续改进，工作经验的总结，急性胸痛诊断救治处理流程、转诊 STEMI 患者绕行急诊室流程在区域联盟医院内推广使用（图 3-1-7-7、图 3-1-7-8）。

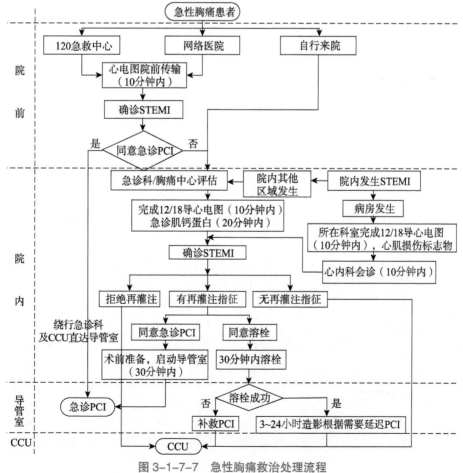

图 3-1-7-7　急性胸痛救治处理流程

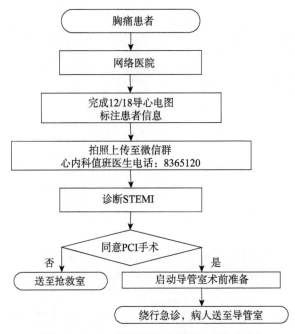

图 3-1-7-8　转诊 STEMI 绕行急诊室流程

五、项目团队介绍

此项目团队由浙江医院心内科、导管室、急诊科、各基层社区医院急诊科医务人员及各站点 120 工作人员共同组成，实现院前院内紧密协作。由浙江医院心内科主任负责总体规划和总体部署；心内科、导管室、急诊科和基层社区急诊科主任分管推进工作；浙江医院各科室医务人员负责胸痛知识及技能的培训、设计改造流程、信息及标识时间的改善和推进落实；区域医院急诊科负责人进行执行并反馈，协助胸痛中心建设的推进（图 3-1-7-9）。

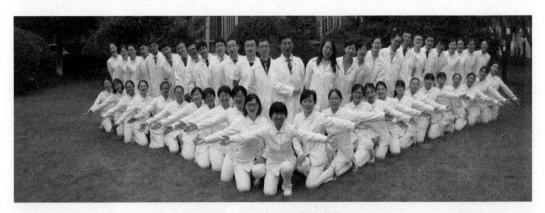

图 3-1-7-9　项目团队成员

参考文献

［1］中国心血管疾病报告编写组．中国心血管健康与疾病报告 2019 概要．中国循环杂志，2020，35（9）：833-854.

［2］中华医学会心血管病学分会介入心脏病学组，中国医师协会心血管内科医师分会血栓防治专业委员会，中华心血管病杂志编辑委员会．中国经皮冠状动脉介入治疗指南（2016）．中华心血管病杂志，2016，44（5）：382-400.

案例八　运用 PDSA 提高 ICU 人血白蛋白合理使用率

项目负责人：山东省东阿县人民医院　宋璇

项目起止时间：2020 年 1 月—2021 年 9 月

概述

1. 背景和目的：本院综合 ICU 收治各种危重症患者，如各类型休克、多器官功能障碍综合征（multiple organ dysfunction syndrome，MODS）、严重创伤、心血管及胃肠道等重大手术后患者等。人血白蛋白（简称白蛋白）主要用于重症患者液体复苏、纠正低蛋白血症等，白蛋白合理使用可以提高救治成功率，改善预后。但临床上存在用药指征欠明确、用药疗程欠合理、记录及评估欠规范等诸多问题。因此，提高 ICU 人血白蛋白的合理使用率，可以确保用药安全，实现患者获益最大化。

2. 方法：运用 PDSA 质量管理工具，制定人血白蛋白的合理使用率指标。采取完善制度、规范表格应用、制定人血白蛋白合理使用制度与流程、加强相关知识培训、专人负责监管与反馈等措施。

3. 结果：人血白蛋白合理使用率达到 85% 以上，实现 ICU 血液制品的合理使用规范化。

4. 结论：PDSA 使 ICU 人血白蛋白的使用更加合理规范，充分体现我院患者获益最大化的宗旨。

一、P 阶段

（一）主题选定

低蛋白血症是危重症患者病死率和并发症发生率增加的独立危险因素，其持续时间、程度与疾病的预后呈正相关，合理有效使用人血白蛋白可以明显改善患者的预后，降低并发症的发生率。

人血白蛋白在 ICU 中使用广泛，但存在用药指征不合理、使用方法不正确、用药疗程偏长、记录及评估不合理等诸多问题。

2020 年对我科第一季度白蛋白使用情况进行自查，发现使用欠规范，白蛋白使用率为 18.29%，合理使用率仅为 69.2%。

（二）改进依据

1.《三级医院评审标准（2020 年版）实施细则》（国卫医发〔2020〕26 号）中要求：按照有关法律法规、部门规章及临床用药指南和标准，加强抗菌药物、麻醉药品和精神药物、毒性药物、放射性药物、抗肿瘤药物、激素类药物、重点监控药物、基本药物、中药注射剂临床应用规范化管理。

2.《关于 2018 年三级甲等综合医院处方点评情况的通报》（鲁卫办发〔2018〕265 号）显示我省血液制品使用水平高于全国平均水平，需要进一步规范人血白蛋白的使用流程。

（三）监测指标

人血白蛋白合理使用率。

（四）指标定义

$$人血白蛋白合理使用率 = \frac{ICU\ 合理使用人血白蛋白人数}{ICU\ 同期使用人血白蛋白人数} \times 100\%$$

（五）目标值

2020 年第四季度开始人血白蛋白合理使用率维持在 85% 以上。

（六）现况值

2020 年第一季度人血白蛋白合理使用率为 69.2%（54/78）。

（七）预期延伸效益

制定 SOP 1 个。

（八）原因分析

运用鱼骨图进行原因分析（图 3-1-8-1），找到 6 个主要原因，分别为缺乏人血白蛋白合理使用相关制度及流程、缺乏相关知识培训、检查标准未同质化、思想不重视、缺乏白蛋白替代制品、工作繁忙。

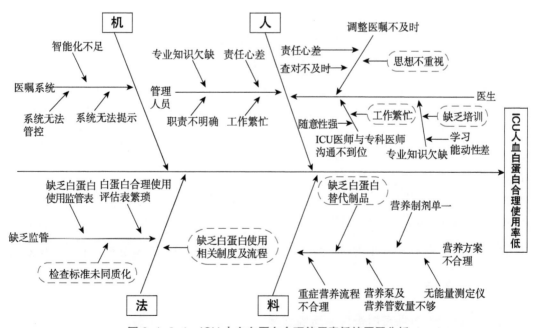

图 3-1-8-1　ICU 人血白蛋白合理使用率低的原因分析

135

（九）真因验证

根据柏拉图（图 3-1-8-2），按照二八法则，找到占有 80% 的原因，将主要问题列入首先解决的计划。

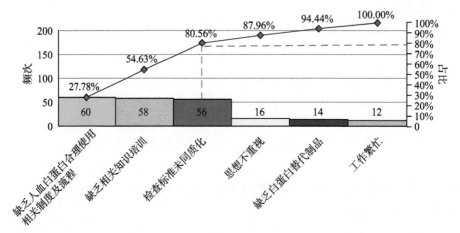

图 3-1-8-2　ICU 人血白蛋白合理使用率低的真因验证

（十）对策计划

根据真因充分讨论，运用 5W2H 制定相应计划与对策，进入执行阶段（表 3-1-8-1）。

表 3-1-8-1　5W2H 实施计划

Why	What	How	When	How often	Where	Who
缺乏人血白蛋白合理使用相关制度及流程	人血白蛋白合理使用制度及流程实操性强	共同讨论并制定 ICU 人血白蛋白合理使用管理制度	2020 年 4 月	每月	ICU	宋璇
		制定人血白蛋白合理使用流程	2020 年 4 月	每月	ICU	刘新艳
		修订重症营养流程，减少白蛋白的使用	2020 年 4 月	每月	ICU	杨大强
缺乏相关知识培训	医护全员知晓	培训人血白蛋白合理使用规范及相关知识	2020 年 4—6 月	每周	ICU	杨茂鹏
检查标准未同质化	制定监管表，专人负责检查	制定人血白蛋白处方点评监管表	2020 年 5 月	每月	ICU	白亚虎
		专人负责监管	2020 年 5 月	每季度	ICU	杨大强

二、D 阶段

（一）制定人血白蛋白合理使用的制度

组织科内医生、护士多次讨论，共同制定《ICU 人血白蛋白管理制度》（图 3-1-8-3）。

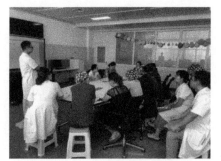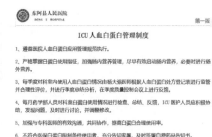

图 3-1-8-3　共同制定 ICU 人血白蛋白管理制度

（二）制定人血白蛋白合理使用流程

为了让人血白蛋白管理制度能在临床工作中真正落地、简单易操作，我们制定了人血白蛋白合理使用流程（图 3-1-8-4）。

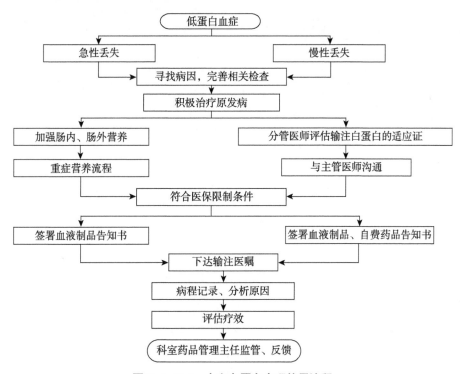

图 3-1-8-4　人血白蛋白合理使用流程

（三）修订 ICU 重症患者营养支持流程

结合临床修订我科《重症营养流程》，明确适应证、启动时机、耐受性评估时机、营养制剂的选择、滴注速度的调整等，加强重症患者肠内、肠外营养的管理，避免低蛋白血症，减少人血白蛋白的不合理使用（图 3-1-8-5）。

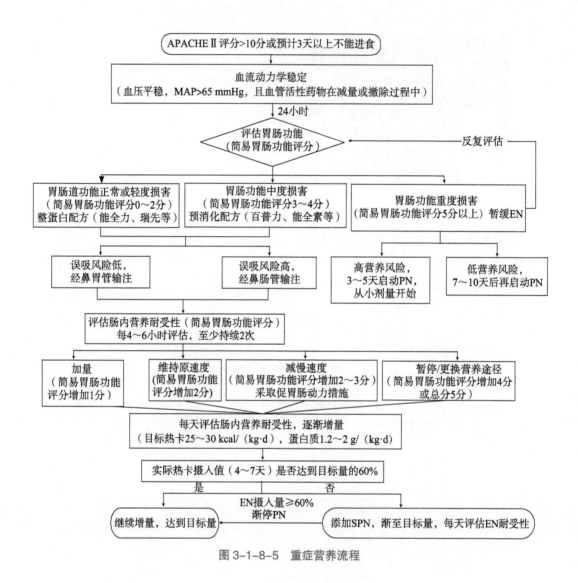

图 3-1-8-5　重症营养流程

（四）加强培训

培训方式包括理论培训、小组讨论、临床实践等多种形式（图 3-1-8-6），应做到全员知晓、有效执行。

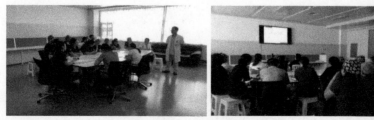

图 3-1-8-6　培训现场

（五）制定人血白蛋白处方点评监管表

为便于临床监管、提高监管效率，经讨论制定人血白蛋白处方点评登记表，确保及时、准确、有效的评价（图 3-1-8-7）。

人血白蛋白处方点评登记表

患者基本信息及用药原因								用药情况						点评结果	
科室	住院号	患者姓名	主要诊断	性别	年龄	体重	用药原因 1. 失血、创伤及烧伤等引起的休克 2. 脑水肿及大脑损伤所致的颅压升高 3. 防治低蛋白血症（白蛋白水平＜25 g/L） 4. 肝硬化或肾病引起的水肿或腹水 5. 新生儿高胆红素血症 6. 成人呼吸窘迫综合征 7. 用于心肺分流术、烧伤和血液透析的辅助治疗 8. 其他	用药前白蛋白水平（g/L）	单次给药剂量	给药频次	给药途径	用药疗程	用药后白蛋白水平（g/L）	主管医师	是否合理 1/0	不适宜情况 1. 适应证不适宜 2. 遴选药品不适宜 3. 用法用量不适宜 4. 联合用药不适宜 5. 重复用药 6. 有配伍禁忌或不良相互作用 7. 其他	备注

备注：1. 用药原因及不适宜情况直接填写对应的数字序号即可；
　　　2. 点评结果：1 是合理，0 是不合理；
　　　3. 点评结果如果是不合理（0），则必须在不适宜情况中选择不合理的具体类型；
　　　4. 用药前白蛋白水平填写距离本次用药最近的检查结果；
　　　5. 用药后白蛋白水平填写停药后的检查结果；
　　　6. 用药原因和不适宜情况选择其他想的需要详细说明。

图 3-1-8-7　制定人血白蛋白处方点评登记表

（六）专人监管

经讨论决定，由杨大强医生负责每季度对人血白蛋白处方点评登记表进行监管，并在科室季度质控会议中进行反馈、总结。

三、S 阶段

通过查阅文献、科内讨论，制定人血白蛋白相关管理制定及流程，在科内进行反复培训，并在每季度的监管中不断改进。ICU 人血白蛋白合理使用率在 2020 年第四季度达到目标值（85%）以上，并由改善前的 69.2% 提高到 2021 年第三季度的 93.9%（图 3-1-8-8）。

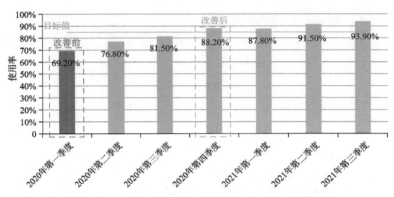

图 3-1-8-8　ICU 人血白蛋白合理使用率改善前后对比

四、A 阶段

通过项目的实施,加强了 ICU 与相关专业科室之间的沟通交流,增进协作关系,真正做到"患者获益最大化"。人血白蛋白的合理使用率明显提升,自 2020 年第四季度后均达到目标值以上;制定了 ICU 人血白蛋白管理制度 1 项,制定了人血白蛋白合理使用流程 1 个,修订了重症患者营养支持流程 1 项,制定了监管表 1 个,达到了管理可执行、数据化的目标。

五、项目团队介绍

此项目团队由医院重症医学科主任、护士长、医生、护理责任组长共同组成(图 3-1-8-9),各成员分工合作,共同改进。由重症医学科主任宋璇亲自挂帅,负责总体规划和总体部署,其他成员执行并反馈,协助项目推进。项目组成员均具有从事 ICU 临床工作实践经历,在实践中发现问题、提出问题,并通过查阅文献、反复讨论、达成共识,不断改进临床工作。

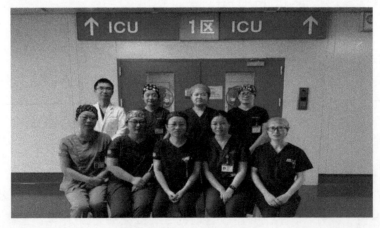

图 3-1-8-9　项目团队成员

案例九 规范预防静脉血栓栓塞症，提高 VTE 风险评估率

项目负责人：四川省成都市妇女儿童中心医院 彭民文，郭玲燕，刘滔

项目起止时间：2018 年 3 月—2019 年 12 月

概述

1. 背景和目的：静脉血栓栓塞症（venous thromboembolism，VTE）一直是住院患者非预期死亡的首要病因，是妇科术后常见并发症。2017—2018 年本院有 2 例较严重的下肢深静脉血栓患者，1 例并发股青肿，另 1 例并发肺栓塞。本院 VTE 风险评估率低，未覆盖所有住院患者。虽然 VTE 在临床中较为常见，且风险高，但完全可防可控，积极有效的评估和规范预防可显著降低在院患者发生 VTE 的风险。

2. 方法：运用 PDSA 质量管理工具，将 Caprini 评分表纳入我院 HIS 系统，制定统一、规范的 VTE 风险评估流程等系列措施。

3. 结果：VTE 风险评估率提高至 100%。

4. 结论：PDSA 规范了妇科患者静脉血栓栓塞症的风险评估流程，实现了住院患者血栓风险评估全覆盖。

一、P 阶段

（一）主题选定

2018 年国家卫生健康委员会在全国范围内开展加强肺栓塞和医院内 VTE 防治能力建设项目，旨在提升医疗机构住院患者的 VTE 风险评估率，且覆盖所有住院患者。而本院风险评估率仅为 82%，若 VTE 风险评估率不能覆盖所有住院患者，可影响 VTE 的防治质量，导致高漏评率、高误诊率，增加致残率、致死率。

（二）改进依据

1.《2021 年国家医疗质量安全改进目标》（国卫办医函〔2021〕76 号）中目标五提到：提高 VTE 规范预防，其中采取 VTE 恰当预防措施比率是 VTE 规范预防的指标之一。

2.《四川省三级医院评审标准实施细则（2021 年版）》（川卫办发〔2021〕11 号）中提出将提高 VTE 风险评估率作为医院等级评审要点之一。

（三）监测指标

VTE 风险评估率。

（四）指标定义

$$VTE\ 风险评估率 = \frac{接受\ VTE\ 风险评估的出院患者人次}{同期出院患者人次} \times 100\%$$

（五）目标值

2019 年第二季度开始 VTE 风险评估率维持在 100%。

（六）现况值

2018 年第二季度 VTE 风险评估率为 82%。

（七）预期延伸效益

申报四川省卫生健康委员会适宜技术 1 项、发表论文 2 篇、制定 SOP 1 个、将 Caprini 评估标准在本院及其他 5 家医联体单位内推广。

（八）原因分析

运用鱼骨图进行原因分析（图 3-1-9-1），找到 7 个主要原因，分别为评估意识不足、评估表单未信息化、评估流程未统一、专项培训少、无相关制度、无妇科专用表单、缺乏监管机制。

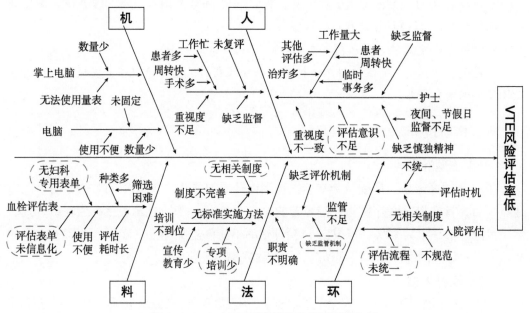

图 3-1-9-1　VTE 风险评估率低的原因分析

（九）真因验证

根据柏拉图（图 3-1-9-2），按照二八法则，找到占有 80% 的原因，将主要问题列入首先解决的计划。

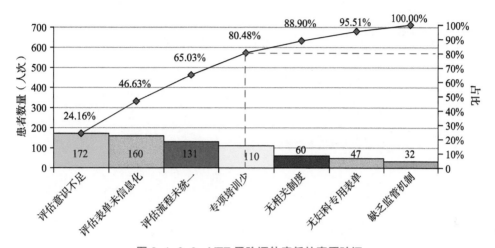

图 3-1-9-2　VTE 风险评估率低的真因验证

（十）对策计划

根据真因充分讨论，运用 5W2H 制定相应计划与对策（表 3-1-9-1）。

表 3-1-9-1　5W2H 实施计划

Why	What	How	When	How often	Where	Who
评估意识不足	提高医护人员评估意识	完善制度并督促按制度执行	2019 年 5 月	每周	妇科	蒋君珺
评估表单未信息化	将 Caprini 评分表纳入我院 HIS 系统	从众多血栓评估表中选中 Caprini 评分表并纳入 HIS 系统，将纸质版表单淘汰	2019 年 7 月	每周	妇科、信息部、护理部	彭民文
评估流程未统一	制定统一、规范的 VTE 风险评估流程	调整入院评估工作步骤，先计算 BMI，再进行评估；制定规范化提问范本用于病史采集，并打印张贴在协班电脑旁	2019 年 6 月	每周	临床科室	张豪
专项培训少	进行评分表中文解读标准专项培训	科务会时进行首次培训，之后指定人员对科内成员进行督导，必要时进行再培训	2019 年 7 月	每月	临床科室	郭玲燕 罗杨洋

二、D 阶段

（一）完善制度

完善科室《静脉血栓栓塞症风险评估制度》（图 3-1-9-3），由医务部对科室人员进行专项培训，并进行培训后效果评价检测。

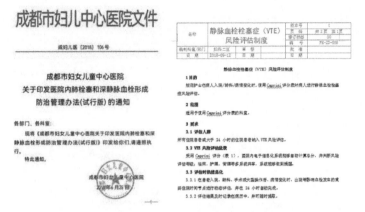

图 3-1-9-3　VTE（VTE）风险评估制度

（二）将 Caprini 评分表纳入我院 HIS 系统

由信息部和护理部将 Caprini 评分表纳入我院 HIS 系统患者入院护理评估单中，由收治患者的护士在入院评估时统一填写（图 3-1-9-4）。

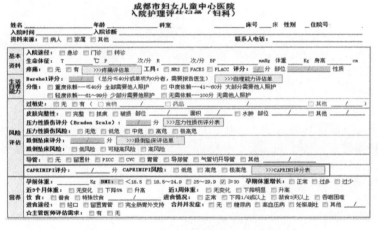

图 3-1-9-4　入院护理评估记录单（妇科）

（三）制定统一、规范的 VTE 风险评估流程

制定入院采集病史的规范化提问范本、下肢静脉曲张判断图、血栓风险评估标准化 SOP 流程（图 3-1-9-5、图 3-1-9-6），由圈长对护理人员进行培训。

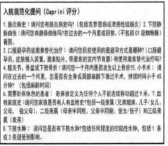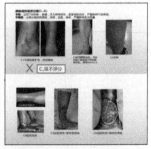

图 3-1-9-5　采集病史的提问范本及下肢静脉曲张判断

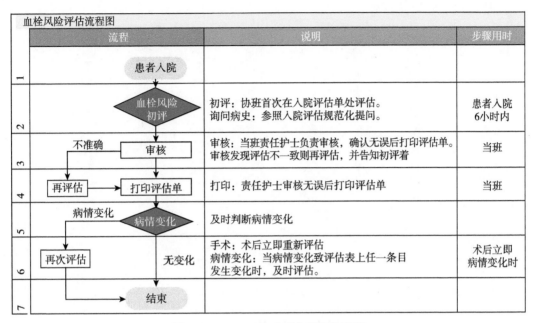

图 3-1-9-6 VTE 患者入院评估流程

（四）进行评分表中文解读标准专项培训

科务会时进行首次培训，之后指定圈员对科内成员进行督导，必要时进行再培训（图 3-1-9-7）。

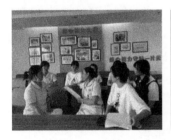

条目	标准解释
口服避孕药或激素替代治疗	目前使用的避孕工具或者激素替代治疗。包括任何类型的雌激素避孕药，也包括雌激素类药物，睾酮被排除在外。
卧床休息	卧床被定义为任何个人不能连续移动超过9米。
恶性肿瘤	目前或过去的恶性肿瘤（不包括皮肤癌，包括黑色素瘤）
血栓史	血栓史，或DVT或PE，也包括浅表静脉血栓形成的病史
小手术	在过去的一个月里，在全身或局部麻醉下做了手术，持续时间小于45分钟，手术时间还包括麻醉时间。
大手术	手术持续时间>45分钟，如手术时间>2小时，应再增加1分。
静脉曲张	在过去的一个月里，有静脉曲张。（不包括蜘蛛脉）

图 3-1-9-7 评估表解读专项培训

三、S 阶段

通过将 Caprini 评分表纳入我院 HIS 系统，制定统一、规范的 VTE 风险评估流程，进行评分表中文解读标准专项培训，住院患者 VTE 风险评估率由 82% 提高到 100%（图 3-1-9-8）。

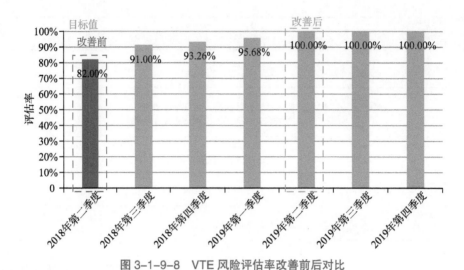

图 3-1-9-8　VTE 风险评估率改善前后对比

四、A 阶段

完善科室《静脉血栓栓塞症风险评估制度》，对所有住院患者进行 VTE 风险评估。通过将 Caprini 评分表纳入我院 HIS 系统，制定统一、规范的 VTE 风险评估流程，进行评分表中文解读标准专项培训等，实现住院患者血栓风险评估全覆盖。

五、项目团队介绍

此项目团队由妇科、成人重症医学科、护理部、信息部、乳腺科、手术室、药学部、医务部人员共同组成，实现医药护、临床与行政紧密协作。由临床科室妇科主任主导、护士长负责总体规划和整体部署，护理部主任、成人重症医学科主任作为辅导员，其他部门成员协助推进工作，妇科病区负责联合专家筛选血栓评估表，循证、解读评分表各条目，统一评估标准（图 3-1-9-9）。

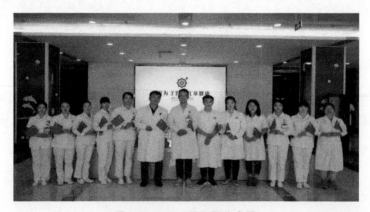

图 3-1-9-9　项目团队成员

案例十 规范预防静脉血栓栓塞症，提高采取 VTE 恰当预防措施比率

项目负责人：四川省成都市妇女儿童中心医院 彭民文，郭玲燕，刘滔
项目起止时间：2018 年 3 月—2021 年 12 月

概述

1. 背景和目的：静脉血栓栓塞症（VTE）一直是住院患者非预期死亡的首要病因。2018 年国家卫生健康委员会在全国范围内开展加强肺栓塞和医院内静脉血栓栓塞症防治能力建设项目，旨在有效提升住院患者 VTE 规范预防比例。而本院采取 VTE 恰当预防措施比率较低。虽然 VTE 在临床中较为常见，且风险高，但完全可防可控，积极有效的评估和规范预防可显著降低在院患者发生 VTE 的风险。

2. 方法：运用 PDSA 质量管理工具，制定 VTE 规范预防指标。采取制定预防措施手册，制定 VTE 恰当预防措施流程图，降低逐级加压袜单价并增设长短款式，拍摄逐级加压袜的选择与穿脱视频，对科室人员进行线上、线下专项培训等系列措施。

3. 结果：将采取 VTE 恰当预防措施比率提高至 75.0%，并维持在国家要求的目标值 70% 以上。

4. 结论：PDSA 提高了妇科患者采取 VTE 恰当预防措施比率，规范了静脉血栓栓塞症的预防流程。

一、P 阶段

（一）主题选定

2018 年本院妇科共收治住院患者 4085 例，低风险患者 1532 例（占比 37.5%），中风险患者 1668 例（占比 40.83%），高风险患者 885 例（占比 21.67%）；其中有 2 例较严重的下肢深静脉血栓患者，1 例股青肿，1 例并发肺栓塞。目前，本院 VTE 预防中主要存在的问题有预防知识缺乏、无采取恰当预防措施流程、宣教方式不统一、预防意识不足等。如不改进，可增加住院患者的非预期死亡风险，特别是造成肿瘤和手术患者在院死亡率增加，增加 VTE 发病率和致死、致残率。

（二）改进依据

1.《2021 年国家医疗质量安全改进目标》（国卫办医函〔2021〕76 号）中目标五提到：提高静脉血栓栓塞症规范预防，其中采取 VTE 恰当预防措施比率是静脉血栓栓塞症规范预防的指标之一。

2.《四川省三级医院评审标准实施细则（2021 年版）》（川卫办发〔2021〕11 号）中提出将采取 VTE 恰当预防措施比率作为医院等级评审要点之一。

（三）监测指标

采取恰当预防措施比率。

（四）指标定义

$$采取\ VTE\ 恰当预防措施比率 = \frac{采取\ VTE\ 恰当预防措施的出院患者总人数}{VTE\ 风险评估为高危和中危的出院患者人次} \times 100\%$$

（五）目标值

2020 年开始采取 VTE 恰当预防措施比率维持在 70% 以上。

（六）现况值

2019 年采取 VTE 恰当预防措施比率为 46.92%。

（七）预期延伸效益

申报四川省卫健委适宜技术 1 项、发表论文 2 篇、制定 SOP 1 个。

（八）原因分析

运用鱼骨图进行原因分析（图 3-1-10-1），找到 7 个主要原因，分别为预防知识缺乏、未采取恰当预防措施流程、价格贵、型号购买错误、宣教方式不统一、预防意识不足、用药不规范。

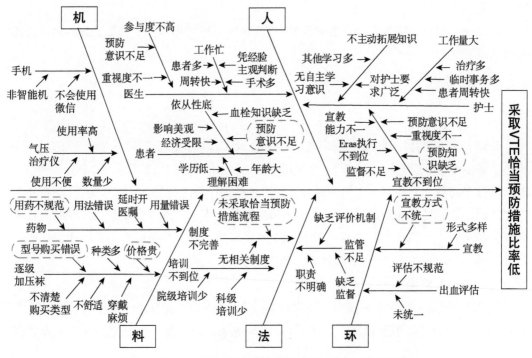

图 3-1-10-1　采取 VTE 恰当预防措施比率低的原因分析

（九）真因验证

根据柏拉图（图 3-1-10-2），按照二八法则，找到占有 80% 的原因，将主要问题列入首先解决的计划。

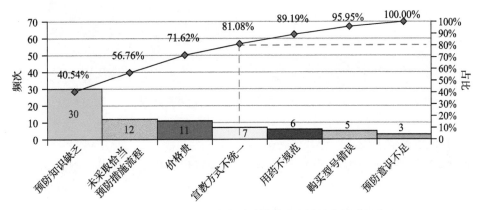

图 3-1-10-2　采取恰当预防措施比率低的真因验证

（十）对策计划

根据真因充分讨论，用 5W2H 制定相应计划与对策（表 3-1-10-1）。

表 3-1-10-1　5W2H 实施计划

Why	What	How	When	How often	Where	Who
预防知识缺乏	知晓 VTE 预防相关知识	制定 VTE 预防措施手册，进行专项培训并考核	2019 年 5 月	每月	临床科室	刘滔
未采取恰当预防措施流程	制定 VTE 恰当预防措施流程	制定 VTE 恰当预防措施流程，根据血栓风险评分结果采取恰当预防措施	2019 年 6 月	每月	临床科室	彭民文 张豪
价格贵	降低逐级加压袜单价，增设短款	降低逐级加压袜单价，在原有长款的基础上增设短款	2019 年 7 月	每月	临床科室	郭玲燕
宣教方式不统一	制作宣教资料	拍摄逐级加压袜的选择与穿脱视频	2019 年 8 月	每月	临床科室	郭玲燕 罗杨洋

二、D 阶段

（一）制定预防措施手册、进行专项培训

制定预防措施手册，采取线上、线下相结合的培训方式，在科室内部进行 VTE 预防知识专项培训，同时在微信群发布培训资料进行自主学习，并考核（图 3-1-10-3）。

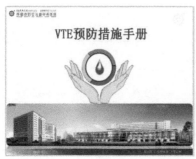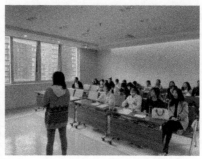

图 3-1-10-3　VTE 预防手册及专项培训

（二）制定采取 VTE 恰当预防措施流程

医护人员根据血栓风险评分结果采取 VTE 恰当预防措施，包括一般预防、物理预防、药物预防。

（三）降低逐级加压袜单价并增设短款

与院内服务部协调沟通，降低逐级加压袜单价，在原有长款逐级加压袜的基础上增设短款（图 3-1-10-4），指导 Caprini 评分结果为中、高危的患者在医院服务部购买正确型号的逐级加压袜。

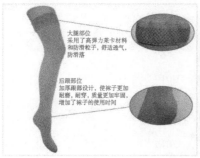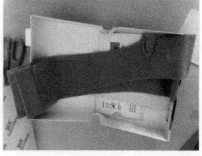

图 3-1-10-4　在服务部设置长、短款逐级加压袜

（四）拍摄逐级加压袜选择与穿脱视频，规范宣教时机

拍摄逐级加压袜选择与穿脱视频（图 3-1-10-5），规范宣教时机，根据 Caprini 评分结果，评分 ≥ 3 分者，予测量腿围，指导患者购买逐级加压袜，并于术前一天、术后第一天通过床旁移动宣教系统向患者手机端推送文字及影像宣教资料。

图 3-1-10-5　逐级加压袜的选择与穿脱视频

三、S 阶段

通过制定 VTE 预防措施手册、采取 VTE 恰当预防措施流程、对科内人员进行专项培训、拍摄逐级加压袜选择与穿脱视频、规范宣教时机等系列措施,我院于 2020 年 1 月,调查了妇科中、高风险患者 75 名,结果显示采取 VTE 恰当预防措施比率由培训前的 46.92% 上升到 75%,2021 连续调查结果显示该比率一直维持在 70% 以上 (图 3-1-10-6)。

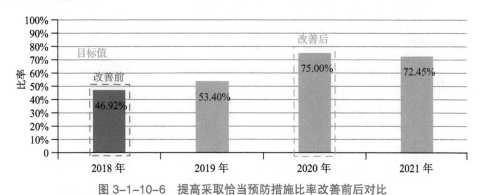

图 3-1-10-6　提高采取恰当预防措施比率改善前后对比

四、A 阶段

临床医护人员根据 Caprini 血栓风险评估结果,按照 SOP 流程图采取恰当预防措施 (图 3-1-10-7),做到早防、早治。

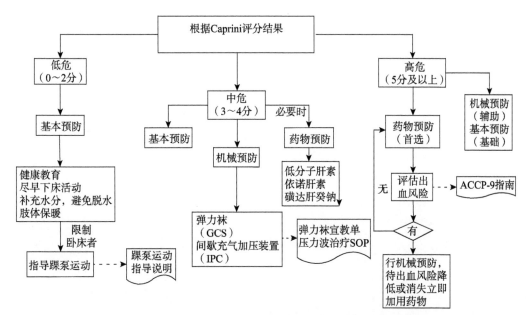

图 3-1-10-7　VTE 采取恰当预防措施流程

151

五、项目团队介绍

此项目由妇科科室主导，多部门共同协助，实现医药护、临床与行政紧密协作。由妇科护士长负责总体规划和整体部署，护理部、乳腺科、手术室、药学部、医务部人员协助推进工作，共同完成了提高采取 VTE 恰当预防措施比率，规范了妇科静脉血栓栓塞症的预防流程（图 3-1-10-8）。

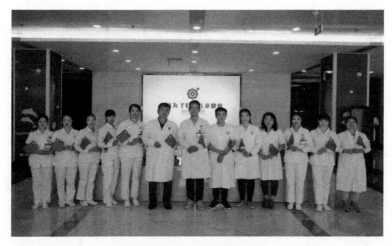

图 3-1-10-8　项目团队成员

案例十一　提高科室质量管理小组活动记录规范执行率

项目负责人：河北燕达陆道培医院　刘海燕，夏雪艳

项目起止时间：2020年6月—2021年9月

概述

1. 背景和目的：科室质量管理小组作为医院质量管理体系中的执行层，全面负责本科室的医疗、护理、感控、药剂等质量与安全管理工作，实时监控本科室质量工作，在医院质量管理中扮演着重要角色。本院在日常质控检查中发现科室质量管理小组活动持续改进记录欠规范，为提高科室质量管理小组活动记录规范执行率，体现持续改进措施，可将质量管理工具运用到质量管理工作中。

2. 方法：运用PDSA质量管理工具，制定提高科室质量管理小组活动记录规范执行率指标。通过制定科室质管小组工作职责、制度，规范小组记录模板，专人负责日常具体管理工作，全员进行质量管理工具培训，科室每月定期召开会议，会议记录内容体现持续改进。

3. 结果：科室质量管理小组活动记录规范执行率维持在80%以上，充分发挥科室质量管理小组活动在质量管理体系中执行层的作用。

4. 结论：PDSA使科室质量管理小组活动记录规范化，并持续改进，因此，应将质量管理工具运用到质量管理工作中。

一、P阶段

（一）主题选定

科室质量管理小组在医院质量管理中扮演着重要角色，等级医院评审标准中多个条款要求科室质量管理工作体现持续改进痕迹，目前本院各科室质量管理小组会议记录内容欠规范，不能体现质量管理的持续改进，将直接影响等级医院评审条款佐证材料的完整性。

（二）改进依据

1.《医疗质量管理办法》（国家卫生和计划生育委员会令第10号）第十二条提出：二级以上医院各业务科室应当成立本科室医疗质量管理工作小组，组长由科室主要负责人担任，指定专人负责日常具体工作。

2.《三级医院评审标准（2020年版）实施细则》（国卫办医发〔2021〕19号）第三部分第二章第十三条提出：各业务科室成立本科室医疗质量管理工作小组，细则2.1.13.2：制订工作计划，有工作记录可追溯。

（三）监测指标

科室质量管理小组活动记录规范执行率。

（四）指标定义

$$记录规范执行率 = \frac{记录规范执行科室数}{同期检查科室频次总和} \times 100\%$$

（五）目标值

从 2021 年第一季度开始维持在 80%。

（六）现况值

2020 年第二季度为 0（0/22）。

（七）预期延伸效益

制定相关规章制度 1 项。

（八）原因分析

运用鱼骨图进行原因分析（图 3-1-11-1），找到 7 个主要原因，分别为无集中管理、无固定质管员、未及时汇编、质管理念匮乏、职能部门要求不明确、质管小组定位不明确、培训不到位。

（九）真因验证

根据柏拉图（图 3-1-11-2），按照二八法则，找到占有 80% 的原因，将主要问题列入首先解决的计划。

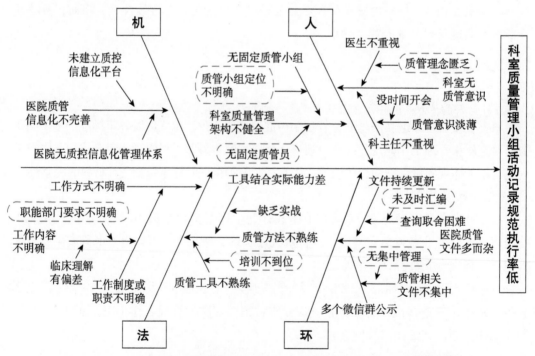

图 3-1-11-1　决议科室质量管理工作小组规范记录执行率低的原因分析

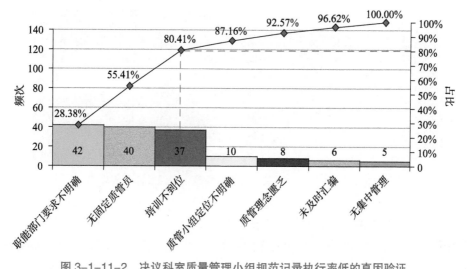

图 3-1-11-2　决议科室质量管理小组规范记录执行率低的真因验证

（十）对策计划

根据真因充分讨论，运用5W2H制定相应计划与对策，进入执行阶段（表3-1-11-1）。

表 3-1-11-1　5W2H 实施计划

Why	What	How	When	How often	Where	Who
职能部门要求不明确	科室质管小组发挥作用	制定科室质管小组工作职责、制度并培训	2020 年 6 月	每年	一层会议室	刘海燕
无固定质管员	专人负责日常管理工作	规范质管小组记录模板	2020 年 6 月	每月	各科室	刘海燕
培训不到位	将质量管理工具运用到日常管理工作中	全员进行质量管理工具培训	2020 年 6 月—2021 年 6 月	每年	一层会议室、地下会议室	刘海燕
		深入科室指导、评价	2020 年 6 月—2021 年 10 月	每月	临床、医技科室	刘海燕、夏雪艳

二、D 阶段

（一）制定科室质管小组工作职责、制度并培训

1.制定科室质管小组工作职责、制度，分批次对职能部门负责人、科室质管小组成员进行质量管理体系的培训（图 3-1-11-3）。

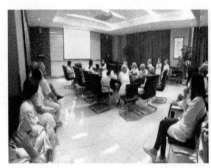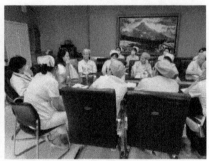

图 3-1-11-3　对相关人员进行质量管理组织体系培训

（二）规范质管小组记录模板，体现持续改进

制定科室内审员管理办法，明确科室内审员负责日常管理工作。规范科室质量管理小组活动记录模板：①质量指标完成情况分析；②职能部门反馈具体问题整改分析；③科室自查内容整改分析；④科室内审员负责日常具体管理工作效果评价总结（图 3-1-11-4）。

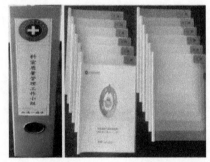

图 3-1-11-4　专人管理，统一档案盒、文件夹、记录归档模板

（三）全员进行质量管理工具培训，深入科室辅导、评价

分批次对全员进行质量管理工具实操培训，相关部门深入临床科室指导工作（图 3-1-11-5）。

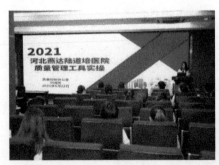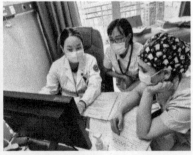

图 3-1-11-5　现场培训、深入科室指导

三、S 阶段

通过制定科室质管小组工作职责、制度，专人负责日常管理工作，规范科室质量管理小组活动记录模板，相关部门定期深入科室指导、评价工作，科室质量管理小组活动规范执行率由 0 提高至 80% 以上（图 3-1-11-6）。

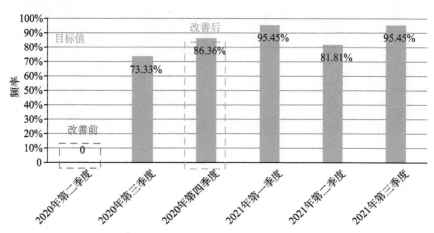

图 3-1-11-6　科室质量管理小组活动记录规范执行率改善后前后对比

四、A 阶段

1. 按照《医疗质量管理办法》要求，完善了本院科室质量管理小组活动工作制度及职责，相关职能部门还建立了督查与反馈闭环式沟通机制，定期对科室进行指导、检查、考核、评价，评价结果每季度以质控简报的形式进行公示。截至 2021 年第三季度，共计出版 5 期。科室主任加大对本科室质量管理工作的重视，每月定期召开科室质量分析会议，会议内容按照模板要求归纳整理，体现持续改进。院内各科室也将质量管理工具应用到科室日常质量管理工作中（图 3-1-11-7）。

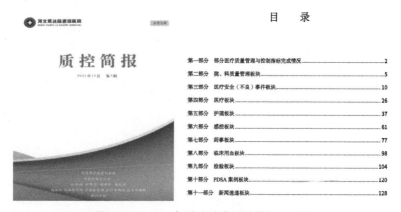

图 3-1-11-7　每季度院内质控简报、目录

2. 2021 年被国家卫生健康委医院管理研究所邀请在第二期的 2021 全国医疗质量骨干发展培训班（长沙）中分享工作实践，并将此管理模式推广到其他医疗机构中（图 3-1-11-8）。

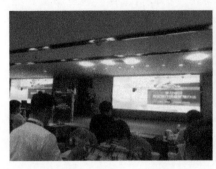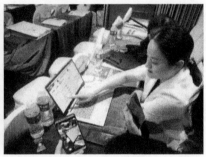

图 3-1-11-8　在培训班中分享工作经验并与学员交流探讨

五、项目团队介绍

此项目团队由医院质量与安全控制办公室的刘海燕主任牵头落实，完善制度，开展培训，各相关职能部门与科室质量管理小组成员紧密配合落实相关工作，建立了督查与反馈闭环沟通机制，充分发挥科室质量管理小组的重要作用。项目组成员均为本科学历、中高级专业技术职称，都接受过质量管理方面的培训，并且自 2018 年起每年都参加全国医务、质控处长培训班学习，2020 年还参加了"全国医务人员质量管理能力提升（实操 /PDSA）培训班"（图 3-1-11-9）。

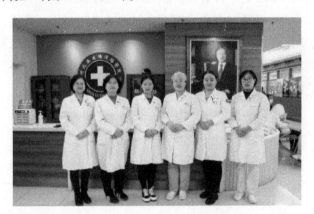

图 3-1-11-9　项目团队成员

案例十二 多科协作提高医疗质量安全不良事件报告率

项目负责人：北京大学第三医院 夏志伟，李杨

项目起止时间：2020年1月—2021年12月

概述

1. 背景和目的：本院医疗质量安全不良事件发生情况与国内外相关数据比较，在识别率和报告率上还有一定差距。本院病案科在针对住院患者病案首页的编码工作中发现，可以通过分类代码实现数据的记录，为不良事件数据的统计分析及再利用提供可能。

2. 方法：运用PDSA质量管理工具，明确医疗安全不良事件上报指标，采取完善制度、规范流程、强化培训及建立医疗安全不良事件数据记录体系等系列措施。

3. 结果：医疗安全不良事件报告率从85.80%提高至94.15%。

4. 结论：通过建立医疗质量安全不良事件记录体系，有效提升了不良事件报告率。

一、P阶段

（一）主题选定

医疗质量安全不良事件是指在医疗机构内被工作人员主动发现的，或患者在接受诊疗服务过程中出现的自身疾病自然过程之外的各种因素所致的安全隐患、状态或造成后果的负性事件。进一步分析文献，发现医疗质量安全不良事件报告还存在判定标准不统一、责任人上报主动性不高、上报工作耗时长的问题。

医疗质量安全是医院发展的根本，是提升医疗技术水平与保护患者权益的基础。正确识别、评估、处理不良事件，是降低医疗风险、确保医疗安全的关键。因此，有必要建立一套不良事件识别和记录的工作体系，帮助解决医疗质量安全不良事件上报的现存问题，提高不良事件报告率，提升医院医疗质量安全管理水平，进而促进医疗质量的提高，保障患者的权益。

（二）改进依据

1.《国家卫生计生委办公厅关于印发住院病案首页数据填写质量规范（暂行）和住院病案首页数据质量管理与控制指标（2016版）的通知》（国卫办医发〔2016〕24号）第一章第六条中提到疾病诊断编码应当统一使用ICD-10，手术和操作编码应当统一使用ICD-9-CM-3。第二章第二十条中提到下列情况应当写入其他诊断：入院前及住院期间与主要疾病相关的并发症；现病史中涉及的疾病和临床表现；住院期间新发生或新发现的疾病和异常所见；对本次住院诊治及预后有影响的既往疾病。

2.《2019年国家医疗服务与质量安全报告》中指出2019年全国医疗质量抽样调查中抽取的2018年度4063家医疗机构中每百名出院人次不良事件/错误的发生例数远远

低于当前国际上的平均水平。

3.《国家卫生健康委办公厅关于印发 2021 年国家医疗质量安全改进目标的通知》（国卫办医函〔2021〕76 号）中目标七提出提高医疗质量安全不良事件报告率。

（三）监测指标

医疗安全不良事件主动报告率（利用电子病历系统采集住院患者数据，分母采用信息化自动提取，分子采用人工统计）。

（四）指标定义

$$医疗安全不良事件主动报告率 = \frac{临床主动报告不良事件例数}{同期检查发现不良事件例数*} \times 100\%$$

* 利用电子病历系统及 ICD-10 编码记录患者住院期间发生的不良事件：药物不良反应（T88）、医院感染（入院病情为无的感染诊断）及手术操作并发症，其中手术操作并发症包括死亡（离院方式为死亡），术中器官或血管损伤（各系统损伤手术后损伤诊断编码），并发于手术操作的休克、出血、血肿、破裂、感染、遗留异物（T81），手术后静脉血栓（入院病情为无的血栓诊断编码）等。

（五）目标值

提高医疗质量安全不良事件报告率至 90% 以上。

（六）现况值

2019 年度住院患者医疗质量安全不良事件报告率为 85.80%。

（七）预期延伸效益

形成该项工作的标准工作流程并执行，发表相关论文 1 篇、会议投稿 1 篇。

（八）原因分析

运用鱼骨图进行原因分析（图 3-1-12-1）。找到 7 个主要原因，分别为判定标准不统一、对上报工作有顾虑、上报系统耗时较长、重视程度不够、工作量大、责任落实不到位、机器数量不足。

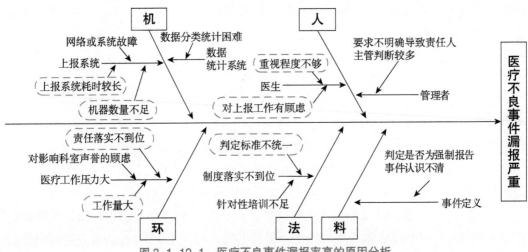

图 3-1-12-1　医疗不良事件漏报率高的原因分析

（九）真因验证

根据柏拉图（图3-1-12-2），按照二八法则，找到占有80%的原因，将主要问题列入首先解决的计划。

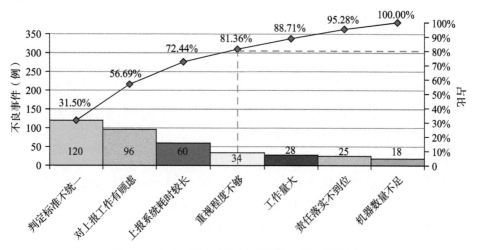

图 3-1-12-2 不良事件严重漏报率高的真因验证

（十）对策计划

根据真因充分讨论，运用5W2H制定相应计划与对策，进入执行阶段（表3-1-12-1）。

表 3-1-12-1 5W2H 实施计划

Why	What	How	When	How often	Where	Who
判定标准不统一	优化工作流程，明确判定标准	完善制度和标准，对相关人员进行专项培训	2020 年 1 月	每月	病案科	夏志伟
医生对上报工作有顾虑	数据再利用启发上报工作意义，医生无上报顾虑	数据应用于非计划再手术原因分析	2020 年 1 月	每年	骨科	董书
						姜宇
上报系统耗时较长	优化上报系统流程，上报时间缩短	利用信息化手段建立数据记录系统	2020 年 1 月	每月	病案科	李杨
医生重视程度不够	加强数据应用，医生重视程度高	数据应用于补充医院感染数据上报	2020 年 1 月	每月	感染管理处	袁晓宁
						陈剑铭
		数据应用于补充药剂科药品不良反应上报	2020 年 1 月	每年	药剂科	石伟龙
						李杨

二、D 阶段

（一）确定医疗质量安全不良事件记录方式

2020 年 1 月起病案科建立工作小组，讨论项目实施的具体方案。从全面有效记录患者数据的目标出发，运用取消、合并、改变、简化 4 项原则，确定工作方案。

（二）明确医疗质量安全不良事件认定办法

对手术操作并发症的认定，引入了 Clavien–Dindo 并发症分级标准，通过对比分析发现，该分级标准符合 2018 年中国医院协会发布的团体标准中对医疗质量安全不良事件的定义与要求，满足医疗机构需要。并且，该并发症分级标准能够进一步对数据细化分类，可以更有效地应用于医疗质量安全管理。

（三）验证医疗质量安全不良事件记录体系的有效性

通过分析 2019 年度并发症相关数据，根据 Clavien–Dindo 并发症分级标准，发现住院患者手术操作并发症这类不良事件中手术切口问题最多，同时发现切口问题也是非计划再手术的主要原因。数据结果提示医院应加强医院感染管理、手术患者的术前评估和术后管理。另外还发现医生漏诊了多数手术操作的并发症，完整填写率仅为 70.57%，其中Ⅱ级并发症、切口问题漏诊最多。

（四）通过有效培训提高临床对医疗安全不良事件的识别

通过针对性入科培训，提高临床医生对不良事件判定标准的掌握，提高临床对医疗质量安全不良事件的识别率。

（五）多科协作提高医疗质量安全不良事件报告率

1. 与药剂科合作提高药品不良反应的报告率。

2. 与医院感染管理处合作提高医院感染的报告率。

3. 与临床科室合作可促进不良事件数据再利用。例如，骨科利用病案科在病案首页记录的医疗质量安全不良事件数据开展了非计划再手术原因分析，通过采取一系列措施有效减少了手术后并发症发生例数，降低了非计划再手术的发生率。

三、S 阶段

通过以上举措，医院住院患者医疗质量安全不良事件报告率自 2019 年的 85.80% 提升至 2020 年的 92.08%，达到目标值，并在 2021 年度有进一步的提升：住院患者医疗质量安全不良事件报告率为 94.15%。（图 3-1-12-3）。

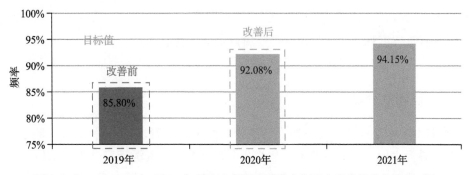

图 3-1-12-3　2019—2021 年住院患者医疗质量安全不良事件报告率前后对比

四、A 阶段

1. 建立医疗质量安全不良事件数据记录流程图（图 3-1-12-4）。

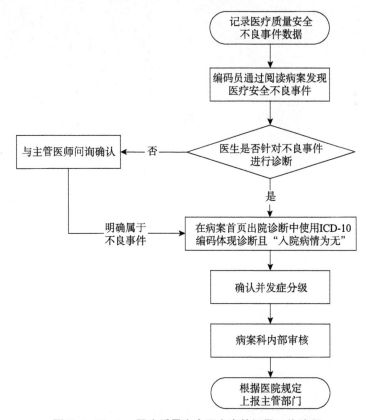

图 3-1-12-4　医疗质量安全不良事件记录工作流程

2. 建立有效的医疗质量安全不良事件记录体系，可以对医疗质量安全不良事件的报告起到补充作用；可实现对重大医疗安全事件、少见并发症的及时发现与上报；可为医疗质量安全管理提供数据支持，提高医疗质量，确保患者安全；可实现对各临床科室情况、不同术者进行客观评价；为减少医疗质量安全不良事件的发生提供监管途径。

3.基于该项工作，已发表论文1篇。

五、项目团队介绍

该项目团队由病案科、医务处、药剂科、医院感染管理处、骨科等多部门共同组成，以病案科为主导，各部门负责人均为相关科室主要负责医疗安全不良事件工作的领导或具体工作人员。病案科主任负责总体规划和部署，病案科主要负责搭建记录体系、发现并记录相关数据及统筹协调。项目组成员均具有从事医疗安全不良事件的管理经验（图3-1-12-5）。

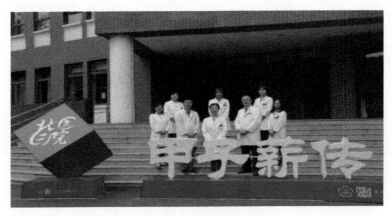

图3-1-12-5　项目团队成员

案例十三 提高病理标本送检合格率

项目负责人：河北省石家庄市妇产医院、石家庄市第四医院 侯玲，张泽扬，高焱

项目起止时间：2018 年 8 月—2021 年 9 月

概述

1. 背景和目的：病理标本是手术获取的有效病理组织，具有唯一性特点，一旦丢失、混淆或不规范操作均会导致病理无法正常检验。本院通过日常质控检查发现手术室病理标本送检登记存在记录错误、核对接收标本管理欠规范的问题。为提高病理标本送检合格率，保证病理标本安全在其中具有重要意义。

2. 方法：运用 PDSA 质量管理工具，在制度文件中规定取液量、制作防溢出新型标本袋、优化病理标本固定流程、完善病理标本送检制度、增加护士核对签字制度、对医护人员加强培训教育、由护士长进行抽查并考核。

3. 结果：病理标本送检合格率达到 100%，实现了病理标本送检从手术台上取出到送至病理科全过程的无缝衔接管理。

4. 结论：PDSA 质量管理工具应用于病理标本送检，能有效提高手术病理标本送检合格率，显著提高病理标本安全。

一、P 阶段

（一）主题选定

病理标本送检错误在临床中是广泛存在的，且多发生在送达检验部门之前。由于病例标本具有唯一性的特点，一旦出错，会导致病理无法正常检验。在本院的回顾性分析中发现，手术室病理标本送检合格率仅为 89.2%。手术病理标本固定方法不正确、病理标本记录信息有误、送检不及时等环节是造成本院病理标本送检合格率较低的主要原因（图 3-1-13-1），因此，提高病理标本送检合格率对患者、护士、科室、医院都有重大意义。

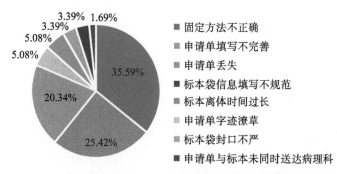

图 3-1-13-1 2018 年 1—7 月手术室病理标本送检问题原因占比

（二）改进依据

《三级综合医院评审标准（2013 年版）实施细则》中第 4.17.6.3 条提出：医院要有明确制度规定来保证从病理标本采集到标本运送至病理科不出现差错，除特别要求外，标本需用 10% 中性甲醛缓冲液固定。

（三）监测指标

病理标本送检合格率。

（四）指标定义

$$病理标本送检合格率 = \frac{病理标本送检合格例数}{病理标本送检总例数} \times 100\%$$

（五）目标值

2021 年第一季度目标值维持在 100%。

（六）现况值

2018 年第三季度病理标本送检合格率为 89.2%。

（七）预期延伸效益

制定 SOP 3 个，国家专利 1 项，市科技局课题项目 1 项。

（八）原因分析

运用鱼骨图进行原因分析（图 3-1-13-2），小组成员通过讨论找到 7 个主要原因，分别为倒取不便、无规范化流程、缺少核查、监督不足、固定液倒取量不合适、专科知识不足、工作繁忙。

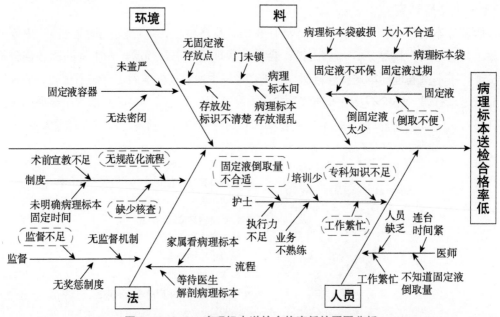

图 3-1-13-2　病理标本送检合格率低的原因分析

（九）真因验证

根据柏拉图（图 3-1-13-3），按照二八法则，找到占有 80% 的原因，将主要问题固定液到倒取量不合适、无规范化流程、缺少核查、监督不足列入首先解决的计划。

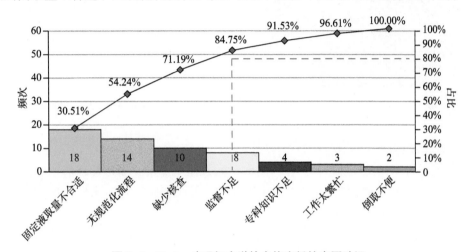

图 3-1-13-3　病理标本送检合格率低的真因验证

（十）对策计划

根据真因充分讨论，运用 5W2H 制定相应计划与对策（表 3-1-13-1）。

表 3-1-13-1 5W2H 实施计划

Why	What	How	When	How often	Where	Who
固定液取量不合适	规范病理标本固定液量	在制度文件中规定取液量、制作防溢出新型标本袋	2018 年 10 月	每月	手术室	郭凯华 张泽扬
无规范化流程	优化病理标本固定流程	优化病理标本固定流程、完善病理标本送检制度	2018 年 10 月	每月	手术室	容维 李清雪
缺少核查	规定双人核查时机	增加护士核对签字制度、对医护人员加强培训教育	2018 年 11 月	每月	手术室	宋春红 吕素悦
监督不足	建立长效检查监督机制	由护士长进行抽查并考核	2018 年 11 月	每月	手术室	刘信池

二、D 阶段

（一）规范取液量纳入制度

按照规范病理标本固定液倒取量（图 3-1-13-4），完善病理标本送检规范，设计新型病理标本袋防止倾倒和固定液洒出（图 3-1-13-5）。

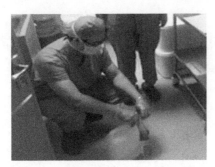

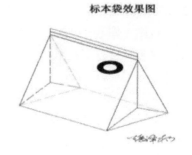

标本袋效果图

图 3-1-13-4　护士按规范执行固定液量的倒取　　图 3-1-13-5　设计新型病理标本袋

（二）优化病理标本送检流程和制度

增加病理标本固定流程（图 3-1-13-6），定期组织学习，增加离体时间和固定时间登记制度，病理标本离体后 30 分钟内由巡回护士及时固定保存，术后由病理医生规范填写病理单（图 3-1-13-7）。

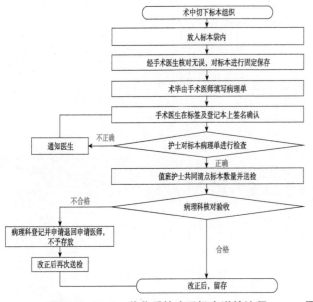

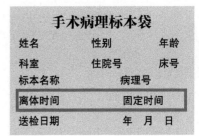

图 3-1-13-6　优化后的病理标本送检流程　　图 3-1-13-7　标本袋上增加时间登记填写

（三）增加病理标本送检的双人核对次数

增加双人核对签字（图 3-1-13-8），增加双人核对次数，利用标识提醒护士核对（图 3-1-13-9），利用微课堂、APP 考核等方式培训医护人员，强调知晓双人核对的重要性，保障病理标本安全送达病理科。

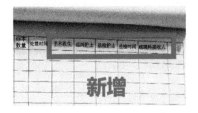

图 3-1-13-8　登记本新增双人核对签字　　图 3-1-13-9　标本间贴标识提醒护士核对

（四）由护士长进行抽查并考核

加强对护士及送检人员的管理力度，建立长效、随机检查监督机制。由护士长及质控员负责跟踪检查，将检查结果列入绩效考评体系中，成为工作质量评价的重要组成部分（图 3-1-13-10），利用每日晨会时间对检查发现的问题及时进行总结，分析原因，总结经验（图 3-1-13-11）。

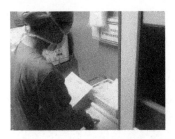 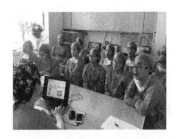

图 3-1-13-10　现场抽查病理标本送检环节　　图 3-1-13-11　晨会讨论病理标本送检问题

三、S 阶段

通过完善自备药品登记表格，对临床护士宣教及加强监管后，药学部人员在药事质控检查中访谈医护人员自备药品管理相关知识，查看护士自备药品登记记录，老年慢病患者自备药品执行率由 72% 提高到 100%（图 3-1-13-12）。

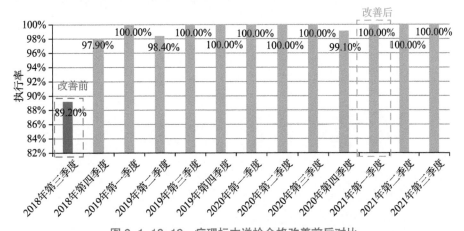

图 3-1-13-12　病理标本送检合格改善前后对比

四、A 阶段

运用 PDSA 质量管理工具，提高工作效率、解决工作中存在的问题、保证病理标本的安全管理。本次质量改进活动规范了病理标本送检流程图、病理标本送检管理评价标准及病理标本送检规范。进行整改之后，病理标本送检合格率由 89.2% 上升至 100%。我们可以看出病理标本送检有了明显改善，流程也得到优化。

一项"密闭式病理标本处理系统在临床工作中应用"课题，申请石家庄市科技局课题项目并立项；一项"一种双通道改良型病理标本袋"实用新型专利申请获得国家专利局批准通过。

五、项目团队介绍

此项目团队由手术室、病理科、妇科、产科医护人员共同组成，实现医护医技科室之间紧密协作。由手术室护士长亲自统筹策划，联合多科室协同推进。项目组成员均具有从事医院管理决策实践经历，且为本科及以上学历或中高级专业技术职称的医院管理领域专家（图 3-1-13-13）。

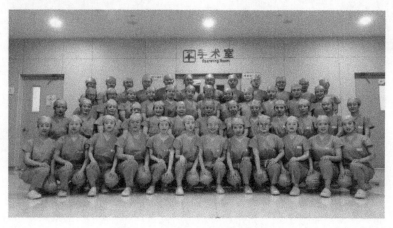

图 3-1-13-13　项目团队成员

案例十四 提高 POCT 血糖仪室内质控规范落实率

项目负责人：山东省泰安市中心医院 亓琴，翟荣慧，武霞，闫晓云

项目起止时间：2020 年 10 月—2021 年 3 月

概述

1. 背景和目的：POCT（point-of-care testing）在临床上为即时检验，是能在患者床前进行快速检验的有效手段。本院在日常检查中发现，POCT 血糖仪室内质控欠规范，提高 POCT 血糖仪室内质控规范落实率可为血糖检测结果的准确性提供保障。

2. 方法：运用 PDSA 质量管理工具，组建医院 POCT 血糖仪室内质控 MDT 团队，建立室内质控监测信息系统，对全院护理人员进行室内质控相关知识的培训及考核等，提升室内质控规范落实率。

3. 结果：POCT 血糖仪室内质控规范落实率执行良好，均在 90% 以上。

4. 结论：建立室内质控监测信息系统及 MDT 管理团队，加强培训及考核能有效提高室内质控规范落实率。

一、P 阶段

（一）主题选定

室内质控操作不规范，不能保证检验结果的可靠性，影响对患者的处置。2020 年第二、第三季度我院 POCT 血糖仪室内质控规范落实率平均为 65.61%。室内质控不规范问题如图 3-1-14-1 所示。

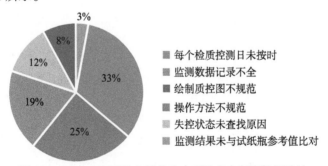

图 3-1-14-1 POCT 血糖仪室内质控存在问题数据统计

（二）改进依据

1. 中华医学会检验医学分会、国家卫生健康委临床检验中心发布的《便携式血糖仪临床操作和质量管理规范中国专家共识》要求"每天血糖检测前，在仪器上进行 1 次质量控制检测"。

2.《三级医院评审标准（2020 年版）实施细则》（国卫医发〔2020〕26 号）中要求"所有 POCT 项目进行室内质控"。

（三）监测指标

POCT 血糖仪室内质控规范落实率。

（四）指标定义

$$POCT 血糖仪室内质控规范落实率 = \frac{POCT 血糖仪室内质控规范落实项目数}{同期内 POCT 血糖仪室内质控应规范落实的项目数} \times 100\%$$

（五）目标值

2021 年第一季度开始 POCT 血糖仪室内质控规范落实率维持在 90% 以上。

（六）现况值

2020 年第三季度 POCT 血糖仪室内质控规范落实率为 66.57%。

（七）预期延伸效益

制定 SOP 1 个，发表论文 3 篇，申报课题 1 项，申请专利 1 项。

（八）原因分析

运用鱼骨图进行原因分析（图 3-1-14-2）。找到 7 个主要原因，分别为对相关制度和操作规范不清楚、缺乏专项培训、无质控评价核查表、缺乏自动上传工具、无 MDT 团队、试纸条昂贵、血糖仪品牌不一。

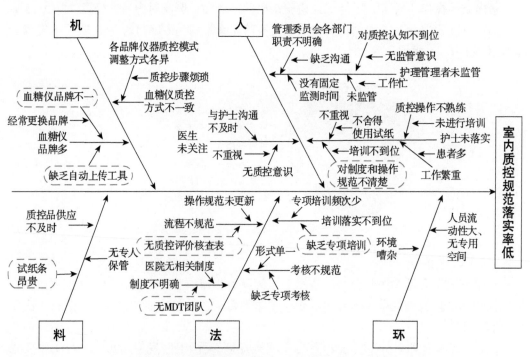

图 3-1-14-2　POCT 血糖仪室内质控规范落实率低的原因分析

（九）真因验证

根据柏拉图（图 3-1-14-3），按照二八法则，找到占有 80% 的原因，将主要问题列入首先解决的计划。

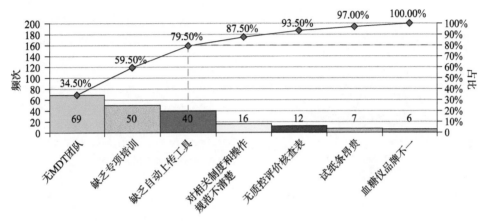

图 3-1-14-3　POCT 血糖仪室内质控未规范落实的真因验证

（十）对策计划

根据真因进行充分讨论，运用 5W2H 制定相应的实施计划与对策（表 3-1-14-1）。

表 3-1-14-1　5W2H 实施计划

Why	What	How	When	How often	Where	Who
无 MDT 团队	组建 MDT 管理团队，加强质量管理	构建质控管理体系	2020 年 10 月	1 次	医院	翟荣慧
		组成的 MDT 团队	2020 年 10 月	1 次	护理部	亓琴
缺乏室内质控自动上传功能	建立室内质控监测信息系统，对全院室内质控进行监管	POCT 血糖仪信息系统与本院信息系统联网	2021 年 1 月	1 次	临床科室	闫晓云 亓琴
		实现室内质控远程监管	2021 年 1 月	不定期	护理部	王学勤 孙彦玲
缺乏专项培训	进行培训及考核，授权率达到 100%	进行理论与操作培训	2020 年 12 月	不定期	临床科室	高安丽 武霞
		对培训人员考核并授权	2021 年 2 月	不定期	临床科室	张晓燕 朱红

二、D 阶段

（一）组建医院 POCT 血糖仪 MDT 团队，构建室内质控管理体系

①护理部总体统筹，以医务部为专业指导、以信息中心为系统支持、以检验科为技

术指导、以多学科协作为保障来组建 MDT 团队（图 3-1-14-4）；②出台了关于 POCT 血糖仪质量管理的相关文件（图 3-1-14-5）；③建立了血糖仪质控组织架构，成立了糖尿病小组，明确责任分工。

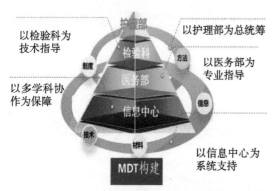

图 3-1-14-4　组建 MDT 管理团队

关于调整即时检验（POCT）
项目质量管理小组的决定

各科室：

为进一步加强对即时检验（POCT）（便携式血糖仪、血气分析仪）项目的质量管理，根据原卫生部《卫生部办公厅关于印发医疗机构便携式血糖仪器管理和临床操作规范（试行）的通知》〔卫办医政发 [2010]209 号〕等相关文件要求，结合我院实际调整即时检验（POCT）项目质量管理小组。

一、即时检验（POCT）项目质量管理小组

图 3-1-14-5　构建室内质控管理体系

（二）建立室内质控监测信息系统

建立室内质控监测信息系统，实现了六大功能：POCT 血糖仪信息系统与本院信息系统联网；操作者、试剂、血糖仪的自动识别；质控结果自动上传记录单；室内质控数据远程监控；通过信息推送，及时通知未落实室内质控科室进行室内质控；自动生成 POCT 血糖仪的室内质控报告（图 3-1-14-6）。

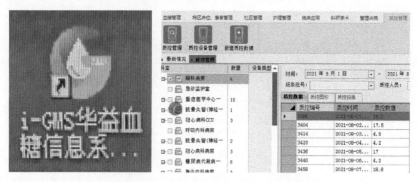

图 3-1-14-6　室内质控监测信息系统

（三）进行室内质控相关知识的培训及考核

开办血糖质控管理培训班，制作操作视频，进行理论与操作授课，进行质控监管，对培训知识进行考核，考核 1700 人，全部合格者给予授权（图 3-1-14-7）。

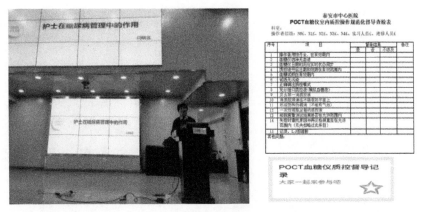

图 3-1-14-7　室内质控相关知识培训及考核

三、S 阶段

截至 2021 年第一季度，POCT 血糖仪室内质控规范落实率为 92.44%。目前效果维持良好，室内质控规范落实率均在 95% 以上（图 3-1-14-8）。

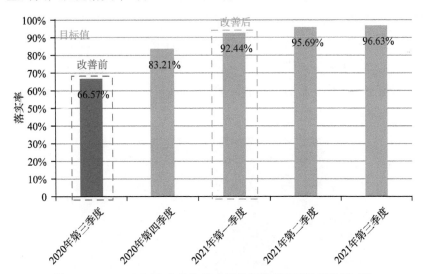

图 3-1-14-8　POCT 血糖仪室内质控规范落实率改善前后对比

四、A 阶段

①形成 SOP；②每年 2 次血糖仪比对并形成报告；③召开泰安市糖尿病管理培训班；④完成著作 1 部，申报课题 1 项、专利 1 项，发表论文 5 篇，其中 1 篇刊登在《中华护理杂志》；⑤在全国 POCT 血糖仪学术会议上进行创新成果展示；⑥以第 6 名的成绩入围全国医疗质量持续改进典型案例；⑦在《医院管理论坛报》上进行经验分享（图 3-1-14-9）。

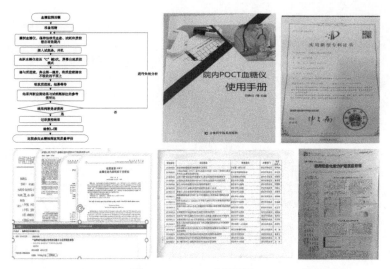

图 3-1-14-9　成果展示

五、项目团队介绍

项目团队由护理部总体统筹，以医务部为专业指导、以信息中心为系统支持、以检验科为技术指导、以多学科协作为保障来组建 MDT 团队，完善制度流程、协助体系推进。团队多次举办质量管理培训班，指导的改进案例多次获省级奖项。项目组成员均从事医院护理质量管理工作，具有丰富的管理决策和临床实践经验；均为本科及以上学历或中高级专业技术职称的医院管理领域专家（图 3-1-14-10）。

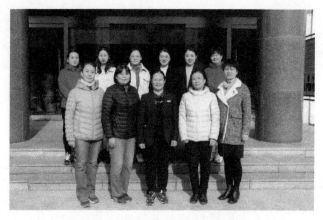

图 3-1-14-10　项目团队成员

参考文献

［1］吕蒙，李抄，陈锋，等. POCT 血细胞计数设备研究进展. 医疗卫生装备，2018，39（7）：91-95.

案例十五　提高输血不良反应上报率

项目负责人：河北燕达陆道培医院　蒋文尧，周菁

项目起止时间：2020年7月—2021年9月

概述

1. 背景和目的：输血可以改善患者病情，挽救患者生命，但由于人体血液成分的复杂性及多样性、科学技术的局限性和某些不可预测的因素，患者发生输血不良反应仍屡见不鲜。本院在对控制输血严重危害的跟踪管理中发现输血不良反应上报管理欠缺，提高输血不良反应上报率，实现患者精准输血，确保患者用血安全、有效。

2. 方法：运用PDSA质量管理工具，通过采取升级更新系统，完善修订预案、流程，增加培训考核等措施实现提高输血不良反应的上报率。

3. 结果：提高了输血不良反应上报率，使之达到了1.5%以上，实现了对所有发生输血不良反应患者的闭环可追溯化管理。

4. 结论：PDSA使输血不良反应上报率提升，加强了控制输血严重危害的管理，使血液病患者输血更加安全、有效。

一、P阶段

（一）主题选定

2012年《医疗机构临床用血管理办法》报道我国输血不良反应发生率可达1%～10%。本院2019年用血较2018年同期上涨15%，同时输血不良反应上报率却同期下降33.3%。调查显示多数医生并不知道发生输血不良反应时还需上报，或者知道应该上报但不知道如何上报，也有医生认为没必要上报，还有没发现有不良反应的情况，均导致了我院输血不良反应上报率低的情况。同时，在输血不良反应的反馈管理部分也需要进一步加强（图3-1-15-1）。

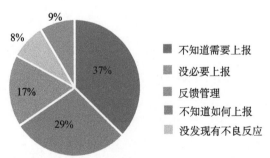

- 不知道需要上报
- 没必要上报
- 反馈管理
- 不知道如何上报
- 没发现有不良反应

图3-1-15-1　输血不良反应上报率低数据统计

（二）改进依据

1.《医疗机构临床用血管理》（2012版）第二十五条：医疗机构应当根据国家有关法律法规和规范建立临床用血不良事件监测报告制度。临床发现输血不良反应后，应当积极救治患者，及时向有关部门报告，并做好观察和记录。

2.《河北省三级综合医院评审标准实施细则》（2020年版）：开展血液质量管理监控、制订、实施控制输血严重危害（输血传染疾病、严重不良反应）的方案。

（三）监测指标

输血不良反应上报率。

（四）指标定义

$$千输血人次输血不良反应上报例数 = \frac{输血不良反应上报例数}{输血人次/1000} \times 100\%$$

（五）目标值

2021年第三季度输血不良反应上报率达到1.5%以上。

（六）现况值

2020年第二季度输血不良反应上报率为0.21%（20/9513）。

（七）预期延伸效益

制定预案1个，发表论文1篇。

（八）原因分析

运用鱼骨图进行原因分析（图3-1-15-2）。通过问卷对各位临床医生进行调查及输血科质量管理小组成员讨论后，列出7个主要原因：上报系统操作不便捷、培训不到位、认为轻症无须上报、医患沟通不到位、上报麻烦、检查标准不统一、监督不到位。

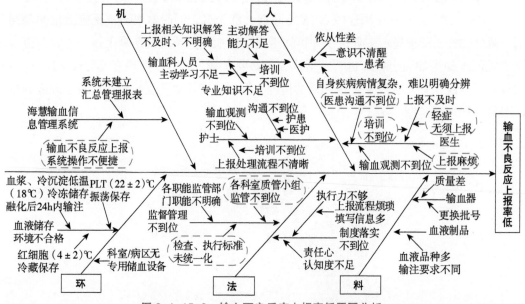

图3-1-15-2　输血不良反应上报率低原因分析

（九）真因验证

根据柏拉图（图 3-1-15-3），按照二八法则，找到占有 80% 的原因，输血不良反应上报率低的主要问题：上报系统操作不便捷、培训不到位、轻症无须上报。为了尽快有效地改善现况，接下来将上述三个问题作为首要解决项目。

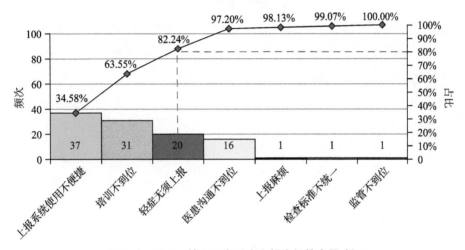

图 3-1-15-3 输血不良反应上报率低的真因验证

（十）对策计划

根据真因进行全面的小组讨论，运用 5W2H 图制定相应的实施计划，进入执行阶段（表 3-1-15-1）。

表 3-1-15-1 5W2H 实施计划

Why	What	How	When	How often	Where	Who
上报系统使用不便捷	患者信息系统抓取准确，界面操作流畅便捷，可填报时限放宽	科室信息负责人员与信息科、输血系统工程师共同配合修改调试填报系统	2020 年 10 月	每月	信息科	程鹏
培训不到位	全院医护人员对控制输血严重危害知晓率达到 100%	完善预案，对全院医护人员进行相关知识的培训考核	2020 年 10 月 15 日	每年	院会议室	周菁
轻症无须上报	鼓励应报尽报，加强培训力度及范围，做到早发现、早诊治、早上报	作为议题在临床用血管理委员会上提出，引起各部门重视	2021 年 5 月	每半年	院会议室	周菁
		纳入不良事件管理，对审核符合的上报人进行奖赏以鼓励上报	2020 年 12 月	每季度	输血科	蒋文尧

二、D 阶段

（一）更新升级输血信息管理系统

修改完善输血信息管理系统 – 输血追踪 – 输血不良反应上报系统（图 3-1-15-4）。保证信息抓取正确无误，放宽信息可填报时限要求。

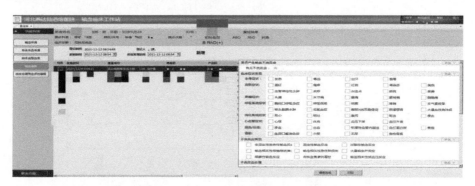

图 3-1-15-4 输血不良反应上报系统

（二）完善预案，开展培训

完善本院控制输血严重危害预案（图 3-1-15-5），输血科联合医务部、护理部对全院医护人员进行相关培训考核。

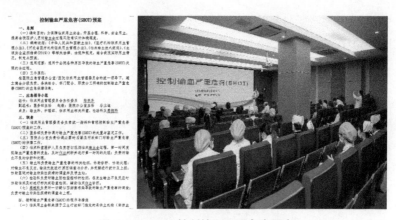

图 3-1-15-5 控制输血严重危害预案

（三）作为临床用血管理委员会议题重点提出

在 2021 年第一次临床用血管理委员会会议上将输血不良反应上报作为一项重要议题提出，经各委员讨论后形成决议，各部门、科室积极配合执行。

（四）将输血不良反应纳入不良事件管理

自 2020 年第四季度始，所有上报的输血不良反应经输血不良事件管理部门审核通过后对上报人按照相关管理规定进行奖赏，以此调动各临床医生的上报积极性。

三、S 阶段

通过对上述计划措施的执行落实，截至 2021 年第三季度输血不良反应上报率总体呈现逐步上升的趋势，2021 年第三季度共计接报 16 例，输血总例数为 9733 例，上报率为 1.64%，较改善前同比提升 1.43%，达到项目建立时设定的目标值（图 3-1-15-6）。

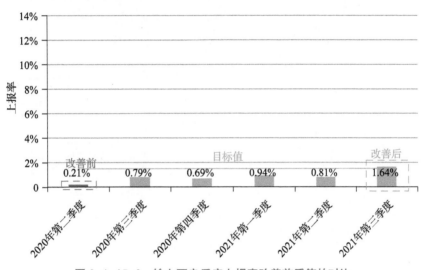

图 3-1-15-6　输血不良反应上报率改善前后值的对比

四、A 阶段

1. 输血信息管理系统—输血不良反应上报已操作畅通，患者相关信息抓取准确，血液关联无误。全院医护人员经系统培训考核后对输血不良反应的上报与管理有了更全面、更系统的认识与掌握。各职能管理部门对输血不良反应的管理职责有了更清楚的分工，检查及时，落实到人。

2. 完善院级文件，制定输血严重危害预案，修订输血不良反应处理流程（图 3-1-15-7）。

五、项目团队介绍

此项目由输血科质量管理小组主要负责实施落实，输血科主任负责项目总体规划与部署；医务部、护理部积极配合，推动项目的落实与执行；输血科、信息科负责输血信息管理系统的更新升级、输血科负责输血不良反应的上报文书管理、输血不良事件的审核管理及奖赏建议；各临床科室负责人执行与反馈，推进项目的完善与落实（图 3-1-15-8）。

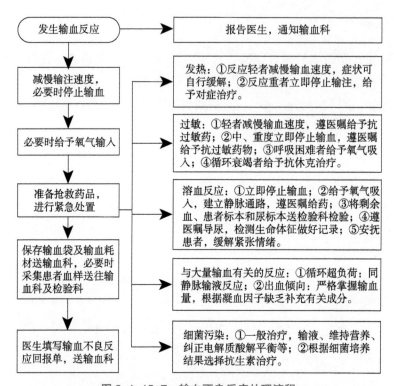

图 3-1-15-7 输血不良反应处理流程

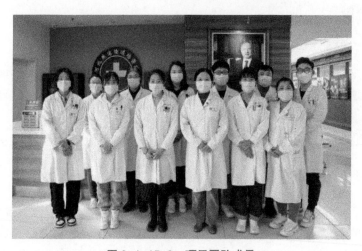

图 3-1-15-8 项目团队成员

参考文献

[1] 临床输血规范流程协作组. 溶血性输血反应与细菌性输血反应处置流程. 中国输血杂志, 2012, 25 (9): 824-825.

案例十六 提高急诊血常规实验室内周转时间符合率

项目负责人：河北燕达陆道培医院 刘红星，王华，于桐桐

项目起止时间：2021年1月—2021年10月

概述

1. 背景和目的：等级医院评审对急诊血常规报告发放时间做出了明确要求——急诊血常规报告时间应小于30分钟。同时作为血液专科医院，患者用血需求大，血常规结果波动较大，复检情况较多，对于急诊血常规报告发放时间的要求也更加紧迫，这对检验科工作人员提出了挑战。随着检验科急诊血常规工作量不断增加及仪器设备的限制，如何在保证检验质量的前提下，将这些报告单在规定时间内发出，成为我们需要解决的问题。我们利用LIS的统计分析功能，对急诊血常规实验室内周转时间进行了调查分析，以期对急诊血常规结果发放进行分析整改，进一步提高检验工作质量，为患者更好地服务。

2. 方法：运用LIS信息系统及PDSA质量管理工具，制定急诊血常规实验室内周转时间符合率指标。采取完善制度，规范急诊样本送检，检验科与护理部积极沟通，采用急诊明显标识，指标责任到人等一系列措施。

3. 结果：急诊血常规实验室内周转时间符合率已维持在90%以上，保证了急诊血常规样本检验结果出具的及时性，为临床治疗争取了宝贵的时间。

4. 结论：PDSA使急诊血常规检验报告发放时间符合率维持在90%以上，保证了临床诊断的及时性，为患者争取了治疗时间。

一、P阶段

（一）主题选定

作为一家血液病专科医院，医生常面对各种贫血、骨髓造血异常的患者，对患者每天的血常规结果变化尤其需要关注。同时，对在不同阶段的患者来说（如化学治疗期间、移植期间、各种输注用血期间），其血常规结果变化不同，检验科如何尽快做到及时复检、及时报告，是一个严峻的问题。保证急诊血常规报告时间，就是为特殊情况患者的诊治、输注用血、调整治疗方案提供依据、节省时间。

（二）改进依据

河北省卫生厅2013年发布的《河北省三级综合医院评审标准实施细则》要求"明确急诊检验报告时间，临检项目≤30分钟出报告，生化、免疫项目≤2小时出报告"。

（三）监测指标

急诊血常规实验室内周转时间符合率。

（四）指标定义

$$急诊血常规实验室内周转时间符合率 = \frac{急诊血常规实验室内周转时间 \leq 30分钟的报告数量}{同期急诊血常规报告总数} \times 100\%$$

（五）目标值

2021年3月急诊血常规实验室内周转时间符合率达到90%并维持在90%以上。

（六）现况值

2020年1月急诊血常规实验室内周转时间符合率为72.11%。

（七）预期延伸效益

重新修改制度1个。

（八）原因分析

运用鱼骨图进行原因分析（图3-1-16-1）。找到5个主要原因，分别为急诊标本培训不到位、处理急诊样本流程不合理、未有急诊标本标识、疑难患者较多、仪器设备故障。

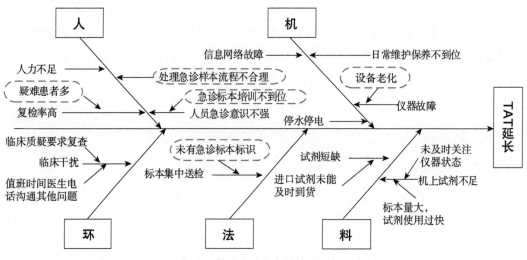

图3-1-16-1 急诊血常规实验室内周转时间符合率低原因分析

（九）真因验证

根据柏拉图（图3-1-16-2），按照二八法则，找到占有80%的原因，将主要问题列入首先解决的计划。

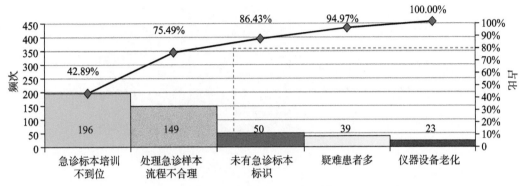

图 3-1-16-2 急诊血常规实验室内周转时间符合率低的真因验证

（十）对策计划

根据真因充分讨论，运用 5W2H 制定相应计划与对策（表 3-1-16-1）。

表 3-1-16-1 5W2H 实施计划

Why	What	How	When	How often	Where	Who
急诊标本培训不到位	对检验科急诊工作制度培训，培训知晓率达到100%	加强培训，提高急诊意识，精确到每位员工	2021 年 2 月	每月	临检微生物室	王华
		加强科室内监督，制定奖惩措施	2021 年 2 月	每月	临检微生物室	于桐桐
处理急诊样本流程不合理	修改急诊样本处理流程并及时进行培训，培训知晓率达到100%	修改急诊标本检验流程制度，对急诊标本时间节点进行培训，因为夜班急诊人员能力是导致急诊血常规超时限的主要原因，专门对此进行培训及监督	2021 年 2 月	每月	临检微生物室	王华
		对有待提高的值班人员进行重点监管	2021 年 2 月	每月	临检微生物室	王华
未有急诊标本标识	增加有效急诊识别标识，并对护士进行张贴培训	做好急诊样本红色标识，实验室人员做到快速有效捡出急诊标本，建议临床非必要急诊患者不要开急诊申请单	2021 年 2 月	每月	护理部、临检微生物室	施香君
						于桐桐

二、D 阶段

（一）完善制度并加强培训

完善本院《检验医学科急诊工作制度》（图 3-1-16-3），由科室质量负责人对各组人员进行专项培训，并进行培训后效果评价监测。

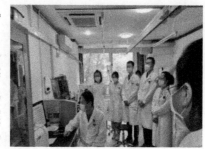

图 3-1-16-3　检验医学科急诊工作制度

（二）对个人急诊血常规合格率进行公示

科室质量管理员统计总结并对每个人当月急诊血常规合格率进行公示（图 3-1-16-4），强调个人因素导致的急诊报告不能及时发放，对于报告时间未达标的人员进行原因分析。

（三）对急诊血常规进行标识

为使标本送至检验科能第一时间被工作人员识别，对急诊血常规样本进行张贴标识达到醒目的效果（图 3-1-16-5）。

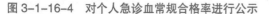

1	2021年1月份夜班		
2		总人次	≤30分钟	合格率
3	岳××	23	23	100%
4	于××	17	17	100%
5	代××	19	18	95%
6	王××	21+27	19+26	94%
7	杨××	24+27	20+26	90%
8	许××	25+16	23+13	88%
9	王××	37+22	32+17	83%
10	周××	12+33	7+26	73%
11	赵××	36+30	21+26	71%
12	刘××	23+27	12+25	62%
13	郭××	14	8	57%
14	耿××	32+29	18+16	56%
15	赵××	24+32	21+16	54%
16	高××	29+32	17+15	52%
17	田××	30+40	17+19	51%
18	赵××	18+15	5+10	45%
19	康××	33	12	38%
20	杨××	20+34	6+13	35%

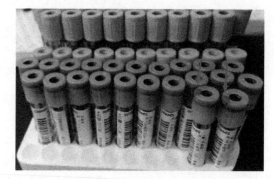

图 3-1-16-4　对个人急诊血常规合格率进行公示　　　图 3-1-16-5　急诊血常规标本贴标志

三、S 阶段

通过完善急诊工作制度、对检验科人员宣教及加强监管，以及张贴标识后，统计急诊血常规实验室内周转时间，符合率由 1 月份的 72.11% 提高到了 3 月份的 94.43% 并至 10 月份维持在 90% 以上（图 3-1-16-6）。

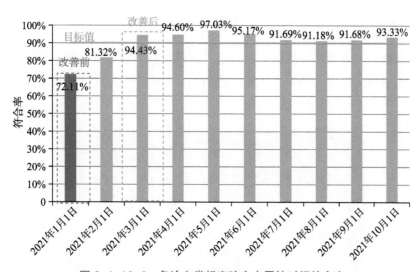

图 3-1-16-6 急诊血常规实验室内周转时间符合率

四、A 阶段

通过对全员培训急诊血常规样本处理的重要性和及时性、监管重点人员、加强早班人员对急诊样本的识别、对工作流程的梳理等使急诊血常规检验报告 TAT 时限符合率大大提高，完成了制定的目标值（图 3-1-16-7）。

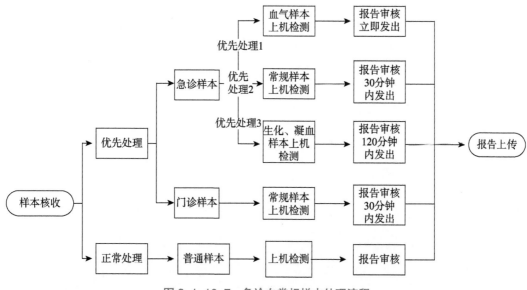

图 3-1-16-7 急诊血常规样本处理流程

五、项目团队介绍

此项目团队由检验科、护理部人员组成，实现医技护理紧密协作。检验医学科负责设计流程、建设制度、完善体系，具体推进落实；护士执行并反馈，协助体系推进。项目组成员均具备从事医院基础岗位实践经历，对工作细节把控严谨（图3-1-16-8）。

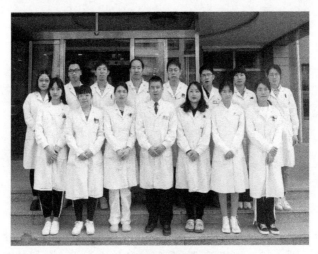

图 3-1-16-8　项目团队成员

案例十七　缩短急性缺血性脑卒中患者救治平均 DPT 时间

项目负责人：浙江省义乌市中心医院　陈霞，胡璟昊

项目起止时间：2020 年 7 月—2021 年 9 月

概述

1. 背景和目的：急性缺血性脑卒中是一种发病率高、致残率高、病死率高、复发率高及并发症多的疾病。最有效的治疗方法是在时间窗内给予血管再通治疗，救治成功率与发病时间密切相关。本院在日常监测中发现卒中患者救治平均进入医院至穿越成功时间（door to puncture time，DPT）未达标，拟通过 PDSA 项目改进，提升患者安全。

2. 方法：运用 PDSA 质量管理工具，以急性缺血性脑卒中静脉溶栓平均 DPT 时间为指标。采取组建卒中救治团队、多科室协作、以患者为中心、开放绿色通道、减少转运次数等系列措施。

3. 结果：急性缺血性脑卒中患者救治流程简化至转运患者 5 次，平均 DPT 时间缩短至 90 分钟以内。

4. 结论：应用 PDSA 可有效缩短急性缺血性脑卒中患者救治平均 DPT 时间。

一、P 阶段

（一）主题选定

在我国，脑卒中是导致居民死亡的最主要的原因之一，其致残率高达 70%。加强脑卒中急救体系建设，持续改进救治能力和救治质量，是改善医疗服务、提高人民健康水平的重要一环。本院积极响应国家卫生健康委脑卒中防治工程委员会号召，开展卒中中心建设工作，在日常监测中发现卒中患者救治平均 DPT 时间未达标，救治流程复杂，影响患者的紧急救治。

（二）改进依据

1.《国家卫生计生委办公厅关于印发医院卒中中心建设和管理指导原则（试行）的通知》（国卫办医函〔2016〕1235 号）中三级医院卒中中心建设要求。

2. 诊疗指南：《中国脑静脉系血栓形成指导规范》《中国急性缺血性脑卒中静脉溶栓指导规范》《中国短暂性脑缺血发作早期诊治指导规范》《中国动脉瘤性蛛网膜下腔出血诊疗指导规范》。

（三）监测指标

急性缺血性卒中介入取栓平均 DPT 时间。

（四）指标定义

$$急性缺血性卒中介入取栓平均 DPT 时间 = \frac{每月急性缺血性卒中介入取栓患者 DPT 时间总和}{每月急性缺血性卒中介入取栓患者总例数} \times 100\%$$

（五）目标值

2021 年第二季度开始控制在 90 分钟内。

（六）现况值

2020 年第三季度为 93.69 分钟。

（七）预期延伸效益

制定 SOP 3 个，发表论文 2 篇、宣传稿 5 篇。

（八）原因分析

运用鱼骨图进行原因分析（图 3-1-17-1）。小组成员通过讨论找到 8 个主要原因，分别为无固定团队、无法及时识别卒中患者、未能及时联系到家属、转运次数过多、未设置绿色通道、未预备溶栓药物、CT 消杀时间过长、考核力度不足。

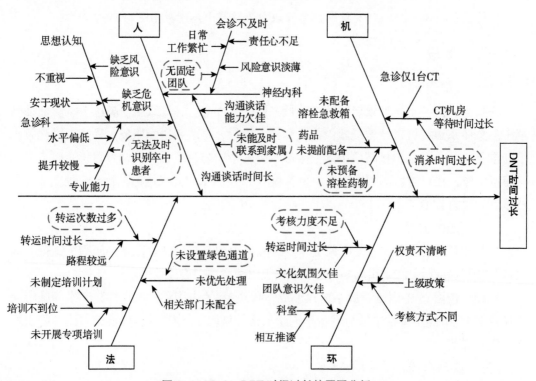

图 3-1-17-1　DPT 时间过长的原因分析

（九）真因验证

根据柏拉图（图3-1-17-2），按照二八法则，找到占有80%的原因，将主要问题（无固定团队、转运次数过多、未设置绿色通道、无法及时识别卒中患者）列入优先解决的计划。

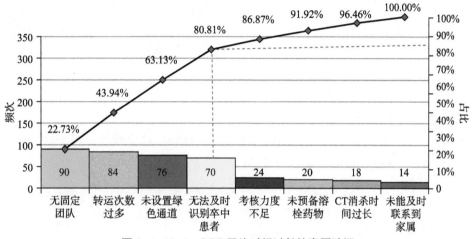

图 3-1-17-2　DPT 平均时间过长的真因验证

（十）对策计划

根据真因进行充分讨论，运用5W2H制定相应的实施计划与对策，进入执行阶段（表3-1-17-1）。

表 3-1-17-1　5W2H 实施计划

Why	What	How	When	How often	Where	Who
无固定团队	有固定救治团队	组建卒中救治团队	2020 年 10 月	每月	医务科	陈霞
转运次数过多	转运次数6次以下	CT 检查、静脉溶栓、CTA 检查均在 CT 室连贯完成	2020 年 12 月	每例	CT 室	陈梦燕 胡璟昊
未设置绿色通道	卒中患者绿色通道开放率100%	开放卒中绿色通道	2021 年 3 月	每天	急诊科	方斌
无法及时识别卒中患者	卒中患者及时识别率100%	标准化问询、评分流程培训	2021 年 5 月	每季度	神经内科	陈薇薇

二、D 阶段

（一）组建卒中救治团队

医务科牵头组织建立卒中救治团队，明确工作职责，开展工作例会（图3-1-17-3、图3-1-17-4）。

义乌市中心医院
卒中中心救治小组成员构成及职责

各科室：

根据国家脑防委《卒中中心建设标准》，我院卒中中心成立了以神经内科、神经外科、介入科、急诊科骨干医师为主体，卒中诊疗相关专业骨干医师为依托的救治小组。初步明确了各级人员分工、职责。为了实现更高效的多学科协作无缝对接，根据各专业特点，卒中中心建设将整合我院神经内外科、急诊科（包括120急救）、重症监护室、影像、介入科、检验科等科室学科优势，分成以下小组，主要包括：静脉溶栓小组、介入救治小组、手术救治小组、护理小组、院前救治小组、医技小组、重症小组、康复小组等，建立阵员，明确分工职责者如下：

一、静脉溶栓小组

组长：吴 赤

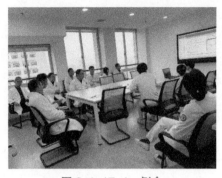

图3-1-17-3 卒中中心救治小组成员构成及职责　图3-1-17-4　例会

（二）优化流程，减少患者转运次数

神经内科、神经外科医生陪同患者至CT室检查后即刻完成阅片与MDT讨论，患者在CT室连贯完成CT检查、静脉溶栓、CTA检查（图3-1-17-5、图3-1-17-6）。

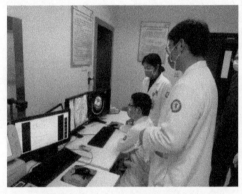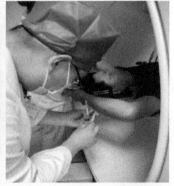

图3-1-17-5　CT室MDT讨论　　图3-1-17-6　CT室静脉溶栓

（三）配置卒中绿色通道

预留卒中专用床位，预开设绿色通道；急诊检验标本贴卒中标识，优先完成，结果电话回报（图3-1-17-7、图3-1-17-8）。

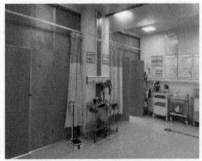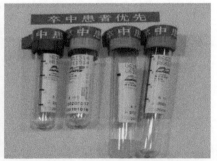

图3-1-17-7　卒中专用床位　　图3-1-17-8　检验标本贴卒中标识

（四）人员培训

组织急诊科护士，开展卒中标准化问询、评分流程培训，进行考核后聘任为急诊卒中护士上岗（图 3-1-17-9、图 3-1-17-10）。

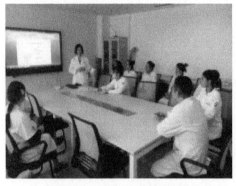 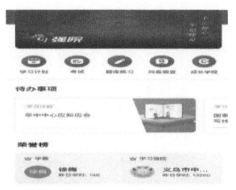

图 3-1-17-9　现场培训照　　　　图 3-1-17-10　线上培训考核截图

三、S 阶段

经过一系列的措施改进，急性缺血性脑卒中患者救治流程得到有效改善，由改善前患者转运 7 次简化至 5 次。

急性缺血性脑卒中患者救治平均 DPT 时间由 93.69 分钟缩短至 83.64 分钟（图 3-1-17-11）。

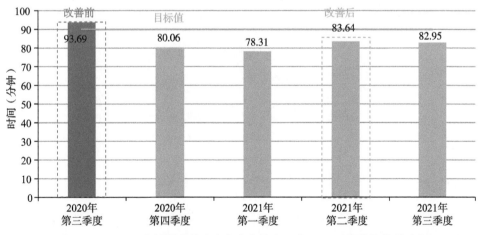

图 3-1-17-11　急性缺血性脑卒中患者救治平均 DPT 时间改善前后对比

四、A 阶段

制定了缺血性卒中诊治流程图并张贴上墙（图 3-1-17-12），制定了标准化作业书《卒中中心工作手册》（图 3-1-17-13），下发执行。

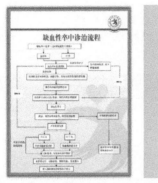 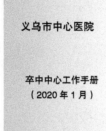 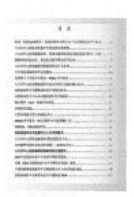

图 3-1-17-12 缺血性卒中诊治流程　　图 3-1-17-13 《卒中中心工作手册》

五、项目团队介绍

本项目团队隶属义乌市中心医院，由医务科科长陈霞牵头组织、统筹部署，成员来自医务科、急诊科、神经内科、神经外科、放射科、介入科、检验科，致力于以患者为中心，将脑卒中防治落到实处，为卒中患者救治加速提质，具有较为丰富的质量改进经验（图 3-1-17-14）。

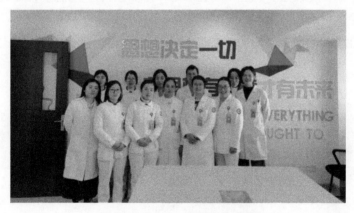

图 3-1-17-14 项目团队成员

参考文献

［1］唐珊，曹静，王洁，等. 应用品管圈缩短急性缺血性脑卒中病入院至静脉溶栓时间的效果. 护理研究，2019，15（3）：2709-2711.

［2］中国老年医学学会急诊医学分会，中华医学会急诊医学分会卒中学组，中国卒中学会急救医学分会. 急性缺血性脑卒中急诊急救中国专家共识2018. 中国卒中杂志，2018，13（9）：956-967.

案例十八 降低住院患者静脉输液使用率

项目负责人：贵州省兴义市人民医院 王忠安，薛新敏

项目起止时间：2021年1月—2021年10月

概述

1. 背景和目的：静脉输液是指供静脉滴注用的大容量注射液。在我国输液已成为临床治疗中普遍的给药方法。2019年我国药品不良反应事件报告显示，通过静脉注射给药发生的不良反应占58.1%。通过对本院2020年第四季度静脉输液数据进行回顾性分析，发现本院住院患者静脉输液使用率均在90.33%以上，为降低静脉输液使用率，本院采取运用PDSA质量管理工具等一系列相关措施。

2. 方法：运用PDSA质量管理工具，完善制度、规范用药管理，药学部对临床科室人员进行专项培训，建立审方干预、医嘱拦截预警系统，医务部落实考核管理等多部门协同合作，有效控制静脉输液，降低静脉输液使用率。

3. 结果：项目实施以来，住院患者静脉输液使用率从90.33%降至88.7%。

4. 结论：通过运用PDSA管理工具等，可降低住院患者静脉输液使用率并减少其不良反应事件发生。

一、P阶段

（一）主题选定

连续几年的《国家医疗服务与质量安全报告》显示我国二级以上医院住院患者静脉输液治疗比例居高不下，根据国家药品监督管理局发布的《国家药品不良反应监测年度报告（2019年）》，2019年我国药品不良反应事件报告中，通过注射给药造成的不良反应占62.8%；而在注射给药造成的不良反应中，静脉注射占92.5%，其他注射占7.5%。2019年及2020年药品不良反应如图3-1-18-1所示。静脉输液治疗的不合理使用，不仅不能改善患者治疗效果，还存在更多安全隐患，增加了不必要的医疗成本。本院通过对2020年第四季度全院静脉输液相关数据进行回顾性分析，发现住院患者静脉输液使用率均在90.33%以上。

（二）改进依据

1. 中国医院协会发布的《中国医院质量安全管理》要求"医师应严格掌握静脉输液指征，对患者是否需要静脉输液治疗进行评估，优先选用口服或经胃肠道给药、尽早停用输液或减少静脉液体输注量"。

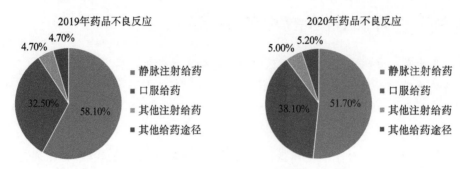

图 3-1-18-1　2019 年及 2020 年药品不良反应

2.《国务院办公厅关于印发深化医药卫生体制改革 2020 年下半年重点工作任务的通知》（国办发〔2020〕25 号）中要求，促进科学合理用药，优化和规范用药结构，促进优先配备使用国家基本药物，落实"能口服不肌注，能肌注不输液"。

3.《国家卫生健康委办公厅关于印发 2021 年国家医疗质量安全改进目标的通知》（国卫办医函〔2021〕76 号）中改进目标，降低住院患者静脉输液使用率。

（三）监测指标

住院患者静脉输液使用率。

（四）指标定义

$$住院患者静脉输液使用率 = \frac{使用静脉输液住院患者例数}{同期住院患者总数} \times 100\%$$

（五）目标值

2021 年 7 月开始静脉输液使用率 ≤ 88%。

（六）现况值

2020 年第四季度静脉输液使用率平均值为 90.33%。

（七）预期延伸效益

制定实施方案 2 项、管理办法 1 项，发表论文 1 篇。

（八）原因分析

采用鱼骨图从"人、机、法、环"四个方面进行全面原因分析，发现了合理用药规范性差、临床医生用药意识不全面、质控监管力度不足、宣传力度不够、预警拦截系统使用不足、考核激励机制不健全、多部门协调机制不健全、患者及家属不配合 8 条原因（图 3-1-18-2）。

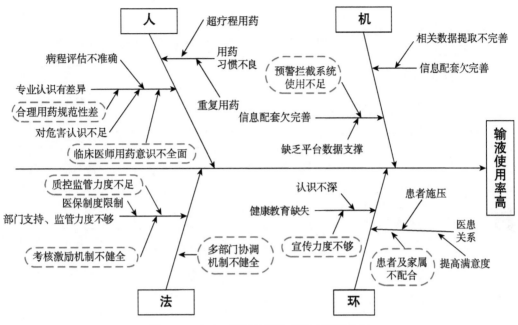

图 3-1-18-2　静脉输液使用率高原因分析

（九）真因验证

根据柏拉图（图 3-1-18-3），按照二八法则，找到占有 80% 的原因，将主要问题列入首先解决的计划。

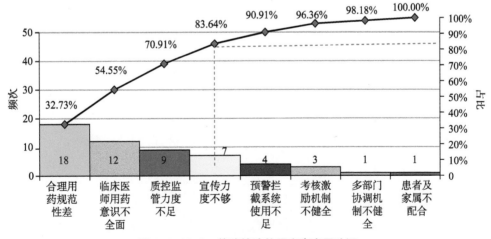

图 3-1-18-3　静脉输液使用率高真因验证

（十）对策计划

根据真因进行充分讨论，运用 5W2H 制定相应的实施计划与对策（表 3-1-18-1）。

表 3-1-18-1　5W2H 实施计划

Why	What	How	When	How often	Where	Who
合理用药规范性差	临床科室合理用药同质化管理达100%	拟定降低静脉输液使用率管理办法并实施，统一规范	2021年2月	每月	医务部、药学部	赵富伦、舒福杉
临床医生用药意识不全面	临床医师合理化用药考核达100%	对静脉输液管理办法及重点药物的临床合理使用进行技术规范专项培训及考核	2021年3月	每季度	医务部、临床科室	赵富伦、各科室主任
质控监管力度不足	医务部、药学部定期质控，有记录及反馈	药学部及医务部进行专项质控，对执行情况纳入绩效管理	2021年3—6月	每月	药学部、医务部、信息科	赵富伦、刘毅、罗红珊
宣传力度不够	健康宣教满意率达90%	通过多种形式开展输液安全意识、安全风险宣教	2021年4—6月	每季度	护理部	谢光云、薛新敏

二、D 阶段

（一）制定相关管理办法和无须输液病种清单

医务部、药学部拟定降低静脉输液使用率管理办法及重点药物临床合理使用技术规范，规范医师合理输液。医务部下发无须输液病种清单，各科室结合专科特点梳理无须输液病种，进行培训及实施（图 3-1-18-4）。

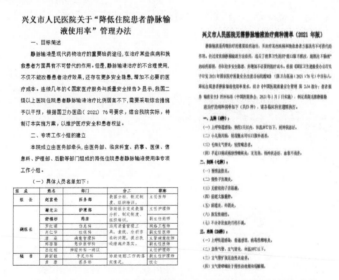

图 3-1-18-4　制定的相关管理办法及无须输液病种清单

（二）制定培训计划

医务部制定年度培训计划，对静脉输液管理办法及重点药物临床合理使用技术规范进行学习与培训，科室按照本科室输液质量管理进行专项培训（图 3-1-18-5）。

序号	培训内容	主讲科室	培训周期	培训方式	参加培训人员
1	十八项核心制度	医务部	一年1次	讲座	全院医务人员
2	病历书写规范	质控科	一年1次	讲座	全院医务人员
3	患者十大安全目标	医务部	一年1次	讲座	全院医务人员
4	抗菌药物临床应用管理	药学部	一年1次	讲座	全院临床医师
5	不良事件报告制度	质控科	一年1次	讲座	全院医务人员
6	静脉输液管理办法	药学部	一年1次	讲座	全院医务人员

手足外科学习计划安排表

时间	学习内容	主讲人	学时	学习形式	考核方式
2021年01月19日	学科建设	科主任	1-2学时	座谈	个人2020年总结及2021年目标规划
2021年02月19日	党建和党风廉政建设	护士长	1-2学时	线下	心得体会(不少于300字)
2021年03月19日	科室医疗质量管理与安全	科主任	1-2学时	线下	庭抽考核
2021年04月19日	手卫生及医院感染自身防护落实	护士长	1-2学时	线下	笔试
2021年05月01日	执疗纠纷的防范	科主任	1-2学时	线下	笔试
2021年05月15日	十八项核心制度	刘悦臣	1-2学时	线下	笔试
2021年06月01日	抗菌药物合理使用及手足外科抗生素使用细则、医疗废物处理细则	科主任	1-2学时	线下	笔试

图 3-1-18-5　静脉管理办法及重点培训安排表

（三）药学部及医务部进行专项质控，对执行情况纳入绩效管理

1. 信息科完善统计、监测系统，通过 HIS、PASS、国家药品不良反应监测系统进行统计，确保数据收集准确、及时，使用审方干预、医嘱拦截系统预警干预不合理用药（图 3-1-18-6）。

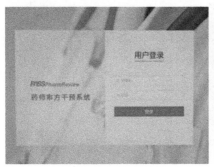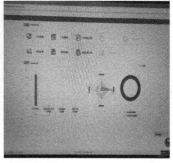

图 3-1-18-6　相关统计及监测系统

2. 药学部通过对平均每床日输液量（瓶）、静脉输液药费占比（％）、抗菌药物输液使用率及使用强度、中药注射剂输液使用率等数据进行监控管理，以保证静脉治疗的安全性和合理性。

3. 药学部及医务部将合理静脉输液纳入专项质控进行监管，每月有质控反馈及分析。根据考核结果，落实科主任及当事人负责制（图 3-1-18-7）。

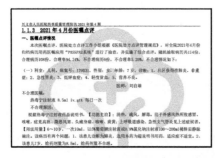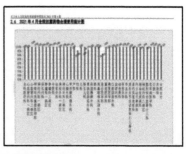

图 3-1-18-7　药学部质量管理简讯

（四）将输液安全纳入健康教育内容

通过 317 护理平台、医院 LED 显示屏等多种形式开展关于输液安全意识、安全风险宣教。

三、S 阶段

通过运用 PDSA 管理工具降低住院患者静脉输液使用率，平均住院患者输液使用率由 90.33% 下降至 88.7%，由于项目开展时间较短，虽未达到预期目标值 ≤ 88%，但是改善有效（图 3-1-18-8）。

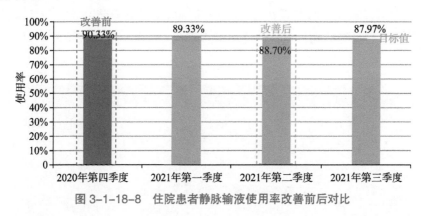

图 3-1-18-8　住院患者静脉输液使用率改善前后对比

四、A 阶段

本院通过运用 PDSA 管理工具降低住院患者静脉输液使用率，已取得初步成效，通过医、药、护等多部门联合，规范合理用药，进行预警监控，加强质量控制及宣传教育等多项措施，使平均住院患者输液使用率由改善前的 90.33% 下降至 88.7%，已制定相关实施方案 2 项、管理办法 1 项、使用规范 1 项（图 3-1-18-9）。

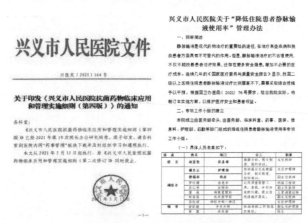

图 3-1-18-9　制定相关实施方案、管理办法及使用规范

五、项目团队介绍

此项目团队由医务部、药学部、护理部、信息部及临床科室人员组成，实现医、药、护紧密协作。党委书记、院长亲自挂帅，医务部负责总体规划和总体部署；医务部主任、药学部和护理部人员分管推进工作；医务部负责建设制度，完善体系，药学部、护理部、信息部具体推进落实；其他临床科室负责人执行并反馈，协助项目推进。项目组成员均具有从事医院管理决策实践经历、具有本科及以上学历或是有中高级专业技术职称的医院管理领域专家（图 3-1-18-10）。

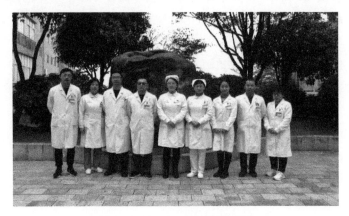

图 3-1-18-10　项目团队成员

参考文献

[1] 国家药品不良反应监测年度报告（2019 年）. 国家药品监督管理局，2020.

案例十九　提高病案首页填写规范率

项目负责人：广东省深圳市前海蛇口自贸区医院　肖丽勤，秦佩，田伟娟
项目起止时间：2019年1月—2021年12月

概述

1. 背景和目的：通过对国务院办公厅印发《关于加强三级公立医院绩效考核工作的意见》的解读，需要医院注重病案首页数据质量。本院病案首页填写存在信息不完整、诊断不规范等问题，规范率较标杆医院还存在差距，提高首页填写规范率可以为专科评价和付费方式改革提供客观、准确、高质量的数据。

2. 方法：运用PDSA质量管理工具，制定病案首页填写规范率指标。采取完善制度，定期召开病案首页数据质量研讨会，优化在线病案质控平台，加强病案首页专科、专项培训等系列措施。

3. 结果：病案首页填写规范率每月达93%，住院病案首页数据填写完整、全面，准确体现住院病历内容。

4. 结论：PDSA使病案首页填写规范率得到提高，为专科评价和付费方式改革提供客观、准确、高质量的数据。

一、P阶段

（一）主题选定

通过对本院病案首页存在问题的数据收集发现，病案首页填写存在基本信息填写不全、主要诊断与主要手术不一致、病理结果空项等不规范问题，若不对病案首页填写规范进行改进，病案首页数据的完整性将受到影响，从而影响医院的医疗质量安全和精细化、信息化管理。

（二）改进依据

《住院病案首页数据填写质量规范（暂行）（2016版）》（国卫办医发〔2016〕24号）中要求"住院病案首页填写应当客观、真实、及时、规范，项目填写完整，准确反映住院期间诊疗信息。"

（三）监测指标

病案首页填写规范率。

（四）指标定义

$$病案首页填写规范率 = \frac{检查中病案首页数据填写规范例数}{同期检查出院病案总数} \times 100\%$$

（五）目标值

2019 年开始维持在 93%。

（六）现况值

2018 年病案首页填写规范率平均值为 84%。

（七）预期延伸效益

制定 SOP 1 个，发表论文 1 篇。

（八）原因分析

运用鱼骨图进行原因分析（图 3-1-19-1）。找出 7 个主要原因：急诊患者信息提供不完整、质控系统落后、培训不足、病理回报不及时、质控落实不到位、住院收费处未及时补录基本信息、编码员发现问题未与临床医生直接沟通。

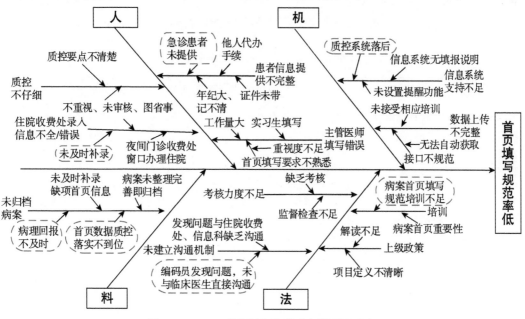

图 3-1-19-1 首页填写规范率低的原因分析

（九）真因验证

据柏拉图分析（图 3-1-19-2），按照二八法则，将主要问题列入首先解决的计划。

（十）对策计划

根据真因，运用 5W2H 制定相应的实施计划与对策（表 3-1-19-1）。

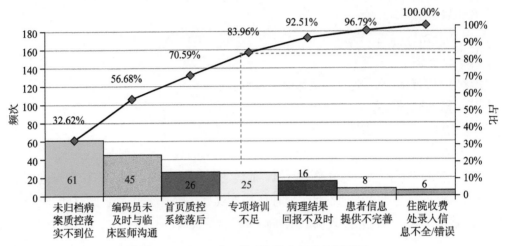

图 3-1-19-2　首页填写规范率低的真因验证

表 3-1-19-1　5W2H 实施计划

Why	What	How	When	How often	Where	Who
未归档病案质控落实不到位	完善首页质控的闭环流程	完善病案首页数据质控流程	2019 年 9 月	每月	病案管理科	肖丽勤
						陈丹凤
						田伟娟
质控落实不到位、编码员发现问题未及时与临床医师和相关科室沟通	基于数据，定期召开病案首页数据质量研讨会	成立专职质控小组，将数据分析与病案质控相结合，定期组织召开质控结果反馈会	2019 年 10 月	每月	临床科室	肖丽勤
首页质控系统落后	利用信息化技术完善监管流程，优化在线病案质控平台	组织病案首页改造专项会；建立医疗信息沟通机制；优化在线质控平台	2019 年 12 月	每月	临床科室	肖丽勤
专项培训不足	加强病案首页专科、专项培训	加强培训质控人员和编码员	2020 年 2 月	每月	临床科室	肖丽勤
		开展 DRG 相关培训				病案管理员

二、D 阶段

（一）完善病案首页数据质控流程

改进和完善病案首页质控流程（图 3-1-19-3）。

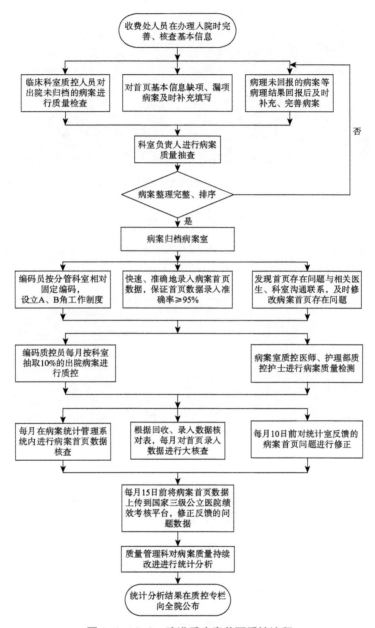

图 3-1-19-3 改进后病案首页质控流程

（二）基于数据，定期召开病案首页数据质量研讨会

成立质控小组，定期组织召开质控结果反馈会（图 3-1-19-4）。

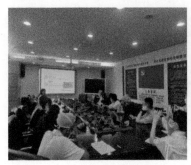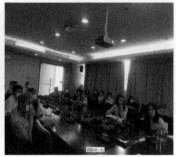

图 3-1-19-4　质控结果反馈会现场

（三）利用信息化技术完善监管流程，优化在线病案质控平台

1. 成立病案首页改造专班小组，定期组织医疗信息沟通协调会，针对首页存在的信息需求与信息科进行现场沟通讨论（图 3-1-19-5）。

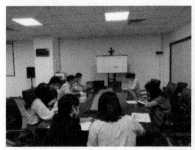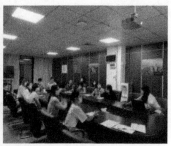

图 3-1-19-5　医疗信息沟通协调会现场

2. 优化在线质控平台，购买医院绩效考核工作平台系统，编码员每月对系统反馈的首页问题进行分析与讨论学习（图 3-1-19-6）。

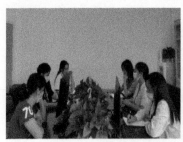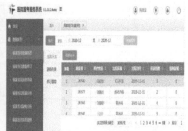

图 3-1-19-6　平台系统截图与编码员讨论学习现场

（四）加强病案首页专科、专项培训，建立与临床的沟通机制

1. 加强质控人员和编码员培训，编码人员全员获得编码培训合格证书（图 3-1-19-7）。

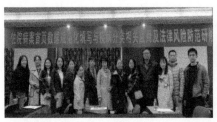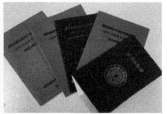

图 3-1-19-7 培训班现场图和编码员合格证书

2. 开展 DRG 相关培训，组织职能部门和各临床科室参加 C-DRG 系列网络培训课程 6 次，共计 2466 人次参与培训（图 3-1-19-8）。

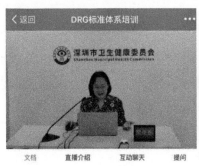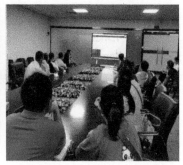

图 3-1-19-8 C-DRG 培训现场

3. 病案室结合各科室 DRG 入组情况进行分析，利用微信群及现场会等多种形式对临床科室进行培训，协助科室进一步分析首页数据和指导首页规范化填写（图 3-1-19-9）。

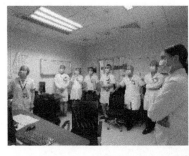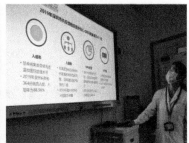

图 3-1-19-9 病案室开展培训现场

三、S 阶段

通过对策实施后，病案首页数据完整率、规范率相比 2018 年有较大提升，根据数据统计，病案首页填写规范率由 84.00% 提高至 94.23%（图 3-1-19-10）。

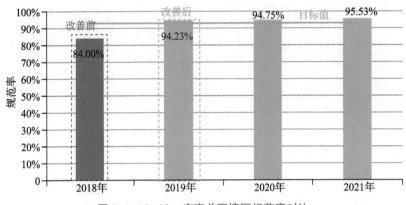

图 3-1-19-10　病案首页填写规范率对比

四、A 阶段

经效果确认，实施对策为有效对策，增强了团队凝聚力，全体成员团结协作，推进了相关流程及制度的落实，并将病案首页质控流程予以标准化，制定《病案管理质量控制制度》。

五、项目团队介绍

此项目团队由质量管理科、病案管理科、信息科与临床科室质控医师组成，团队成员均具有丰富的病案首页质控经验。在分管副院长肖军的亲自督导下，质量管理及综合运营部副部长和病案管理科主任负责项目的统筹协调，质量管理科和信息科人员负责项目推进，临床科室质控医师和病案管理人员执行并反馈，团队团结协作、有效沟通、积极配合，加强了病案各级的质量控制，切实提高了病案首页填写规范率（图 3-1-19-11）。

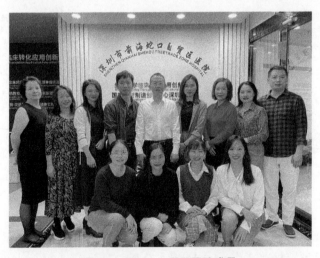

图 3-1-19-11　项目团队成员

案例二十 提高病案首页主要诊断编码正确率

项目负责人：浙江省义乌市中心医院 陈梦燕，胡璟昊

项目起止时间：2020年7月—2021年9月

概述

1. 背景和目的：随着医疗卫生体制改革的持续推进与不断深化，医院的管理模式也在不断发生改变。目前新的医保支付方式（DRGs和DIP）、国家公立医院绩效考核及公立医院评审评价注定是未来医疗领域的焦点，而病案首页在医疗大数据时代将发挥巨大的作用。因此，做好病案首页质量的管理尤为重要。本院组织专家组对病案首页质量进行专项督查，其主要问题在于主要诊断编码错误。

2. 方法：运用PDSA质量管理工具，制定病案首页主要诊断编码正确率指标。基于信息化建立六级质控流程，落实培训等措施，全方位提升病案首页主要诊断编码正确率。

3. 结果：数据监测对比结果显示成效显著，质控流程进一步完善，病案首页主要诊断编码正确率提高至98%以上。

4. 结论：应用PDSA质量管理工具，基于信息化改善质控流程，可有效提高病案首页主要诊断编码正确率。

一、P阶段

（一）主题选定

本院组织专家组对病案首页质量进行了专项督查，共查检2020年7月出院病历5677份，其中主要诊断编码错误187份，病案首页主要诊断编码正确率为96.71%，严重影响病案首页数据质量。

（二）改进依据

1. 《疾病和有关健康问题的国际统计分类》中诊断和编码的对照及分类。

2. 《住院病案首页数据质量管理与控制指标（2016版）》中明确主要诊断编码正确率的定义、计算公式及说明。

（三）监测指标

病案首页主要诊断编码正确率。

（四）指标定义

$$病案首页主要诊断编码正确率 = \frac{主要诊断编码正确的病案数}{检查出院病案总数} \times 100\%$$

（五）目标值

2021年第二季度开始维持在98%以上。

（六）现况值

2020年第三季度为96.71%。

（七）预期延伸效益

制定SOP 2个，发表宣传稿1篇。

（八）原因分析

运用鱼骨图进行原因分析（图3-1-20-1）。小组成员通过讨论找到7个主要原因，分别为高年资编码员少、临床知识不足、无信息化审核、存在无效诊断名称、未系统化培训、考核力度不足、工作流程不规范。

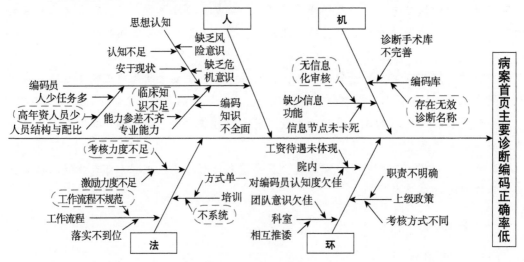

图3-1-20-1 病案首页主要诊断编码正确率低的原因分析

（九）真因验证

根据柏拉图（图3-1-20-2），按照二八法则，找到占有80%的原因，将主要问题（工作流程不规范、无信息化审核、临床知识不足）列入优先解决的计划。

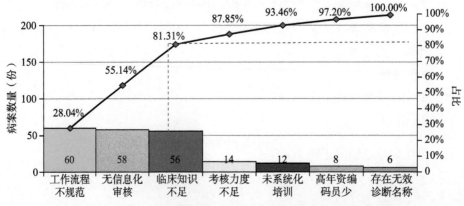

图3-1-20-2 决议病案首页主要诊断编码正确率低的真因验证

（十）对策计划

根据真因进行充分讨论，运用5W2H制定相应的实施计划与对策，进入执行阶段
（表3-1-20-1）。

表 3-1-20-1　5W2H 实施计划

Why	What	How	When	How often	Where	Who
编码组工作流程不规范	编码组工作流程完善	制定编码组日常工作流程	2020年9月	1次	病案室	陈梦燕
无病案首页信息化审核	病案首页信息化审核	增加信息化智能审核环节	2020年12月	1次	病案室	胡璟昊
编码员临床知识不足	编码组临床知识满足编码需要	定期开展业务学习	2021年3月	每月	病案室	吴静

二、D 阶段

（一）制定编码组日常工作流程

制定编码员日常工作流程（图3-1-20-3），规范编码员的信息审核、编码、校对、
沟通反馈、新增编码流程，对每份出院病历病案首页进行编码与质控。

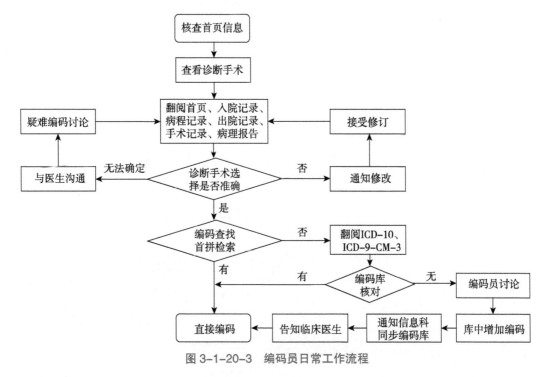

图 3-1-20-3　编码员日常工作流程

（二）增加信息化智能审核环节

引进病案首页全流程质控管理平台、DRGs 绩效考核系统（院内版），从病案首页数据质量、诊断手术编码质量、DRGs 入组情况三个维度对病案首页数据质量进行综合分析评价，进一步提高准确率。

（三）定期开展业务学习

制定《编码组业务学习制度》，制定业务学习计划，落实编码员业务学习（图 3-1-20-4）。

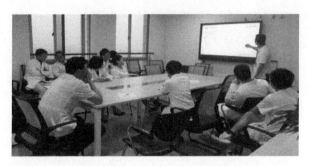

图 3-1-20-4　业务学习照片

三、S 阶段

改进前为院科二级质控流程，现改进后为六级质控流程（图 3-1-20-5），确保了病案首页主要诊断编码正确性。病案首页主要诊断编码正确率从改善前 96.71% 提升至 99.43%（图 3-1-20-6）。

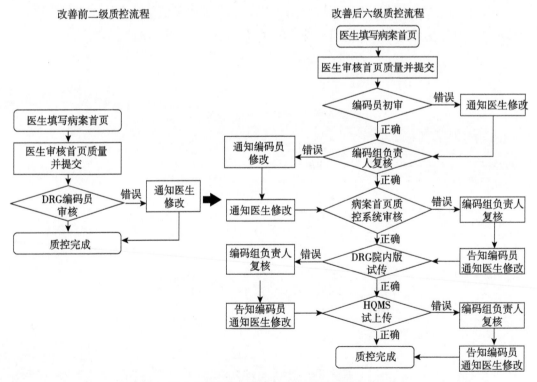

图 3-1-20-5　改善前后质控流程对比

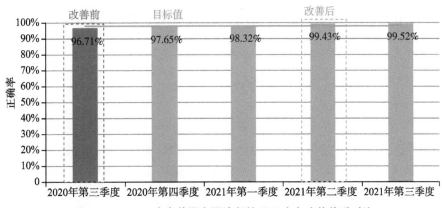

图 3-1-20-6 病案首页主要诊断编码正确率改善前后对比

四、A 阶段

本次活动共制定了 3 项规章制度、2 项标准化流程:《DRGs 编码组日常工作机制》《DRGs 编码组业务学习制度》,病案首页主要诊断的编码与审核趋于标准化、同质化。

五、项目团队介绍

本项目团队隶属义乌市中心医院,由质量管理中心主任陈梦燕牵头组织,负责总体规划和部署,成员来自质量管理中心、医务科、大内科、大外科,具有较为丰富的质量改进经验,多部门协同协作,分工明确,在解决问题上更加全面和细致(图 3-1-20-7)。

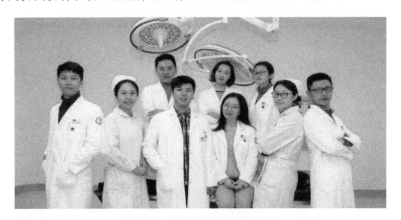

图 3-1-20-7 项目团队成员

参考文献

[1] 李文强,危华冰,莫夏丽,等. 住院病案首页主要诊断及主要手术填写的质量改进. 中国病案, 2020,21(9):8-10.

案例二十一　PDSA 循环降低医院病案首页数据错误率

项目负责人：山东省潍坊市益都中心医院　车力凡，王建伟

项目起止时间：2019 年 6 月—2020 年 12 月

概述

1. 背景和目的：2019 年国家开展三级公立医院绩效考核工作，病案首页信息质量直接影响医院排名。本院病案首页信息数据空缺项、逻辑校验错误项多，疾病诊断和手术操作名称及编码问题突出，严重影响三级公立医院绩效考核、医院评审和 DRG 绩效考核等工作开展。

2. 方法：运用 PDSA 质量管理工具，制定医院病案首页数据错误率指标。采取推进多部门协调机制落实、推进电子病历系统功能改进、统一疾病和手术编码、强化病案首页填写培训、统一多系统接口标准，建立病案首页数据全流程监测体系等系列措施以降低医院病案首页数据错误率。

3. 结果：2020 年 12 月医院病案首页数据错误率下降至 0.03%，2021 年病案首页数据错误率下降至 0.01%，病案首页质控信息化预警提示功能运行良好，病案首页数据质量得到有效提升。

4. 结论：PDSA 循环理念指导下逻辑校验信息系统的推行，有效提升了病案首页信息质量。

一、P 阶段

（一）主题选定

2019 年，国家启动了三级公立医院绩效考核工作，根据工作要求，医院上传 2016—2018 年病案首页数据，根据 HQMS 系统反馈，本院病案首页错误率为 79.11%。

（二）改进依据

1. 国务院办公厅《关于加强三级公立医院绩效考核工作的意见》（国办发〔2019〕4 号）要求："各地要加强病案首页质量控制和上传病案首页数据质量管理，确保考核数据客观真实。"

2. 国家卫生健康委办公厅下发了《关于按照属地化原则开展三级公立医院绩效考核与数据质量控制工作的通知》（国卫办医函〔2019〕668 号）文件，要求各医疗机构立即自查自纠并切实提升病案首页数据质量。

（三）监测指标

病案首页数据错误率。

（四）指标定义

$$病案首页数据错误率 = \frac{首页出现逻辑校验错误的病案数}{同期总出院患者病案数} \times 100\%$$

（五）目标值

2020 年 12 月实现病案首页数据错误率 ≤ 1%。

（六）现况值

2018 年度出院患者病案首页数据错误率为 79.11%。

（七）预期延伸效益

制定 SOP 1 个，发表论文 2 篇，会议投稿 1 篇，发表宣传稿 4 篇等。

（八）原因分析

运用鱼骨图进行原因分析（图 3-1-21-1）。找到 10 个主要原因，分别为重视程度不足、多部门协作机制落实不到位、电子病历系统功能不全、疾病和手术编码未统一、培训不到位、接口标准不统一、病案首页数据监测体系缺失、上报审核机制不健全、奖惩机制不到位、数据手册未建立。

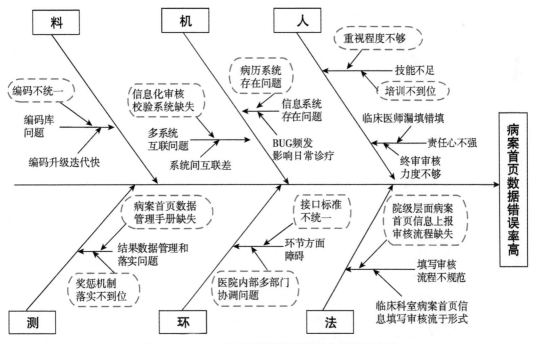

图 3-1-21-1 病案首页数据错误率高的原因分析

（九）真因验证

根据柏拉图（图 3-1-21-2），按照二八法则，找到占有 80% 的原因，将主要问题列入首先解决的计划。

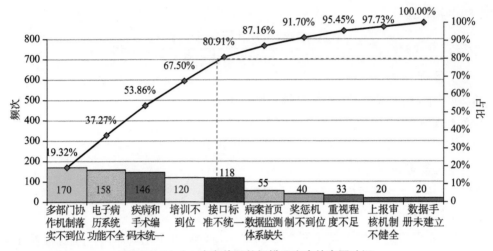

图 3-1-21-2　病案首页数据错误率高的真因验证

（十）对策计划

根据真因充分讨论，运用5W2H制定相应计划与对策（表3-1-21-1）。

表 3-1-21-1　5W2H 实施计划

Why	What	How	When	How often	Where	Who
多部门协作机制落实不到位	多部门协调机制效能高	成立病案首页数据质量治理工作组	2019 年 7 月	每年度	第二会议室	车力凡
		召开工作组会议	2019 年 7 月	每季度	第二会议室	王建伟
电子病历系统功能不全	电子病历系统功能达到四级	电子病历系统升级，电子病历评级和互联互通成熟度评测	2019 年 7 月—2020 年 12 月	每年度	网络信息服务中心	刘超
疾病和手术编码未统一	疾病和手术编码与国标一致	按照国家三级公立医院绩效考核要求统一疾病和手术编码库	2019 年 7—8 月	每年度	信息统计室	王小芹
培训不到位	临床医师熟悉病案首页填写规则	强化院科两级培训和疾病编码员包靠科室制度	2019 年 9 月—2020 年 12 月	每半年	病案管理科	孙增礼
接口标准不统一，病案首页数据监测体系缺失	统一多系统接口标准，建立病案首页数据全流程监测体系	根据多系统分别建立共性和个性标准，自主研发病案首页逻辑校验系统和数据治理手册	2019 年 9 月—2020 年 12 月	每年度	质量控制部	王建伟

二、D 阶段

1. 成立病案首页数据质量治理工作组，推进多部门协调机制建设，组织召开协调会议，进行责任分工，明确工作要求，做到考核数据客观真实，确保一数一源、同数同源、数出一门（图 3-1-21-3）。

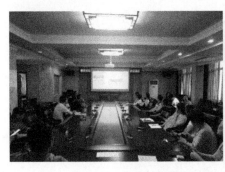
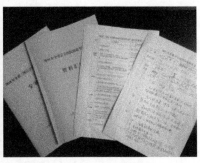

图 3-1-21-3　病案首页数据治理工作组会议及多部门协调会议纪要

2. 推进电子病历评级工作，自主研发并完成电子病历病案首页空缺项和逻辑校验信息化模块上线，对病案首页数据空缺和错误项进行自动检查与预警提示（图 3-1-21-4）。

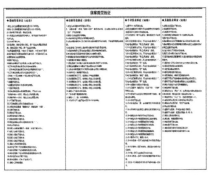
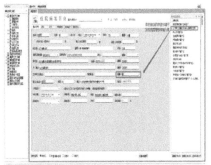

图 3-1-21-4　自主研发电子病历病案首页空缺项和逻辑校验信息化模块

3. 多部门参与，根据国家要求统一升级疾病和手术操作编码库。

4. 强化培训管理，多次举办病案首页项目逻辑校验和疾病主要诊断编码培训班；加强临床医师编码培训，落实编码员包靠临床制度，主动与临床沟通（图 3-1-21-5）。

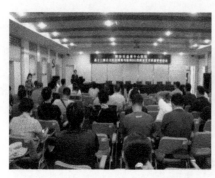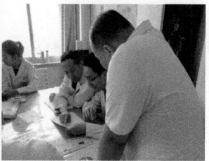

图 3-1-21-5　病案首页填写培训及编码员包靠科室工作

5. 根据 HQMS、DRGs、卫生统计报表等接口标准，对电子病历、医嘱系统等数据库进行规则维护，降低病案首页数据漏报率；建立并不断完善病案首页数据监测体系，建立数据手册，重建数据报表，保证数据质量；定期反馈信息数据，为医院、科室工作持续改进提供依据。

三、S 阶段

通过以上系列措施，医院病案首页数据错误率自 2018 年的 79.11% 降低至 2020 年的 0.03%，2021 年病案首页错误率为 0.01%（图 3-1-21-6）。

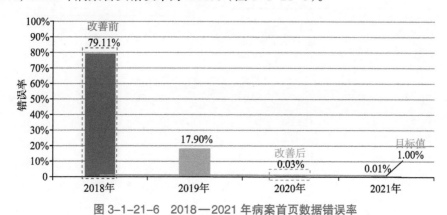

图 3-1-21-6　2018—2021 年病案首页数据错误率

四、A 阶段

通过建立病案首页管理多部门协调机制（图 3-1-21-7），工作效能得到了提升，病案首页数据错误率降至 0.01%。通过参加国家和山东省持续改进项目竞赛，将此管理模式推广到其他医疗机构，同时进行成果转化发表论文 2 篇。

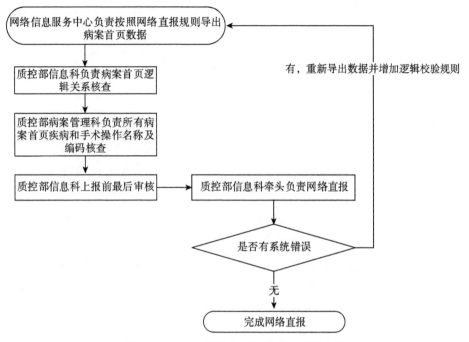

图 3-1-21-7 医院病案首页直报质控流程

五、项目团队介绍

此项目团队由质控部、医务处、护理部、网络信息服务中心、财务处和临床科室病案管理人员组成，实现多部门协调紧密协作。质控部负责总体规划和总体部署；质控部、医务处、护理部、网络信息服务中心负责设计流程、建设制度，完善体系，具体推进落实；财务处负责根据病案质量检查结果落实奖惩；其他临床科室负责人执行并反馈，协助体系推进。项目组成员均具有从事医院管理决策实践经历，具有本科及以上学历或是有中高级专业技术职称的医院管理领域专家（图 3-1-21-8）。

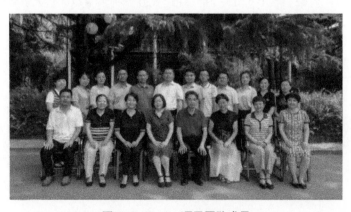

图 3-1-21-8 项目团队成员

案例二十二　运用 PDSA 循环缩短出生医学证明高峰时段等候时间

项目负责人：河北省石家庄市妇产医院、石家庄市第四医院　张凤菊

项目起止时间：2020 年 7 月—2021 年 12 月

概述

1. 背景和目的：本院为河北省唯一一所三级甲等妇产专科医院，拥有 3 个院区，年分娩量居全国医疗机构之首。谈固院区出生医学证明办理处自 2019 年 2 月实行"无午休、无假日"办理，本院因分娩量持续增加，仍存在高峰时段排队等候时间较长现象，日签发量最高达 107 例。通过信息化助力、服务关口前移等举措助力家属快捷完成出生医学证明办理。

2. 方法：运用 PDSA 质量管理工具，制定高峰时段平均等候时长目标值。通过开展线上预约、床旁信息审核、线上线下多种方式宣传、规范标准化模板等措施缩短高峰时段办证家属的等候时间。

3. 结果：出生医学证明高峰时段平均等候时长缩短至 9.63 分钟，达到目标值。

4. 结论：PDSA 有效缩短了出生医学证明高峰时段办证等候时间，改善了产妇家属的办证体验。

一、P 阶段

（一）主题选定

对 2020 年 5 月 6 日至 2020 年 6 月 30 日（共计 56 天）办理出生医学证明的 3183 名家属进行数据统计。发现 3 个高峰时段，分别为 9：00—10：00、10：00—11：00、15：00—16：00。随即对高峰时段的 1664 名办证家属进行等候时长的统计，平均等候时长为 16.52 分钟，其中等候时长 10～15 分钟、15～20 分钟为重点改善人群（图 3-1-22-1）。

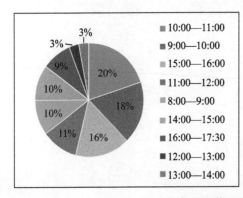
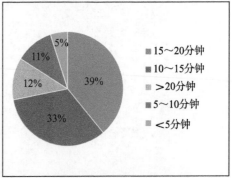

图 3-1-22-1　出生医学证明高峰时段等候时长数据统计

（二）改进依据

1.《三级妇产科医院评审标准（2011 年版）实施细则》（冀卫规医政〔2013〕1 号）第 2.2.1.1 条款：优化门诊布局结构，完善门诊管理制度，落实便民措施，减少就医等待，改善患者就医体验。

2.《关于在全国医疗卫生系统开展"三好一满意"活动的通知》（卫医政发〔2011〕30 号）文件明确指出：挂号、收费、取药等服务窗口等候时间不超过 10 分钟。

（三）监测指标

出生医学证明高峰时段（9：00—10：00、10：00—11：00、15：00—16：00）等候时间。

（四）指标定义

$$出生医学证明高峰时段平均等候时间 = \frac{高峰时段办证家属等候总时长}{高峰时段办证家属总人数}$$

（五）目标值

2021 年第二季度开始高峰时段平均等候时长不超过 10 分钟。

（六）现况值

2020 年第二季度高峰时段平均等候时长为 16.52 分钟。

（七）预期延伸效益

发表宣传稿 1 篇。

（八）原因分析

运用鱼骨图原因分析找到 9 个要因（图 3-1-22-2）：扎堆办理、分娩量增大、疑难情况与正常情况同一窗口办理、工作人员不足、特殊情况说明、告知流程用时长、书写能力不足、信息错误、病区打印首签表。

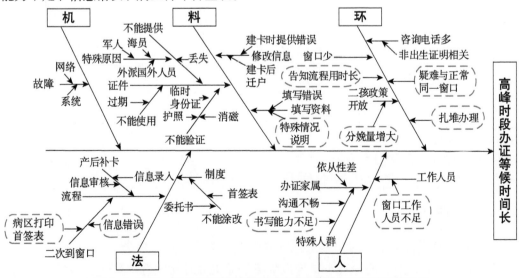

图 3-1-22-2 出生医学证明高峰时段家属等候时间长的原因分析

（九）真因验证

根据二八法则找到占有 80% 的原因（图 3-1-22-3），优先解决。

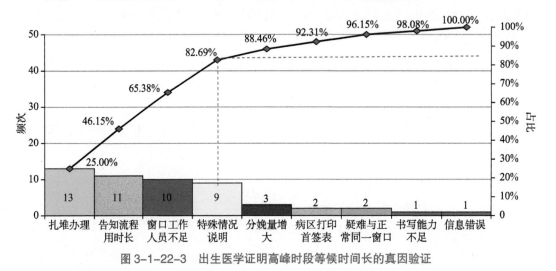

图 3-1-22-3　出生医学证明高峰时段等候时间长的真因验证

（十）对策计划

根据真因充分讨论，运用 5W2H 制定计划与对策（表 3-1-22-1）。

表 3-1-22-1　5W2H 实施计划

Why	What	How	When	How often	Where	Who
扎堆办理	有序办理	开展线上预约服务、床旁信息审核服务，有效分流办证家属	2020 年 9 月	每日	产科病区	张凤菊、柏天英
告知流程用时长	多方式早告知，缩短办理用时	公众号推送流程	2020 年 9 月	每日	出生医学证明办理处；产科相关区域	郝苗
		线上线下宣讲授课；发放宣传资料；制作视频循环播放	2020 年 9 月	每日		张晶杰、袁梦
		表格筛选、提醒，避免超过 1 年办理	2020 年 9 月	每月		冯博瑶
工作人员不足	增加工作人员	高峰时段增加工作人员，增开窗口	2020 年 9 月	每日	出生医学证明办理处	于静
特殊情况说明	提高书写效率	简化部分情况说明，分类整合制作标准化模板	2020 年 9 月	每月	出生医学证明办理处	王洋

二、D 阶段

（一）开展多种方式分时段线上预约服务、床旁信息审核服务

2020 年 8 月 31 日在石家庄市首推出生医学证明分时段预约办理服务，可通过四种

方式（图3-1-22-4）免费预约未来30天内的号源，享受预约时段优先办理。每日常态化开展床旁信息审核服务，指导预约，告知办理注意事项。于2021年2月16日增加当日预约功能，12点前可预约当日下午的号源。

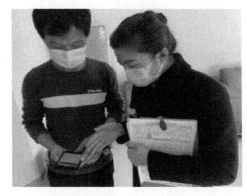

图 3-1-22-4　出生医学证明预约方式及床旁信息审核服务

（二）多种方式提前宣传告知，缩短窗口办理用时

1. 创建"市四院谈固院区出生医学证明"微信公众号，推送相关政策、办理流程、注意事项等，每日专人"一对一线上答疑"，搭建良好的沟通平台，目前已有3万余人关注。

2. 工作人员每日在产科门诊、产房及手术室等候区进行出生医学证明宣讲，每月在孕妇学校线上线下授课（图3-1-22-5），各产科区域公示相关办理流程，发放办理须知。宣教视频每日在孕妇学校及产科相关区域循环播放，提高公众对出生医学证明的认识。

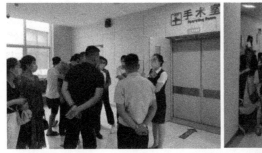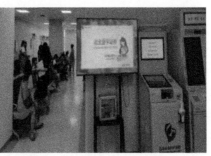

图 3-1-22-5　出生医学证明工作人员在各区域进行宣讲，循环播放视频

3. 电话提醒办理服务（图3-1-22-6）。根据冀卫规〔2018〕5号文件规定"超过一年及以上办理出生医学证明需提供具有司法行政部门登记公告的鉴定机构出具的亲子鉴定意见书"。通过表格筛选出生9个月未办理出生医学证明的人员信息进行电话提醒，有效避免了办理超过1年及以上的业务，既简化了流程、节省了时间，也为其节省亲子鉴定费用。

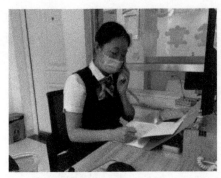
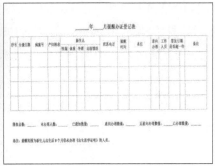

图 3-1-22-6　电话提醒，避免办理超过 1 年及以上业务

（三）高峰时段增加工作人员

高峰时段 9：00—10：00、10：00—11：00、15：00—16：00 增加工作人员，增开 3 号窗口，提高工作效率，缩短家属等待时间。

（四）简化"情况说明"，分类整合制作标准化模板

通过标准化模板，家属只需勾选符合自身情况的内容，填空书写，有效提高了办理效率，节省了办理时间。

三、S 阶段

经过多措并举，出生医学证明办理高峰时段平均等候时间由 16.52 分钟缩短至 9.63 分钟，达到目标值，等候时间明显缩短（图 3-1-22-7）。办证家属由改善前的窗口排队等候，改善为等候区坐等语音叫号，办证体验得到显著提升。

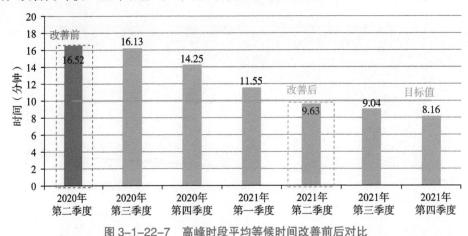

图 3-1-22-7　高峰时段平均等候时间改善前后对比

四、A 阶段

通过孕期孕妇学校宣教、分娩后床旁信息审核、公众号线上答疑的关口前移服务，

让孕妇及办证家属对出生医学证明早知晓，早准备。线上预约合理分流，避免办证家属聚集。高峰时段增开办理窗口，家属填写标准化模板，提高办理效率。多措并举，实现出生医学证明"全链条"优质管理，缩短办证家属等候时间，助力高效完成出生医学证明办理（图3-1-22-8）。并于2021年12月被河北省卫生健康委员会确定为首批出生医学证明管理优质服务单位。

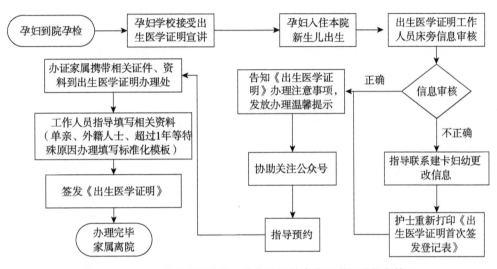

图 3-1-22-8 服务关口前移、优化流程的出生医学证明签发管理

五、项目团队介绍

本项目由科主任总体规划部署，联合门诊部、信息科、护理部协作配合，从制度建设、流程优化、信息支持、优质服务等方面系统推进。项目成员均为本科及以上学历，具有医院管理实践能力（图3-1-22-9）。

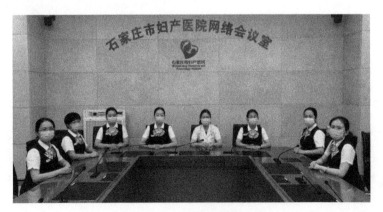

图 3-1-22-9 项目团队成员

案例二十三 从统计的视角提高手术及操作编码正确率

项目负责人：山东省临邑县人民医院 王润梅，尹永红

项目起止日期：2020年1月—2021年9月

概述

1. 背景和目的：随着大数据时代的到来，各级主管部门都希望通过数据就能了解、评价各家医院的医疗服务能力。医院发现从系统统计出来的手术量和三级、四级手术量都非常少，不能真实反映出医院的手术水平。探究手术相关数据统计的源头，发现根本原因是我院病案首页手术及操作编码的正确率低。提高手术及操作编码正确率，让每份病历均能体现实际的手术操作，确保手术相关数据统计的准确性，从而正确反映出医院的医疗服务能力。

2. 方法：运用PDSA质量管理工具，通过加强培训、督查、使用信息化拦截漏编和缺陷等手段规范病案首页填写，提高手术及操作编码正确率。

3. 结果：手术及操作编码正确率迅速稳步提高，达到98%，同时从源头上提高了数据质量，使我院的数据质量得到极大改善。

4. 结论：从手术统计的视角来发现问题，通过增进和临床科室的沟通、交流，借助信息化手段拦截问题，是提高病案首页手术及操作编码正确率的快速通道。

一、P阶段

（一）主题选定

2019年全院及各科室三级、四级手术例数统计见图3-1-23-1。发现系统统计的手术例数不能反映我院各科室的手术水平和诊治水平。

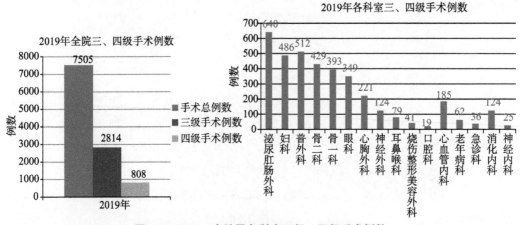

图 3-1-23-1 全院及各科室三级、四级手术例数

2020年第一季度，16个手术相关科室共上报了70类手术，共计700例手术，通过对比发现存在问题的手术有90例，其中各种原因漏编57例，手术级别编错22例，手术名称编码错误11例。手术及操作编码的正确率低，如不尽快整改，会直接影响我院数据统计上报的准确性，同时不能在国家、省、市绩效考核中正确反映出医院的诊疗水平；也直接影响到将来的DIP或者DRG入组率。

（二）改进依据

1. 国家卫生健康委办公厅《关于印发住院病案首页数据填写质量规范（暂行）和住院病案首页数据质量管理与控制指标（2016版）的通知》（国卫办医发〔2016〕24号）中有关病案首页数据质量与控制指标共10条，其中第三条，第七条均是对手术及操作选择正确率的要求。

2. 2019年《国务院办公厅关于加强三级公立医院绩效考核工作的意见》（国办发〔2019〕4号）中明确了三级公立医院绩效考核指标，三级指标55项，其中有7项指标的数据直接来源是病案首页，其中5项指标均反映医院手术水平。

（三）监测指标

手术及操作编码正确率。

（四）指标定义

$$手术及操作编码正确率 = \frac{手术及操作编码正确的病案数}{检查有手术及操作的出院病案总数} \times 100\%$$

（五）目标值

2021年第一季度的手术及操作编码正确率≥97%。

（六）现况值

2020年第一季度手术及操作编码正确率为87.14%。

（七）预期延伸效益

会议投稿2篇。

（八）原因分析

运用鱼骨图进行原因分析（图3-1-23-2）。小组成员通过讨论找到七个主要原因，分别为培训不到位或不会编、多台手术只编1台而漏编其他、手术名称错误与编码不匹配系统无拦截、手术级别错误系统无拦截、无督查标准或督查指导不到位、用简拼调取编码不方便或找不到对应的编码、病案首页未纳入绩效考核。

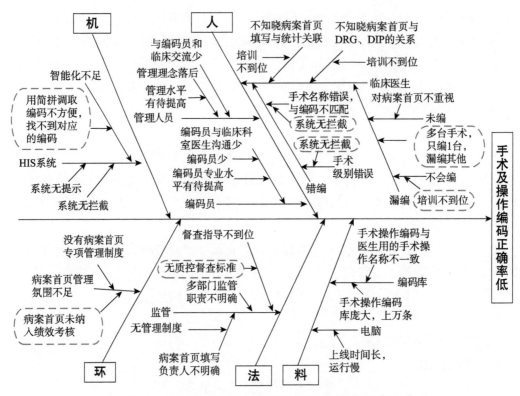

图 3-1-23-2　手术及操作编码正确率低的原因分析

（九）真因验证

根据柏拉图（图 3-1-23-3），按照二八法则，找到占有 80% 的原因，将主要问题列入首先解决的计划。

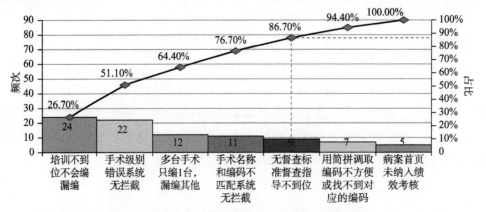

图 3-1-23-3　手术及操作编码正确率低的真因验证

（十）对策计划

根据主要原因进行充分讨论，运用 5W2H 制定相应的实施计划与对策，进入执行阶段（表 3-1-23-1）。

表 3-1-23-1　5W2H 实施计划

Why	What	How	When	How often	Where	Who
培训不到位，不会编	手术及操作编码选择正确率达到97%以上	在全院及各科室进行病案首页编码专项培训	2020 年 3—12 月	每月	质管办、病案室	王润梅
手术级别错误，系统无拦截	手术级别选择错误率降至 0	医师调取手术编码后，系统禁止修改手术级别	2020 年 4 月	适时拦截	信息控制科、质管办	尹永红、王润梅
多台手术，只编 1 台，漏编其他	手术及操作漏编率降至 0	有手术相关费用，必须进行手术操作编码，方可提交病案首页	2020 年 4 月	适时拦截	信息控制科、质管办	尹永红、王润梅
手术名称错误与编码不匹配，系统无拦截	手术名称与编码匹配率达到100%	医师调取手术编码后，系统禁止修改名称	2020 年 4 月	适时拦截	信息控制科、质管办	尹永红、王润梅
无督查标准，督查指导不到位	增加督查频次，每月督查	制定病案首页专项督查制度及标准，每月发布督查通报，指出编码错误并指导正确编码	2020 年 4 月	每月	病案室	王润梅

二、D 阶段

（一）加强病案首页的专项培训并制定专项培训计划

自 2020 年 3 月开始，近一年的时间，举行全院培训 2 次，到各临床科室培训交流 26 次（图 3-1-23-4）。交流过程中通过讲解实际案例，全院人员的编码水平得到了快速提高。

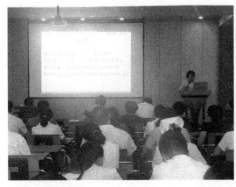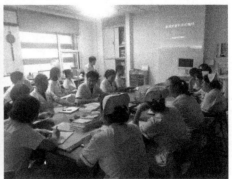

图 3-1-23-4　病案首页培训

（二）优化信息系统

医师提取手术编码后，系统禁止修改手术级别；只要系统监测到有手术相关费用，必须在首页的手术及操作编码区编码后，方可提交病案首页；医师提取手术编码后，系统禁止修改手术名称。

（三）修订病案质量督查制度

制定病案首页专项督查制度及标准，自 2020 年 4 月开始，每月督查通报 1 次，指出编码错误并指导正确编码（图 3-1-23-5）。

科室	姓名	住院号	错误编码	正确编码	书写医师	扣分 个人	扣分 科室
骨二科	李**	××	主要诊断 桡骨远端骨折 S52.500x001	尺骨茎突骨折伴桡骨远端骨折 S52.600x002	王**	1	1
骨一科	王**	××	主要手术 03.5305 腰椎骨折切开复位内固定术	3.5304 胸椎骨折切开复位内固定术	张**	1	1
急诊科	祝**	××	主要手术 38.9304 股静脉穿刺置管术	39.9600x003 血液灌流	范**	1	1
老年病科	杨**	××	主要手术 88.4801 股动脉造影	39.9009 股动脉支架置入术	郑*	1	1
神经外科	吴**	××	主要疾病 R90.000 颅内占位性病变	D32.000x030 蝶鞍上脑膜瘤	牛**	1	2
	马**	××	主要疾病 A81.000x002 亚急性海绵状脑病	D18.000x028 颅内血管瘤 病理诊断 M91210/0 海绵状血管瘤	王**	1	
普外科	时**	××	主要疾病 K83.109 梗阻性黄疸	K80.501 胆总管结石	王**	1	5
	张**	××	主要手术 17.2400x001 腹腔镜下双侧腹股沟疝无张力修补术	17.2100x001 腹腔镜下双侧腹股沟直疝无张力修补术	苗**	1	
	张**	××	主要疾病 C50.900x011 乳腺恶性肿瘤	Z51.801 恶性肿瘤靶向治疗 补编 Z51.100 为肿瘤化学治疗疗程	宋*	1	
	李**	××	主要手术 53.0501 单侧腹股沟疝无张力修补术	53.0302 单侧腹股沟直疝无张力修补术	王**	2	
消化内科	许**	××	主要疾病 K63.500 结肠息肉	D12.500 乙状结肠良性肿瘤	李*	1	3
	吴**	××	主要手术 45.4302 内镜下结肠病损切除术	45.4200 内镜下大肠息肉切除术	石**	2	
	许**	××	主要疾病 K63.500 结肠息肉	K63.501 升结肠息肉 补编 D12.800 直肠良性肿瘤	石**	1	
心胸外科	马**	××	主要疾病 C78.000x011 肺继发恶性肿瘤	Z51.800x095 恶性肿瘤免疫治疗	王**	1	2
	司**	××	主要手术 53.0501 单侧腹股沟疝无张力修补术	53.0401 单侧腹股沟斜疝无张力修补术	张**	1	

图 3-1-23-5　病案首页专项督查通报

三、S 阶段

通过将 2021 年第一季度各科室依据收费统计上报的三级、四级手术例数（共计 1024 例）与系统统计例数对比发现，存在问题的手术编码有 22 例，其中手术漏编 0 例，手术级别编错 0 例，手术名称编码错误 22 例。手术及操作编码正确率明显提高，2020 年第一季度编码正确率仅为 87.14%，2021 年第一季度维持在 97.81%，监测到 2021 年第三季度数据，数据呈上升趋势（图 3-1-23-6）。

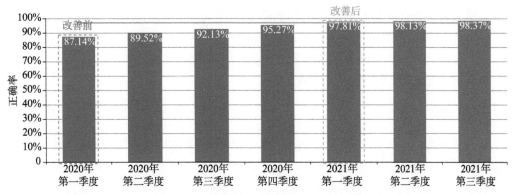

图 3-1-23-6 手术及操作编码正确率改善前后对比

四、A 阶段

我院现已优化了信息化程序，通过信息化手段首先杜绝了手术及操作编码的漏编及手术名称和级别的错编。其次，优化了病案管理制度，将病案首页的月督查纳入了常规。再次，临床医师已经能够认识到病案首页填写的重要性，能积极主动跟编码员沟通，形成了长效稳定的沟通联系机制。

我院将此持续改进案例进行成果转换，形成了论文 2 篇，其中《从统计的视角提高手术相关数据统计准确率》论文荣获 2020 年第十五届华东地区医院管理论坛优秀奖，并通过参加华东六省医院管理论坛泰山峰会，将此持续改进方案推广。

五、项目团队介绍

此项目团队由质管办、病案室、信息控制科人员组成，密切合作。党委书记、院长付洪楼高度重视，负责总体的部署指导；项目组成员联合讨论设计方案，优化程序，完善制度，全院各临床科室密切配合，共同参与，推进落实。项目组成员梯队合理，认真务实，均为本科及以上学历、中级及以上职称，其中，高级职称 3 人。本项目是一项全院性的项目，历时 1 年余，收获颇丰（图 3-1-23-7）。

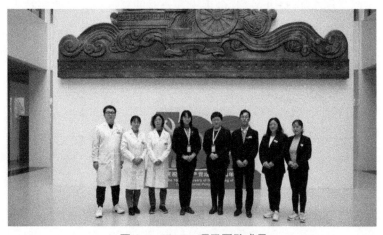

图 3-1-23-7 项目团队成员

案例二十四 MDT 管理模式提高首台手术准时开台率

项目负责人：山西省长治医学院附属和平医院 尚俊芳，张育芳
项目起止时间：2021 年 1—10 月

概述

1. 背景和目的：手术室是医院手术科室高效运转的重要环节，其运行质量与效率直接影响手术科室甚至整个医院的床位周转、平均住院日、患者住院费用等，可反映出医院管理能力和水平、整体协作能力和运转效率。本院在质控检查中发现首台手术开台率持续偏低，直接增加了医院运行成本，严重的甚至造成医患矛盾。通过提高首台手术准时开台率、规范围手术期管理、改进医院管理指标、提升医院精细化管理水平，可实现效率提高和质量提升。

2. 方法：运用 PDSA 质量管理工具，制定首台手术准时开台率指标。完善制度，规范管理，加强培训，建立互评与监督机制，并进行质控通报等。

3. 结果：首台手术准时开台率达到 80% 以上，规范了围手术期管理，医院管理指标明显改进。

4. 结论：运用 PDSA 质量管理工具，提高了手术室运转效率，加强了精细化管理，实现了手术室的高质量发展。

一、P 阶段

（一）主题选定

质控办在进行手术安全核查专项质控中，发现首台手术准时开台率为 0。随即调取手术室麻醉系统数据进行统计分析，发现 2020 年 7 月至 12 月首台手术准时开台率持续下降（图 3-1-24-1）。首台手术开台时间延迟，会导致医护人员无效工作时间延长，降低工作效率；导致接台手术时间顺延、进而导致手术室周转不灵，增加运行成本，加重人员工作量；还可导致手术安排延后，患者术前住院日增加，相应住院费用和科室平均住院日增加，影响工作运行指标。

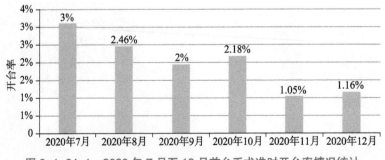

图 3-1-24-1 2020 年 7 月至 12 月首台手术准时开台率情况统计

（二）改进依据

1.《三级医院评审标准（2020年版）实施细则》（国卫医发〔2020〕26号）中要求"建立覆盖临床诊疗服务全过程的医疗质量管理与控制工作制度""改善患者就医体验和员工执业感受"。

2.《国务院办公厅关于建立现代医院管理制度的指导意见》（国办发〔2017〕67号）中要求"建立全员参与、覆盖临床诊疗服务全过程的医疗质量管理与控制工作制度"。

3.《国务院办公厅关于推动公立医院高质量发展的意见》（国办发〔2021〕18号）中要求"实施医疗质量提升行动""实施患者体验提升行动""实施医院管理提升行动"。

（三）监测指标

首台手术准时开台率。

（四）指标定义

$$首台手术准时开台率 = \frac{首台手术准时开台次数}{同时期首台手术总台次数} \times 100\%$$

（五）目标值

2021年8月起首台手术准时开台率不低于80%。

（六）现况值

2020年12月首台手术准时开台率为1.16%（2/264）。

（七）预期延伸效益

制定SOP 1个，发表论文1篇，会议投稿1篇，申报课题1项。

（八）原因分析

利用鱼骨图进行原因分析（图3-1-24-2），小组成员通过讨论找到6个主要原因，分别是认识不到位、晨会时间长、术前准备不充分、更改手术顺序、电梯拥挤、更改麻醉方式。

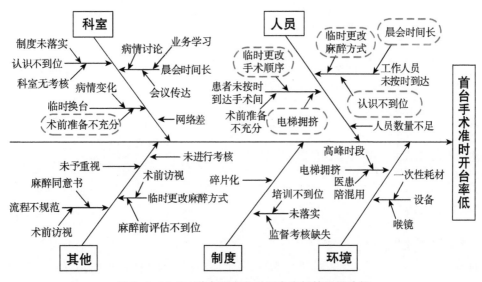

图 3-1-24-2　首台手术准时开台率低的原因分析

（九）真因验证

根据柏拉图（图 3-1-24-3），按照二八法则，找到占有 80% 的原因，将主要问题列为本次活动首先解决的计划。

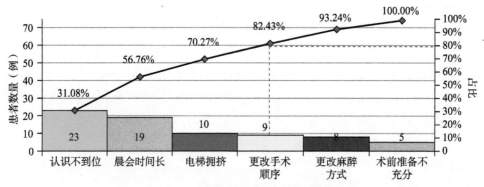

图 3-1-24-3　首台手术准时开台率低的真因验证

（十）对策计划

根据真因进行充讨论，运用 5W2H 制定相应的实施计划与对策（表 3-1-24-1）。

表 3-1-24-1　5W2H 实施计划

Why	What	How	When	How Often	Where	Who
工作人员认识不到位	实行围手术期规范管理	完善、整合现有制度，制定《围手术期医疗质量持续改进方案》，质控办组织培训并考核	2021 年 3 月	每月	质控办	尚俊芳
		进行现场督导，对督导结果进行通报	2021 年 3 月	每周	质控办	张育芳
晨会时间长	实行规范、高效晨交班	严格执行科室晨交班流程，时间在 20 分钟内，要求参加首台手术人员 8：20 到达手术室	2021 年 1 月	每月	各科室	郭婷婷
电梯拥挤	实行手术专用电梯管理	建立手术专用电梯管理办法	2021 年 1 月	每月	电梯	王蕊
临时更改手术顺序	患者信息变动实现实时共享	建立微信群，实现消息实时共享	2021 年 1 月	每月	手术室	石珂

二、D 阶段

（一）完善制度

征集临床意见后，整合医院现行制度，制定《围手术期医疗质量持续改进方案》，建立手术系统三方互评机制，由质控办负责对相关科室进行培训，并进行效果评价考核。2021 年 3 月开始试行，6 月 10 日正式实施（图 3-1-24-4）。

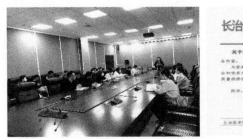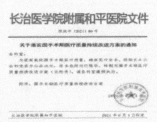

图 3-1-24-4　围手术期医疗质量持续改进方案

（二）加强现场督导，现场通报

质控办不定期进行首台手术准时开台情况现场督导，在每月的质控通报中对现场督导情况及首台手术准时开台情况进行通报（图 3-1-24-5）。

图 3-1-24-5　首台手术开台情况现场督导及质控通报

（三）规范科室晨交班

学习与讨论在科室业务学习时进行，会议传达线上进行，科室晨交班 7：50 开始，在 8：10 前结束。

（四）施行手术专用电梯分段管理

动力科对电梯控制系统实施改造，7：30—12：00、15：00—16：00 实行刷卡使用，供手术室接送患者使用。

（五）利用微信群及时沟通手术相关信息

建立微信群，手术医师临时调整手术次序时，及时将调整后信息发布在微信群内，手术室护士及时做出相应调整。

三、S 阶段

通过实行围手术期的管理、提高人员意识、规范工作行为、细化工作流程，以及对手术室麻醉系统数据和现场督导数据进行联合统计分析，首台手术准时开台率由改善前的 1.16% 提高到目标值 80.00% 以上（图 3-1-24-6）。

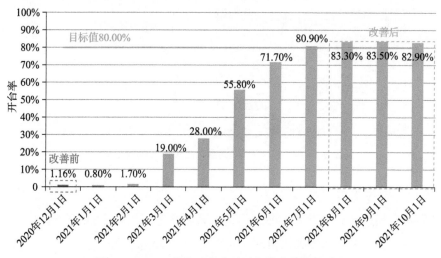

图 3-1-24-6 首台手术准时开台率改善前后对比

四、A 阶段

本案例从专项质控、管理指标中发现问题，利用质控工具全面梳理问题现状，寻找发生原因，制订可行的计划，实现边计划边提高的目标；在计划实施过程中始终贯彻PDSA 管理理念，实现边实施边提高的目标；以人为本，营造人人参与质控的良好氛围，实现边检查边提高的目标；最终，实现了目标的持续改进，在持续改进问题的过程中，经广大员工讨论、制定了《围手术期医疗质量持续改进方案》并顺利实施，建立了手术系统三方互评机制，实现了医院管理指标的改进，规范了手术室工作流程（图 3-1-24-7），同时也提出了下一步的工作改进目标，实现了边总结边改进的目标。

五、项目团队介绍

此项目团队由质控办、医务科、护理部、麻醉科、手术室、外科科室负责人及骨干成员组成，实现了多学科紧密联动、协调解决问题。质控办是院级专门质量管理部门，具备协调多部门联合质控的能力，科室负责人对医院全面质量管理、质量管理工具运用具有丰富经验，在小组中担任组长，负责整体规划部署，质控办专人负责体系完善、流程设计、记录总结，具体推进落实项目进程；医务科、护理部主任负责部门级管理项目的推动与实施；麻醉科、手术室、外科科室负责执行并反馈，协助项目推进及成果巩固。项目组成员均为科室负责人或业务骨干，从事多年医院管理工作，责任心强，团队协作能力强（图 3-1-24-8）。

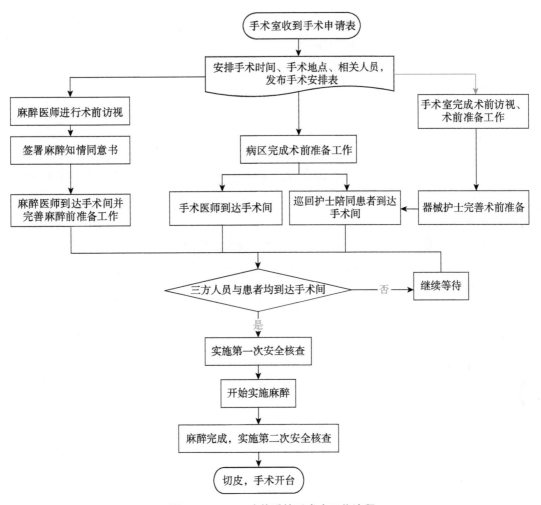

图 3-1-24-7　改善后的手术室工作流程

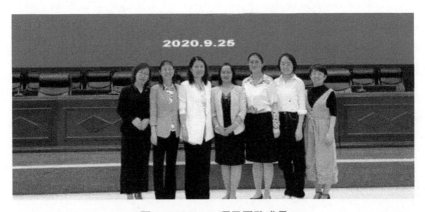

图 3-1-24-8　项目团队成员

案例二十五　通过术前预存自体血及术中回输提升围手术期安全并减少异体输血需求

项目负责人：北京大学第三医院　田耘，许南方

项目起止时间：2020 年 3 月—2021 年 7 月

概述

1. 背景和目的：近年来，我国临床血液资源供应紧张；北京大学第三医院骨科年手术量近 15 000 台，年异体输血量近 80 万毫升，如何减少异体输血的需求，是目前重要的临床难题。

2. 方法：运用 PDSA 质量管理工具，通过 5W2H 方法确定骨科择期手术术前预存自体血（pre-operative autogenic blood donation，PABD）的管理规范和操作流程。

3. 结果：已累计完成 427 例 PABD，共节约异体血 17 万毫升；在平均手术台次总输血量基本不变的情况下，PABD 的比例快速增加（2020 年为 6.8%，2021 年为 20.1%），有效减少了异体血的消耗。与 2019 年及 2018 年同期比较，2021 年前三季度异体输血量分别减少 23.8% 和 30.0%、异体输血人次分别减少 8.9% 和 13.8%；同时，输血患者平均住院时间分别减少 8.3% 和 15.8%、出院前血红蛋白（HGB）较术前 HGB 平均降低值分别减少 10.8% 和 20.2%。

4. 结论：通过 PDSA 指导开展针对骨科择期手术患者的 PABD 项目，可有效提升围手术期安全并减少异体输血需求，使临床血液管理相关的医疗质量指标得到改善。

一、P 阶段

（一）主题选定

近年来，我国临床血液资源供应紧张，有时符合输血指征的患者也难以及时获取异体血用于治疗，更存在一些择期 / 限期手术患者因备血不足而推迟治疗时间，造成病情延误。随着人口结构逐渐老龄化，临床异体血资源供需不匹配的情况将愈演愈烈。如何减少异体输血的使用、维持术中循环稳定、降低围手术期心脑血管事件发生率、提升围手术期医疗安全、降低术后贫血造成的切口延迟愈合甚至感染的风险、促进术后恢复并缩短住院时间是目前重要的临床难题。

（二）改进依据

1. "手术患者自体输血率""出院患者人均用血量"等作为临床用血相关的医疗质量控制标准已被纳入了国家卫生健康委员会组织制定的《临床用血质量控制标准（2019 年版）》。

2. PABD 是指择期手术患者术前 2 周左右采集自体血液并加以贮存，在术中再进行回输的一种输血方式，可有效减轻术后患者贫血程度、降低异体输血发生率、缩短住院时间。骨科手术与一般外科手术相比往往创伤较大、术中失血较多，因此开展 PABD 的意义尤为重大。

（三）监测指标

1. 术前预存自体血及术中回输例数；

2. 骨科择期手术患者异体输血量；

3. 骨科择期手术患者术后贫血状态；

4. 骨科择期手术围手术期输血患者的平均住院时间。

（四）指标定义

1. 骨科择期手术患者异体输血量指"悬浮红细胞输血量"。

2. 骨科择期手术患者术后贫血状态指"全血 HGB 水平低于 110 g/L"。

（五）目标值

1. 2021 年 PABD 例数比 2020 年增加 200%；

2. 2021 年前三季度与既往同期相比，异体输血量下降 20%；

3. 2021 年前三季度与既往同期相比，术后 HGB 水平浓度较术前降低程度减少 10%；

4. 2021 年前三季度与既往同期相比，输血患者的平均住院时间缩短 0.5 天。

（六）现况值

北京大学第三医院骨科年手术量近 15 000 台，年消耗异体血量近 75 万毫升。骨科手术与一般外科手术相比，往往创伤更大、术中失血更多，术后出现贫血的比例更高。以腰椎手术为例，术后出现贫血的比例可达 50%。因贫血或输异体血而造成住院时间延长，2018 和 2019 年输血患者平均住院时间分别为 11.3 天和 10.4 天。

（七）预期延伸效益

1. 实现对于 PABD 最佳采血时机的评估并明确最佳配套药物治疗方案；

2. 将评估得到的最优化的 PABD 实施方案推广应用于其他异体输血风险较高的外科择期手术患者。

（八）原因分析

通过鱼骨图（图 3-1-25-1）对骨科未开展 PABD 的原因进行分析，发现缺乏自动化筛选患者的手段、对 PABD 安全性有顾虑、无专用储血冰柜、无专用单一条码匹配、患者不了解、人手不足及场地限制为未开展 PABD 的主要原因。

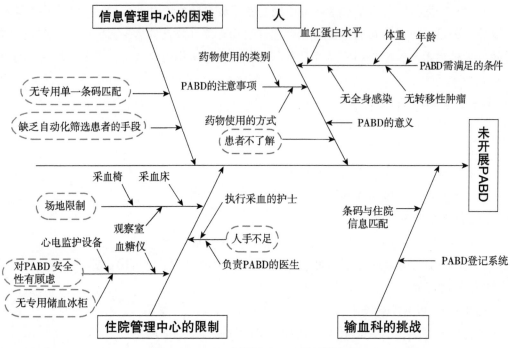

图 3-1-25-1　未开展 PABD 的原因分析

（九）真因验证

对 2018 年 1 月至 2019 年 12 月共计 2125 例输注异体悬浮红细胞（7452.5 单位，约 150 万毫升）的骨科择期手术患者进行回顾性调查，通过分析柏拉图（图 3-1-25-2），按照二八法则，找到占有 80% 的原因，将主要问题（缺乏自动化筛选患者的手段、对 PABD 安全性有顾虑、无专用储血冰柜、无专用单一条码匹配）列入首先解决的计划。

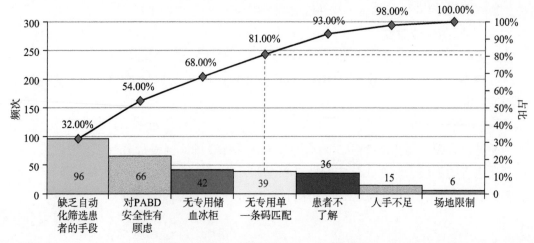

图 3-1-25-2　未开展 PABD 的真因验证

（十）对策计划

通过 5W2H 分析法制定对策（表 3-1-25-1），逐一确定相应解决方案，2020 年 7 月通过北京大学第三医院伦理委员会批准，经骨科、输血科、血液科、住院管理中心专家讨论，根据《北京大学第三医院临床用血管理办法》《国家卫生健康委医政医管局关于征求临床用血技术规范（征求意见稿）》制定了 PABD 流程。

表 3-1-25-1 5W2H 实施计划

	What	Why	Who	When	Where	How	How much
自动化筛选患者	利用信息化手段筛选患者	自动化寻找适合 PABD 患者	信息中心	住院手术以前（一般为手术前 1～2 周）	住院管理中心	根据患者基础情况及拟定的手术方式制定算法	1 个 PABD 自动化筛选模型
PABD 安全性顾虑	采血过程中保证患者安全	采血后患者可能出现晕厥等	住院管理中心	住院手术以前（一般为手术前 1～2 周）	住院管理中心	配置心电监护及血糖仪	1 套心电监护装置和血糖仪
专用储血冰柜	PABD 后存储自体血的冰柜	避免混淆与丢失	输血科	PABD 后至手术时	输血科	购置专用 PABD 储血冰柜	1 个专用储血冰柜
专用条码匹配	患者和自体血的匹配条码	保证安全，避免错误输血	信息中心	PABD 后至手术时	信息中心	通过专用条码匹配患者与自体血	1 套条码匹配算法

二、D 阶段

经北京大学第三医院医疗技术临床应用管理委员会审批，于 2020 年 8 月开始在骨科 4 个病房试点运行，由输血科通过单一匹配条码全程垂直管理自体血制品（保存于项目专用的医用储血冰箱）。进行 PABD 的患者需由骨科医生完成知情同意书的签署，由住院管理中心护士在门诊完成患者血管条件评估、采血及采血后不良反应的观察，再由骨科医生对患者采血后的注意事项和药物使用方法进行宣教。至 2020 年 9 月，完成 PABD 患者 18 例，采血及回输自体血后出现严重不良反应者 0 例，无预存自体血错输或漏输情况。在第一轮试点运行中发现的问题进行了针对性的改进以后，于 2020 年 10 月开始在骨科全部 8 个病房（含分院区 4 个病房）运行。

三、S 阶段

2020 年 10 月初项目组质量控制小组召开总结会，集中讨论了前 18 例试点运行中发现的问题：①采血患者低血糖发作（1 例）；②未按规定流程完成取血（术中未取血、术后返回病房后取血，2 例）；③患者血管条件差、血流速度慢（2 例）；④对于 EPO 皮下注射使用方法不理解（6 例）。项目组质量控制小组针对在前 18 例试点运行中发现的问题提出了如下改进方案：①在采血后嘱患者服用果汁补充；②在病历夹上粘贴 PABD 专用标识并与手术室护士及麻醉医师充分沟通；③加强住院管理中心护士对于老年和糖尿病患者的血管评估意识及技能培训，尽量 6 分钟内完成采血，并于半小时内存入储血冰箱；④专门制作 EPO 皮下注射的图示（图 3-1-25-3），在采血后发放给患者，加强对于 EPO 药物使用方式的指导。

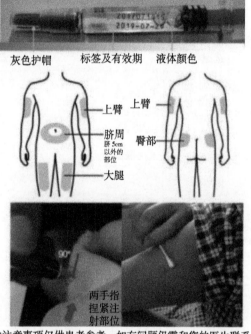

图 3-1-25-3　为 PABD 项目患者制作的 EPO 皮下注射

至 2021 年底，完成 PABD 患者 427 例，采血及回输自体血后出现严重不良反应者 0 例，无预存自体血错输或漏输情况。①与 2019 年及 2018 年比较，2021 年单位手术台次异体输血量分别减少了 23.8% 和 30.0%（图 3-1-25-4）。②与 2019 年及 2018 年比较，单位手术台次异体输血人次分别减少了 8.9% 和 13.8%（图 3-1-25-5）。③与 2019 年及 2018 年比较，输血患者出院前 HGB 水平浓度较术前 HGB 水平浓度降低显著（图 3-1-25-6）。④与 2019 年（10.4 天）及 2018 年（11.3 天）比较，输血患者的平均住院时间（9.5 天）分别减少了 0.9 天和 1.8 天（图 3-1-25-7）。

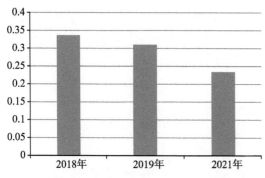

图 3-1-25-4　2021 年单位手术台次异体输血量
与 2019 年及 2018 年比较

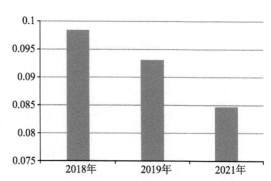

图 3-1-25-5　2021 年单位手术台次异体输血人
次与 2019 年及 2018 年同期比较

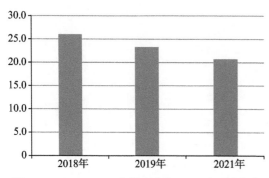

图 3-1-25-6　2021 年输血患者 HGB 水平浓度出
院前较术前平均降低值与 2019 年及 2018 年比较

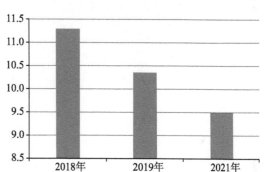

图 3-1-25-7　2021 年输血患者的平均住院时间
与 2019 年及 2018 年比较

四、A 阶段

经骨科、输血科、血液科、住院管理中心专家讨论，根据《北京大学第三医院临床用血管理办法》《国家卫生健康委医政医管局关于征求临床用血技术规范（征求意见稿）》，制定了 PABD 管理流程（图 3-1-25-8）及如下的纳入排除标准。

纳入标准：①符合自体采血指南要求；②需行择期外科手术治疗；预计围手术期失血量＞ 400 mL。

排除标准：①年龄＜ 18 周岁或＞ 70 周岁；② HGB ＜ 110 g/L；③伴有恶性肿瘤转移性疾病；④伴有感染性疾病；⑤伴有冠心病、严重主动脉瓣狭窄等心脑血管疾病；⑥危重症患者。

开展 PABD 时间点的选择具有重要的临床意义。既要保证在 PABD 贮存血的有效期内使用（最长 5 周，最佳时间为 3 周内），又要有足够的时间窗，调控患者自身的造血功能，使其造血能力在手术前达到峰值。项目组质量控制小组总结前期数据发现：① PABD 后未使用 EPO 的患者术前 HGB 平均降低 15 g/L；② PABD 后使用 EPO 但采血后 7 天内手术的患者术前 HGB 平均降低 11 g/L；③ PABD 后使用 EPO 且采血后 7 天以上手术的患者术前 HGB 平均降低 6 g/L。得到初步结论如下：① PABD 后使用 EPO 对于 HGB 的恢复有重要作用；②采血后至少应保证 7 天以上再行手术治疗。

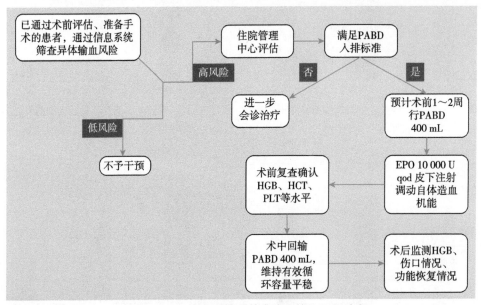

图 3-1-25-8 基于信息化技术建立的 PABD 流程

五、项目团队介绍

此项目由北京大学第三医院骨科联合住院管理中心、信息管理与大数据中心、输血科、手术室、麻醉科、血液科等部门共同开展。由骨科、输血科、血液科医生及住院管理中心护士、信息管理与大数据中心工程师分管推进工作；由骨科主要负责设计流程，建设制度，完善体系，具体推进落实；其他科室负责人执行并反馈，协助体系推进（图 3-1-25-9）。

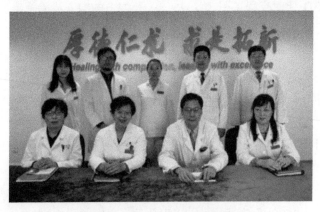

图 3-1-25-9 项目团队成员

案例二十六 降低脑卒中吞咽障碍患者吸入性肺炎发生率

项目负责人：浙江省湖州市第一人民医院 董利英

项目起止时间：2021 年 1—9 月

概述

1. 背景和目的：脑卒中是仅次于冠心病与癌症的第 3 位死亡原因，吞咽障碍是脑卒中常见的并发症，脑卒中吞咽障碍患者有极高概率出现误吸，误吸会引发吸入性肺炎甚至窒息，严重威胁患者的生命安全。本院护理人员在临床工作中发现脑卒中吞咽障碍患者发生吸入性肺炎的比率较高，因此改善脑卒中吞咽障碍的临床护理，最大限度避免出现误吸，对减少肺部感染及窒息的发生尤为重要。

2. 方法：运用 PDSA 质量管理工具，建立动态化评估流程，制定脑卒中患者各类评价、筛查量表，制定个性化饮食方案，建立多学科团队指导模式，创新应用喂食辅助工具。

3. 结果：通过本项目的实施，可将脑卒中吞咽障碍患者误吸发生率降低至 8.5%，可提高患者舒适度、营养状态、患者及家属满意度，同时可降低患者住院时间及再次入院率、住院均次费用。

4. 结论：项目的实施和推广，有助于降低吞咽障碍患者误吸发生率，改善营养状况，对减少肺部感染及窒息的发生、改善患者生命质量和自我形象极其重要，对提高患者和家属的满意度均有重要的辅助作用。

一、P 阶段

（一）主题选定

脑卒中是仅次于冠心病与癌症的第 3 位死亡原因，目前是我国致残率第一、致死率第二的高发疾病。吞咽障碍是脑卒中常见的并发症，据统计，吞咽障碍在脑卒中患者中的发生率可高达 30%～65%。本院脑卒中吞咽障碍患者出现误吸的概率较高，误吸会引发吸入性肺炎甚至窒息情况，严重威胁患者的生命安全。

（二）改进依据

《中国吞咽障碍评估与治疗专家共识（2017 年版）》共识中指出，筛查和评估不只是筛查有无吞咽障碍，更重要的是评估在吞咽安全性和有效性方面存在的风险及其程度，强调以团队合作模式进行评估。

（三）监测指标

吸入性肺炎发生率。

（四）指标定义

$$吸入性肺炎发生率 = \frac{发生吸入性肺炎患者}{收入脑卒中吞咽障碍患者总数} \times 100\%$$

（五）目标值

2021年第三季度吸入性肺炎发生率 ≤ 10%。

（六）现况值

2021年第一季度吸入性肺炎发生率为14.4%。

（七）预期延伸效益

制定SOP 1个，发表论文1篇。

（八）原因分析

运用鱼骨图进行原因分析（图3-1-26-1）。小组成员通过讨论找到8个主要原因，分别为食物性状不合理、缺乏合适的喂食工具、进食评估不到位、进食体位不当、健康宣教不完善、评估能力不足、依从性差、环境干扰。

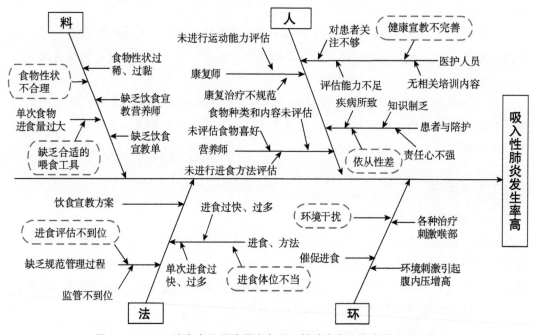

图3-1-26-1 脑卒中吞咽障碍患者吸入性肺炎发生率高的原因分析

（九）真因验证

根据柏拉图（图3-1-26-2），按照二八法则，找到占有80%原因，将主要问题（进食评估不到位、食物性状不合理、健康宣教不完善、缺乏合适的喂食工具）列入首先解决的计划。

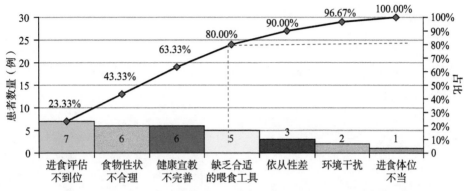

图 3-1-26-2　脑卒中吞咽障碍患者吸入性肺炎发生率高的真因验证

（十）对策计划

根据真因进行充分讨论，运用 5W2H 制定相应的实施计划与对策，进入执行阶段（表 3-1-26-1）。

表 3-1-26-1　5W2H 实施计划

Why	What	How	When	How often	Where	Who
进食评估不到位	建立动态化评估流程	1. 小口饮水试验：有呛咳者留置鼻胃管；无呛咳者进行洼田饮水试验 2. 洼田饮水试验：1 级，正常进食；2～3 级，吞糊试验；4 级，间歇经口进食；5 级，留置胃管	2021 年 4 月	每月	病区	董利英、周笑笑
食物性状不合理	制定个体化饮食方案	1. 洼田饮水试验 2～3 级的患者进行吞糊试验，根据结果制定个体化饮食方案 2. 制定吞咽障碍患者摄食状况记录表	2021 年 4 月	每月	病区	沈琰、姚婧婧
健康宣教不完善	建立多学科团队指导模式	1. 护士对患者进食体位、进食量等进行宣教 2. 营养师根据患者病情制定个性化饮食方案 3. 康复师对患者进行各项训练	2021 年 5 月	每月	病区	沈丽娟、韩慧
缺乏合适的喂食工具	创新应用新喂食辅助工具	1. 购置洼田饮水试验的计量勺和吞糊试验的增稠剂 2. 对护理人员进行操作前的统一培训	2021 年 5 月	每月	病区	成逸、叶健敏

二、D 阶段

（一）建立动态化评估流程

脑卒中患者在入院后采用动态化评估流程进行评估，对洼田饮水试验 2 ～ 3 级的患者进行吞糊试验（图 3-1-26-3）。

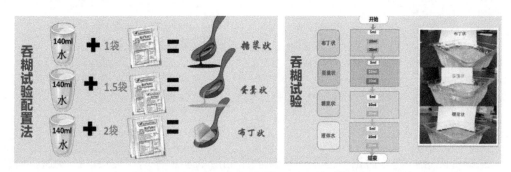

图 3-1-26-3　脑卒中患者入院后动态化评估

（二）制定个体化饮食方案

制定吞咽障碍患者摄食状况记录表，对进食情况做好记录，制定个体化饮食方案。

（三）建立多学科团队指导模式

护士对患者进食体位、进食量方面进行宣教；营养师根据患者的病情制定个性化饮食方案；康复师对患者进行感觉促进训练、吞咽器官训练、吞咽辅助手法、吞咽姿势改变等训练（图 3-1-26-4）。

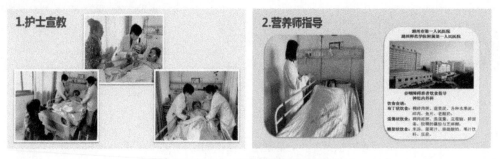

图 3-1-26-4　多学科团队指导模式

（四）创新应用喂食辅助工具

购买吞糊试验用的增稠剂及洼田饮水试验用的计量勺，使量化评估经口摄取的食物成为可能。同时对计量勺进行改进，使其方便喂食、具有很好的实用价值，进而适合推广使用（图 3-1-26-5）。

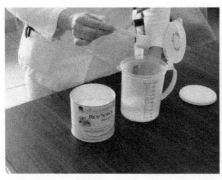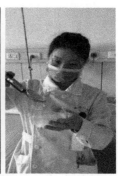

图 3-1-26-5 喂食辅助工具

三、S 阶段

通过信息科调取数据，三季度神经内外科共收住脑卒中患者 117 人，发生吸入性肺炎 10 例，吸入性肺炎发生率从 14.4% 下降至 8.5%，较前有明显下降（图 3-1-26-6）。

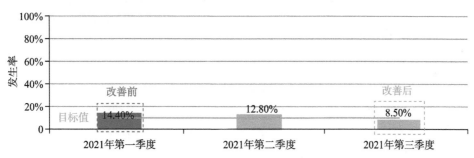

图 3-1-26-6 脑卒中吞咽障碍患者吸入性肺炎发生率改善前后对比

四、A 阶段

在本次活动中，制定了标准化制度流程，通过多团队协作提高了医护人员对吞咽障碍患者的正确评估能力；通过干预食物性状，给患者提供了正确、安全的个性化饮食方案，从而降低了脑卒中吞咽障碍患者吸入性肺炎的发生率。患者经口进食成为可能，有效避免了营养不良，促进了康复，增加了患者的存在感。目前此项目已成功完成，并在我院神经内外科全面实施，接下来将推广到全院护理单元，切实有效解决患者病情重、病程长、经济及医疗负担重等各项问题。同时已将此模式推广应用至基层医院及社区，可进一步深化医药卫生体制改革，推进"双下沉、两提升"工作深入开展，通过优质护理资源下沉、经验扶持，提升基层医院护理服务能力和服务效率，更好地促进学术交流，促进区域护理学科的发展（图 3-1-26-7）。

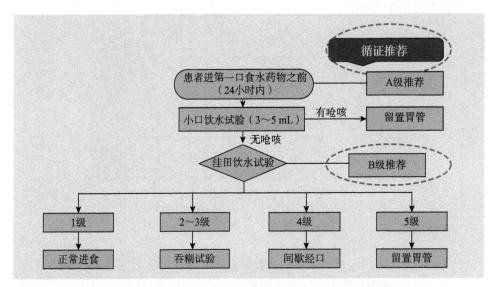

图 3-1-26-7　脑卒中患者首次进食标准化评估流程

五、项目团队介绍

此项目团队由护理部、神经内科、神经外科、康复科、营养科人员组成，实现医护紧密协作。护理部人员进行商讨并选定主题；神经内外科人员把握现状并拟定目标，后根据原因分析制定对策和具体实施方法，最后总结效果、制作标准化流程；康复科和营养科成员共同协助项目改进，推进体系建设。项目组成员均具有神经内外科临床实践经历，均为本科及以上学历的临床领域专家（图 3-1-26-8）。

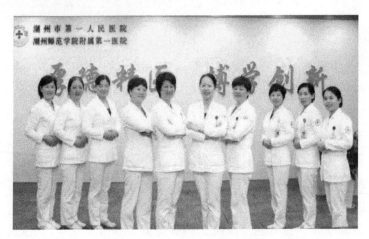

图 3-1-26-8　项目团队成员

案例二十七　精细化管理降低肿瘤合并糖尿病患者低血糖发生率

项目负责人：江苏省南京市妇幼保健院　赵蕾，李卉

项目起止时间：2020 年 4 月—2021 年 9 月

概述

1. 背景和目的：南京市妇幼保健院是妇幼保健专科医院，我科室为妇科肿瘤病区，当肿瘤合并糖尿病时，会使血糖管理变得更加复杂，引起机体糖代谢异常；同时围手术期的各类因素，如空腹、禁食、术后恶心及呕吐等，也加重了糖尿病患者血糖的波动，进一步增加了患者低血糖的发生风险。在对我科室患者日常末梢血糖监测中发现，常有肿瘤合并糖尿病患者发生低血糖。我们希望通过精细化的血糖管理，使低血糖预防、处理及护理措施更具有针对性和实用性，进而有效控制低血糖风险事件。

2. 方法：运用 PDSA 质量管理工具，建立肿瘤合并糖尿病患者精细化管理流程，完善低血糖健康教育及专题培训，制定个性化血糖控制目标，对低血糖高危人群、高危环节重点管理，实施肿瘤合并糖尿病患者全程血糖管理。

3. 结果：我科 2020 年四季度肿瘤合并糖尿病患者低血糖发生率降至 8%。

4. 结论：PDSA 使肿瘤合并糖尿病患者血糖管理全程无忧，实现了血糖的精细化管理，有效控制了肿瘤合并糖尿病患者低血糖事件的发生。

一、P 阶段

（一）主题选定

回顾分析科室 2020 年一季度肿瘤合并糖尿病患者低血糖发生率为 23.44%，并且集中发生在入院当日、术前检查、手术日（待手术）3 个时间段，以及午餐前、午餐后、零点 3 个时间点（图 3-1-27-1）。

各血糖监测时间点低血糖发生占比　　各住院阶段低血糖发生占比

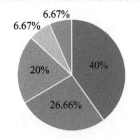
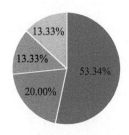

■午餐前 ■零点 ■午餐后 ■晚餐前 ■晚餐后　　■术前检查 ■入院日 ■手术日（待手术）■术后恢复期

图 3-1-27-1　肿瘤合并糖尿病患者低血糖数据统计

（二）改进依据

1.《中国 2 型糖尿病防治指南（2020 年版）》中要求："低血糖是代谢紊乱和（或）糖尿病治疗的严重后果，住院患者必须尽量减少低血糖。每个医院都应该设立标准化的低血糖预防和管理方案。围手术期应加强血糖监测，预防低血糖。"

2.《南京市妇幼保健院专科护理质量指标（2020 年版）》糖尿病专科护理质量指标第 1 条要求降低住院糖尿病患者低血糖发生率。

（三）监测指标

肿瘤合并糖尿病患者低血糖发生率。

（四）指标定义

$$住院糖尿病患者低血糖发生率 = \frac{同期住院糖尿病患者发生低血糖例数}{统计周期内住院肿瘤合并糖尿病患者总例数} \times 100\%$$

（五）目标值

2020 年四季度开始病区内糖尿病患者低血糖发生率下降至 10.81%。

（六）现况值

2020 年一季度糖尿病患者低血糖发生率为 23.44%（15/64）。

（七）预期延伸效益

制定 SOP 1 个，发表论文 2 篇。

（八）原因分析

通过运用鱼骨图（图 3-1-27-2）分析，发现以下 9 项原因导致肿瘤合并糖尿病患者低血糖的发生：低血糖识别能力不足、缺乏降糖药物相关知识、未制定个性化血糖目标、未及时调整降糖方案、手术等待时间长、宣教形式单一、低血糖高危风险评估不足、低血糖高危风险患者未重点管理、无空腹检查陪检流程。

（九）真因验证

根据柏拉图（图 3-1-27-3），按照二八法则，找到占有 80% 的原因，列入首先解决的计划。

（十）对策计划

根据真因充分讨论，运用 5W2H 制定相应计划与对策（表 3-1-27-1）。

二、D 阶段

（一）建立低血糖精细化管理流程

制定本科室"糖尿病专科护士 - 责任组长 - 责任护士"的三级分层管理模式，绘制肿瘤合并糖尿病管理流程（图 3-1-27-4）。

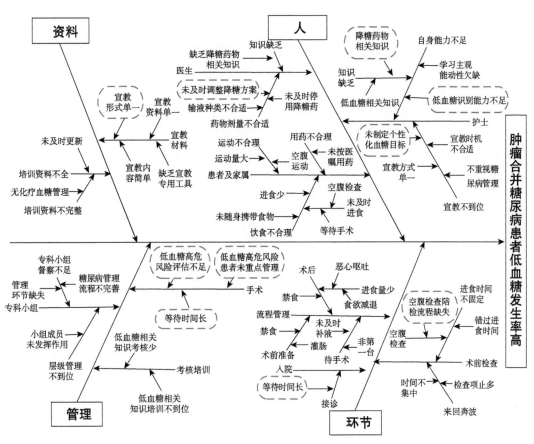

图 3-1-27-2 肿瘤合并糖尿病患者低血糖发生率高的原因分析

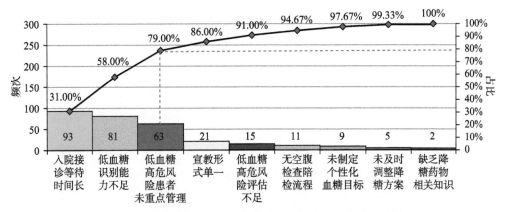

图 3-1-27-3 肿瘤合并糖尿病患者低血糖发生率高的真因验证

表 3-1-27-1　5W2H 实施计划

Why	What	How	When	How often	Where	Who
肿瘤合并糖尿病患者入院接诊等待时间长	肿瘤合并糖尿病患者入院接诊等待时间缩短至 30 分钟	梳理高危环节、制定肿瘤合并糖尿病患者血糖精细化管理流程	2020 年 4 月	1 次	17 区病房	李卉
						解婷
低血糖识别能力不足	护士有效识别低血糖	对护士开展低血糖专题培训及警示教育	2020 年 5 月	每月	17 区病房	李卉
						解婷
低血糖高危风险患者未重点管理	低血糖高危风险患者重点管理	制定低血糖风险评估表、糖尿病患者建档管理、强化低血糖高危患者管理	2020 年 6 月	每月	17 区病房	徐颖
						汪洋

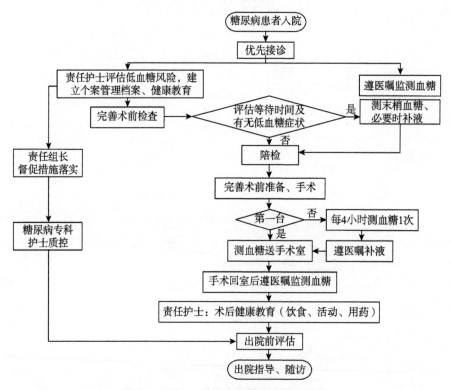

图 3-1-27-4　肿瘤合并糖尿病管理流程

（二）完善糖尿病健康教育及专题培训

1. 查找相关指南、文献，组织科内护士学习低血糖相关知识、组织低血糖应急演练，提升护士低血糖预警和识别能力（图 3-1-27-5）。

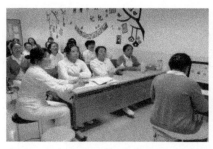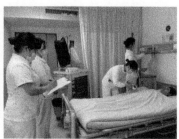

图 3-1-27-5　护士学习、应急演练

2.拍摄宣教视频《糖尿病饮食小课堂》《低血糖预防及处理》。修改、增补糖尿病宣教单《糖尿病患者手术前后要注意什么》。

（三）实施低血糖高危患者精细化管理

1.制定个性化血糖控制目标参考值，制定低血糖危险因素评估表，制作低血糖风险标识及低血糖应急包。

2.肿瘤合并糖尿病患者建档管理，实施肿瘤合并糖尿病患者从入院、检查、术前、术后至出院的全程管理，强化低血糖高危患者血糖精细化管理，以减少低血糖的发生。

三、S 阶段

通过对临床护士的培训与考核，对肿瘤合并糖尿病患者开展肿瘤合并全程管理及低血糖高危人群的重点管理后，肿瘤合并糖尿病患者低血糖发生率由 23.44% 下降至 8%，至 2021 年 9 月，科室肿瘤合并糖尿病患者低血糖发生率均低于目标值（图 3-1-27-6）。

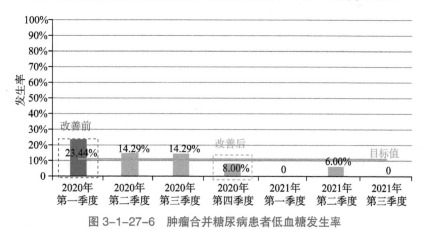

图 3-1-27-6　肿瘤合并糖尿病患者低血糖发生率

四、A 阶段

为了有效降低肿瘤合并糖尿病患者低血糖的发生率，护士从糖尿病患者入院时就应

建立管理档案，进行低血糖危险因素评估；再到患者空腹检查的评估和陪检、术前和术后的血糖监测阶段，均应对肿瘤合并糖尿病患者的血糖实施精细化、流程化的全程血糖管理。目前"病区肿瘤合并糖尿病患者管理流程图"及糖尿病健康宣教单已在妇科其他5个病区推广使用。

五、项目团队介绍

此项目由南京市妇幼保健院妇科十七病区护理人员组成，由科护士长乔成平负责整体规划，护士长赵蕾负责项目部署工作，糖尿病专科护士李卉负责项目推进工作，十七病区成员共同设计流程、建设制度、完善体系，执行并反馈具体工作的落实等。全员均在妇科病区从事肿瘤合并糖尿病患者管理临床实践工作，均为本科及以上学历，其中有糖尿病专科护士1名，肿瘤专科护士2名；副主任护师1名；主管护师4名，具有肿瘤合并糖尿病患者管理实践经历（图3-1-27-7）。

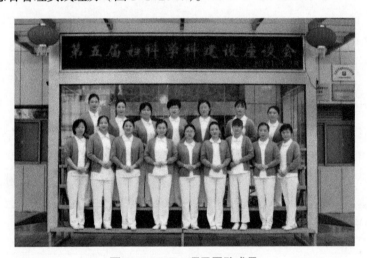

图 3-1-27-7　项目团队成员

参考文献

［1］中华医学会糖尿病学分会. 中国2型糖尿病防治指南（2020年版）. 中华糖尿病杂志，2021，13（4）：315-409.

案例二十八　提高感染性休克患者 EGDT 达标率

项目负责人：江苏省常州市武进人民医院　郭梅萍，闫雪山

项目起止时间：2020 年 3 月—2021 年 10 月

概述

1. 背景和目的：感染性休克又称为脓毒性休克，指脓毒症引起的组织低灌注和心血管功能障碍。不断变更的指南中明确指出早期诊断和液体复苏保持足够的灌注压力以维持终末器官灌注是抢救脓毒性休克的关键，一旦诊断严重脓毒症合并组织灌注不足，应尽早进行积极的液体复苏［早期目标指导治疗（early goal-directed therapy，EGDT）］，SSC 2016 中明确指出 3 小时测量乳酸浓度，抗菌药物治疗前进行血培养，予以广谱抗菌药物，低血压或乳酸 ≥ 4 mmol/L 时给予 30 mL/kg 晶体液进行目标复苏；6 小时 bundle 血压低，目标复苏效果差予升压药；脓毒症休克或乳酸 ≥ 4 mmol/L，容量复苏后仍持续低血压，立即测量 CVP 和 $ScvO_2$；初始乳酸高于正常的患者需重复测乳酸。2018 更新版的套餐简化，将 SSC 2016 版 3 小时、6 小时套餐从可操作性角度压缩简化为 1 小时套餐，同时感染性休克患者 3 小时、6 小时 EGDT 达标率也是重症医学科三甲等级医院评审条款中的必须条件。我科近 3 年来 3 小时 EGDT 达标率维持在 70% ～ 75%、6 小时 EGDT 达标率维持在 54% ～ 62.5%；3 小时、6 小时达标率况且如此，1 小时达标率更无从谈起。计划通过改进，将 3 小时、6 小时 EGDT 达标率提高至 ≥ 82%。

2. 方法：运用 PDSA 质量管理工具，制定感染性休克患者 EGDT 达标率指标。构建规范实施的流程，规范查检落实情况，全科人员结合科室存在问题进行专项培训考核，制作 EGDT 集束箱、制定流程及查检单，做到规范、及时落实各项措施。

3. 结果：3 小时、6 小时 EGDT 达标率 ≥ 82%。

4. 结论：PDSA 使感染性休克患者的 3 小时、6 小时 EGDT 达标率达到预期目标，为后期更好地落实 1 小时 EGDT 达标率奠定了基础，同时提高了感染性休克患者的救治成功率。

一、P 阶段

（一）主题选定

搜索 GeenMedical：2015—2020 年"EGDT""sepsis shock"共 179 篇，近 3 年来国外 3 小时 EGDT 达标为 72% ～ 82%；搜索知网：2014—2019 年"EGDT、感染性休克"共 1660 篇，近 3 年来国内 3 小时 EGDT 达标率为 65% ～ 80%；查看江苏省质控上报平

台，我科近 3 年来 3 小时 EGDT 达标率维持在 70%～75%、6 小时 EGDT 达标率维持在 54%～62.5%（图 3-1-28-1）。

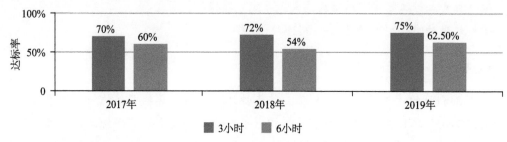

图 3-1-28-1　2017 —2019 年 3 小时、6 小时 EGDT 达标率对比

（二）改进依据

《三级医院评审标准（2020 年版）实施细则》（国卫医发〔2020〕26 号）中要求"重症医学科要有感染性休克患者 EGDT 达标率的监测"。

（三）监测指标

感染性休克患者 3 小时、6 小时 EGDT 达标率。

（四）指标定义

$$3 \text{ 小时 EGDT 达标率} = \frac{3 \text{ 小时内完成 EGDT 达标合格例数}}{\text{统计周期内实施 3 小时 EGDT 总例数}} \times 100\%$$

$$6 \text{ 小时 EGDT 达标率} = \frac{6 \text{ 小时内完成 EGDT 达标合格例数}}{\text{统计周期内实施 6 小时 EGDT 总例数}} \times 100\%$$

（五）目标值

2020 年 6 月开始 3 小时、6 小时 EGDT 达标合格率均≥82%。

（六）现况值

2020 年 3 月 3 小时 EGDT 达标合格率为 55%，6 小时达标合格率为 75%。

（七）预期延伸效益

制定 EGDT 落实查检单，制作 EGDT 集束箱 1 只，撰写院区级开题标书 1 份，申报实用新型专利 1 项，发表论文 1 篇。

（八）原因分析

运用鱼骨图进行原因分析（图 3-1-28-2）。小组成员通过讨论找到 7 个主要原因：理论概念模糊、与实际脱节，所需物品不集中，没有时间概念，缺少核查，无人指挥，缺少复苏团队，医护配合不紧密。

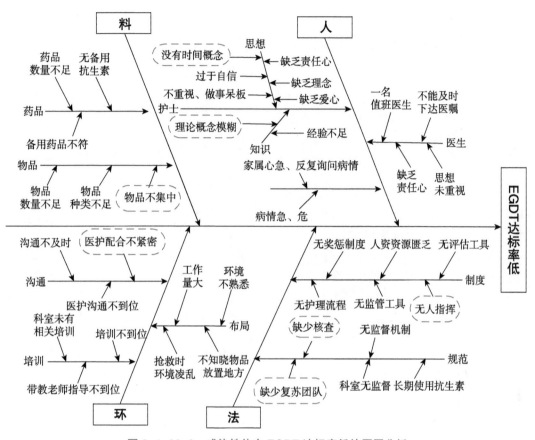

图 3-1-28-2　感染性休克 EGDT 达标率低的原因分析

（九）真因验证

根据柏拉图（图 3-1-28-3），按照二八法则，找到占有 80% 的原因，将主要问题列入首先解决的计划。

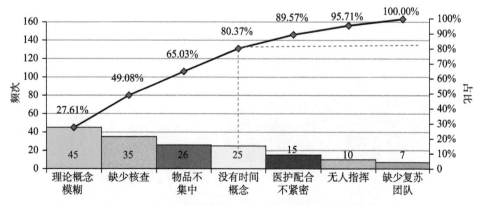

图 3-1-28-3　感染性休克 EGDT 达标率低的真因验证

（十）对策计划

根据真因充分讨论，运用 5W2H 制定相应计划与对策（表 3-1-28-1）。

表 3-1-28-1　5W2H 实施计划

Why	What	How	When	How often	Where	Who
理论概念模糊、与实际脱节	EGDT 理论知识知晓率达 100%	医护共同参与科会、晨会培训，明确进行 EGDT 意义	2020 年 4 月	每月	病房	徐海峰、郭梅萍
缺少核查	按步逐一完成核查单上内容	制定 EGDT-bundle 核查单，医生第一时间填写，护士落实后及时核查	2020 年 4 月	每月	示教室	徐海峰、郭梅萍
所需物品、药品分散不集中	3 小时、6 小时内完成所有复苏工作	制作 EGDT 集束化抢救箱，按层摆放所需物品药品，逐层实施每一步骤	2020 年 5 月	每月	病房	郭梅萍、闫雪山、时惠英
没有时间概念	设定 3 小时、6 小时 EGDT 完成时间	备闹钟，设定 3 小时、6 小时闹钟，按核查单步骤逐层使用箱内物品，减少取物时间，利用监护仪报警功能将复苏目标值作为报警阈值	2020 年 5 月	每月	病房	各责任组成员

二、D 阶段

（一）进行感染性休克患者 EGDT 理论知识培训

医护共同参与科会、晨会培训，明确进行 EGDT 意义，利用 21 天习惯法对全科护士进行感染性休克 3 小时、6 小时集束化治疗理论培训（图 3-1-28-4），强化固化理论知识，成立 EGDT 医护团队。

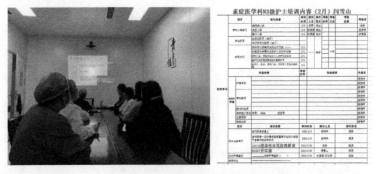

图 3-1-28-4　感染性休克 1 小时、3 小时集束化治疗理论培训

（二）制定 EGDT-bundle 核查单、提高医护合作默契

查阅文献，制定 EGDT-bundle 核查单（图 3-1-28-5），医生第一时间填写，护士落实后及时核查。

感染性休克bundle抢救医嘱确认单

床号	姓名		住院号		入科时间：	年	月	日	时	分
1	血气分析				☐动脉		☐中心静脉			
2	培养标本采集	诊断后45min内抗生素使用前			☐上肢血 ☐下肢血 ☐导管血 ☐气道分泌物 ☐尿		☐需氧 ／ ☐厌氧 ☐需氧 ／ ☐厌氧 ☐需氧 ／ ☐厌氧 ☐　　　　☐引流液 ☐　　分泌物　☐			
3	皮试			☐　　　　☐						
	抗生素	诊断后1h内		☐0.9%NS＿＿ml ☐5%GS＿＿ml ☐ ☐0.9%NS＿＿ml ☐5%GS＿＿ml ☐	+ +	☐ ☐		☐igtt ☐iv ☐gtt ☐iv		
4	液体复苏	30min内20ml/Kg 3h总量30ml/Kg		☐复方氯化钠＿＿ml ☐0.9%NS＿＿ml ☐乳酸林格氏液＿＿ml ☐低分子右旋糖酐＿＿ml ☐＿＿ml	igtt					
				医嘱开立医生：						

图 3-1-28-5　核查单

（三）制作感染性休克患者 EGDT 集束化抢救箱

减少空间因素对抢救的影响，制作 EGDT 集束化抢救箱（图 3-1-28-6），按层摆放所需物品药品，将复苏所用物品集中放置，便于取用。

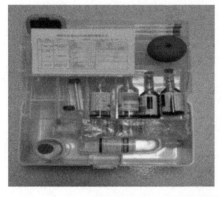

医嘱核查单	1 张
计时闹钟	1 个
血培养瓶	2 套
血气分析采集针	2 个
林格氏液	500 mL*4 瓶
去甲肾上腺素	2 mg*10 支
5% 葡萄糖注射液	500 mL*1 瓶
0.9% 氯化钠注射液	500 mL*1 瓶
广谱抗生素：舒普深 4.5 g*1 支	
	泰能 1 g*2 支

图 3-1-28-6　集束化抢救箱及箱内物品

（四）强化时间概念

利用 EGDT 集束化抢救箱内备用小闹钟，一旦诊断感染性休克即开始设定 3 小时闹钟，按核查单步骤逐层使用箱内物品，减少来回奔跑取物时间，3 小时、6 小时内逐一完成所有复苏工作。同时利用监护仪报警功能将复苏目标值作为报警阈值，一旦达到目标即报警，第一时间提醒进入下一阶段复苏抢救工作。申请"一种患者信息即时移动报警系统"实用新型专利，防止护士忙时忘记动态观察患者目标达标情况。

三、S阶段

通过对全科护士进行EGDT理论培训，制定核查单、流程，制作集束化抢救箱，我科感染性休克患者3小时EGDT达标率及6小时EGDT达标率均提高至82%及以上（图3-1-28-7）。

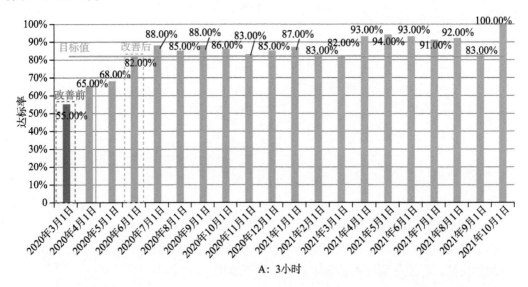

A：3小时

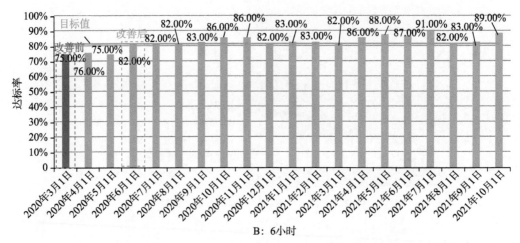

B：6小时

图3-1-28-7 3小时、6小时EGDT达标率改善前后对比

四、A阶段

通过该项质量改善案例，制定了科室感染性休克bundle抢救医嘱核查单、修订了专科感染性休克bundle落实流程、制作了集束化抢救箱，申报院级课题1项、发表相关论文1篇、申报相关实用新型专利1项。

五、项目团队介绍

指南中指出感染性休克的管理最好是一支由 ICU 医生、护士组成的团队来完成。此项目正是按照指南要求由医护紧密协作。120 急救医生在收治感染性休克患者的第一时间即在院内外急救群内告知，ICU 医生救治阵地前移至急诊，第一时间执行 EGDT，执行的同时一路护送患者入 ICU，医护通力合作保证在规定时间内完成感染性休克患者的复苏工作。项目组成员均为本科及以上学历、有中高级专业技术职称的 ICU 专职医护人员（图 3-1-28-8）。

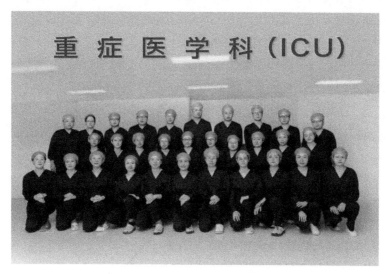

图 3-1-28-8 项目团队成员

参考文献

[1] DELLINGER R P，CARLET J M，MASUR H，et al. Surviving Sepsis Campaign guidelines for management of severe sepsis and septic shock. Crit Care Med，2004，32（3）：858-873.

案例二十九　基于信息化手段提高院内会诊完成率

项目负责人：广东省深圳市中医院　张淑琼

项目起止时间：2020 年 8 月—2021 年 10 月

概述

1. 背景和目的：会诊制度是十八项核心制度之一，虽然传统的会诊程序解决了过去手工书写会诊单的诸多问题，但通过本院大数据平台发现，目前信息化会诊完成率并不高，说明本院会诊程序仍存在不足之处，包括会诊医嘱和会诊单不匹配、病历中会诊记录与会诊单不匹配等问题。本院基于闭环管理的角度出发，通过重新制定会诊流程，有针对性地系统设计改造会诊程序的功能，改善了会诊行为随意性大、医疗质量管理部门不能科学实时地掌控会诊流程并实施有效监管等现象。

2. 方法：运用 PDSA 质量管理工具，制定信息化会诊完成率指标。采取完善会诊流程，加强会诊时限提醒，简化会诊程序操作，质控部对临床住院总进行会诊培训，健全会诊各字段明细报表，做到会诊全程信息化闭环管理。

3. 结果：信息化会诊完成率由 94.5% 提高到 99.1%，质控部门实现对会诊诊疗过程进行监控，可做到事前防范、事中控制、事后监督和纠正的全过程管控。

4. 结论：在医院管理工作中导入 PDSA 工具，可以使未完善的管理步入针对性、不断改进的良性循环。通过此次改进既可提高医院电子化会诊完成率，又可达到全覆盖闭环管理。

一、P 阶段

（一）主题选定

医院会诊不仅是医院的一项基本医疗制度和常规的诊疗活动，也是卫生行政主管部门要求严格落实的核心制度。目前的电子化会诊程序如有会诊申请而忘记下会诊医嘱、会诊不及时、会诊管理报表字段不全等问题，都暴露了现有的会诊并未实现作为一个重要医疗过程全流程的闭环管理。经大数据平台导出的数据发现，本院会诊完成率欠理想（图 3-1-29-1）。

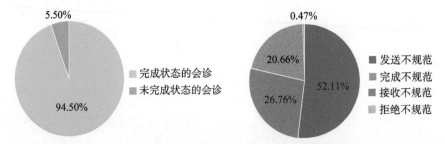

图 3-1-29-1　会诊制度执行规范率数据统计

（二）改进依据

《三甲医院评审标准（2020年版）广东省实施细则》（粤卫医函〔2021〕46号）中要求"有院内会诊管理相关制度与流程，包括会诊医师资质与责任、会诊时限、会诊记录书写要求等。"

（三）监测指标

电子化会诊完成率。

（四）指标定义

$$电子化会诊完成率 = \frac{每月电子化会诊单张数}{每月成功发送的会诊医嘱次数} \times 100\%$$

（五）目标值

2021年5月开始电子化会诊完成率维持在99%及以上。

（六）现况值

2020年8月电子化会诊完成率为94.5%。

（七）预期延伸效益

推动本院电子病历无纸化发展，发表论文1篇。

（八）原因分析

运用鱼骨图进行原因分析（图3-1-29-2）。找到6个主要原因，分别为不熟悉会诊接收流程、缺乏监督机制、高年资医生文字录入速度慢、未意识需要打印会诊单、会诊入口复杂、重复申请会诊医嘱。

（九）真因验证

根据柏拉图（图3-1-29-3），按照二八法则，找到占有80%的原因，将主要问题列入首先解决的计划。

（十）对策计划

根据真因充分讨论，运用5W2H制定相应计划与对策（表3-1-29-1）。

二、D阶段

（一）对住院总进行会诊流程的培训

质控科与临床按会诊制度要求梳理流程并嵌入信息流程，系统改造完成后组织相关员工培训（图3-1-29-4），确保人人能够掌握并会运用。

（二）完善会诊程序各时间节点流程报表

普通会诊各环节时间按实际申请或完成时间系统自动生成，会诊过程中各节点的时间形成报表。

（三）增加会诊意见模板功能，方便直接引用模板以减少录入

在原有的会诊程序上增加会诊意见模板，让年资较高的医生可以提前把会诊意见框架设置好，在会诊的时候直接选中所需模板，按照患者病情修改少量内容即可。

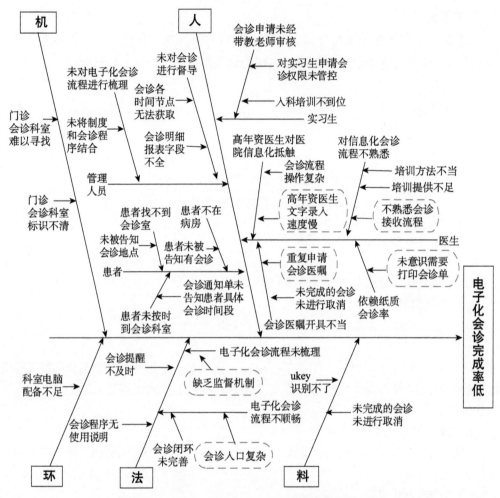

图 3-1-29-2　电子化会诊完成率低的原因分析

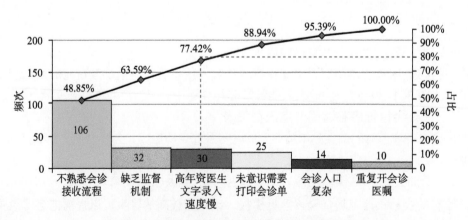

图 3-1-29-3　电子化会诊完成率低的真因验证

表 3-1-29-1　5W2H 实施计划

Why	What	How	When	How often	Where	Who
不熟悉会诊接收流程	住院总医师知晓会诊程序达到100%	对住院总医师进行会诊流程的培训	2020年11月—2021年1月	每周	会议室	陈瑜
缺乏监督机制	对会诊过程各节点进行监督	完善会诊程序及各时间节点流程报表	2020年11月—2021年1月	每周	计算机中心	周维龙
高年资医生文字录入速度慢	减少高年资医生会诊意见输入	增加会诊意见模板功能，直接引用模板减少录入	2020年11月	每周	质控部	张淑琼

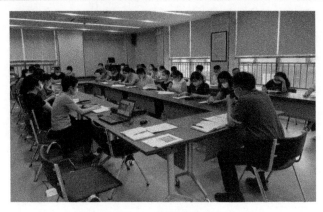

图 3-1-29-4　组织相关员工培训

三、S 阶段

通过添加会诊程序新增加会诊意见模板，结合系统重新梳理会诊流程，完善会诊闭环，实现会诊报表各字段的提取，完善会诊报表，电子化会诊执行率由 94.5% 提高到 99.00%（图 3-1-29-5）。

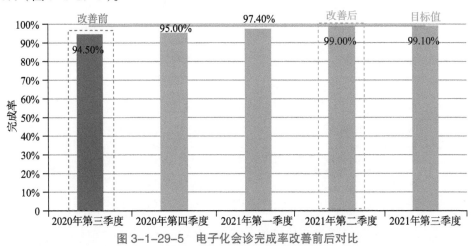

图 3-1-29-5　电子化会诊完成率改善前后对比

四、A 阶段

此次持续性质量改进实践过程中，通过电子会诊流程改造（图 3-1-29-6），实现全程信息化闭环管理，各环节执行情况可实现信息系统统计，既可提高医院信息化会诊完成率，又可达到会诊全覆盖质控管理。

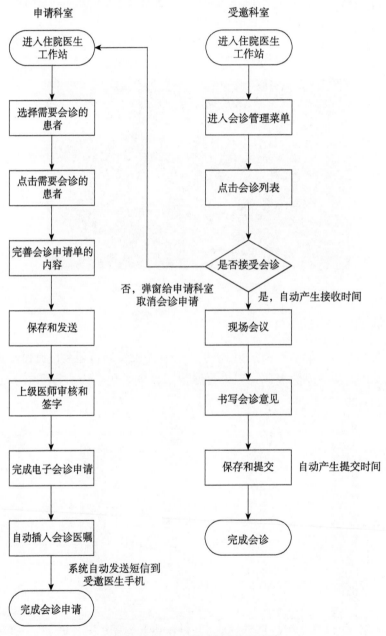

图 3-1-29-6　电子会诊流程改造

五、项目团队介绍

此项目团队由质控部、大数据办公室、临床科室和信息科人员组成，实现医管技紧密协作。质控部牵头负责总体计划和推进事宜；质控部主任、大数据中心人员分管推进工作；质控部人员和临床住院总医师代表负责设计流程、完善制度，优化信息化会诊闭环流程；信息科人员负责程序改造和报表字段提取；其他临床科室负责人测试并反馈，协助此项目推进。项目组成员均熟悉医院各医疗制度并具有从事医院信息化管理实践经历，为本科及以上学历或中高级专业技术职称的医院管理领域专家（图 3-1-29-7）。

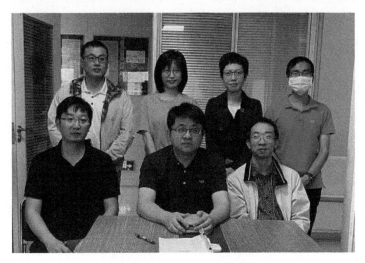

图 3-1-29-7　项目团队成员

案例三十　提高橡皮障隔离术在根管治疗中的使用率

项目负责人：厦门医学院附属口腔医院　魏婷婷，郑燕芬
项目起止时间：2021年1—10月

概述

1. 背景和目的：橡皮障系统是当前牙体牙髓病治疗必不可少的术区隔离工具，能显著提高牙体牙髓治疗效果。在临床工作中开展橡皮障治疗可明显提高医疗质量安全，同时创造无菌、安全、舒适的环境。通过参与国家数据抽样调查，本院意识到橡皮障隔离术在根管治疗中的使用率仍有提升空间，推进橡皮障在根管治疗中的使用势在必行。

2. 方法：运用PDSA质量管理工具，制定根管治疗中橡皮障的使用率指标。采取医护专项培训，规范病历书写，完善收费，纳入考核，定期监测反馈，合理购买耗材等系列措施。

3. 结果：根管治疗中橡皮障的使用率达到35%以上，完成阶段目标。

4. 结论：PDSA使根管治疗中橡皮障的使用率有了进一步提高，加强了根管治疗中的感染控制，提高了根管治疗的疗效。

一、P阶段

（一）主题选定

口腔根管治疗中根管极易被唾液污染，唾液中大量细菌是根管感染导致治疗失败的原因之一。用于根管冲洗的次氯酸钠等药物对黏膜有刺激性，可导致患者口腔黏膜不适或损伤；根管治疗器械小而锐利，有损伤黏膜，甚至误吞误吸的风险。口腔治疗产生的水雾、飞沫和气溶胶更容易造成气雾污染和医源性交叉感染。

根管治疗术是2019年度口腔医学门诊诊疗量排名第一的技术，在根管治疗中使用橡皮障隔离术，不仅能够保持术野清晰、保护术区附近口腔软组织、预防治疗器械误吸误吞，还能加强根管治疗中的感染控制，提高根管治疗的疗效。

橡皮障隔离术是牙体牙髓专业医疗安全和质量的重要保障，也是口腔执业医师实践技能考试的一项基本操作技能。

本院已推行橡皮障技术多年，通过收费记录的筛选和统计发现，橡皮障的使用率仍有提升空间。推进橡皮障在根管治疗中的使用势在必行。

（二）改进依据

1. 国家口腔医学质控中心在《国家医疗服务与质量安全报告——口腔专业质控指标定义集》中公布的根管治疗中使用橡皮障的病例数。

2.《国家卫生健康委医政医管局关于印发2021年质控工作改进目标的函》（国卫医质量便函〔2021〕51号）中提出2021年口腔医学专业质控改进目标为"提高橡皮障隔离术在根管治疗中的使用率"。

（三）监测指标

根管治疗中橡皮障的使用率。

（四）指标定义

$$橡皮障隔离术在根管治疗中使用率 = \frac{根管治疗中使用橡皮障病例数}{根管治疗总病例数} \times 100\%$$

（五）目标值

2021年6月前全院根管治疗中橡皮障的使用率达到35%。

（六）现况值

2020年11月全院根管治疗中橡皮障的使用率为23.76%。

（七）预期延伸效益

制定SOP 1个，发表宣传稿1篇。

（八）原因分析

运用鱼骨图进行原因分析（图3-1-30-1）。小组成员通过讨论找到10个主要原因，分别为使用不熟练、遗漏病历记录或收费导致无法检索、上橡皮障意识不足、器械种类不全、患者自身条件限制、时间成本高、四手操作比例低、患者不接受、拍片不方便、耗材成本高。

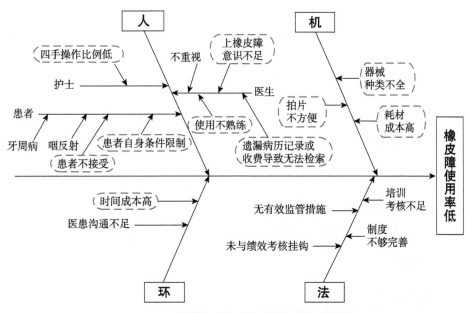

图3-1-30-1 根管治疗中橡皮障使用率低的原因分析

（九）真因验证

根据柏拉图（图 3-1-30-2），按照二八法则，找到占有 80% 的原因，将主要问题（使用不熟练、遗漏病历记录或收费导致无法检索、上橡皮障意识不足、器械种类不全、患者自身条件限制）列入首先解决的计划。

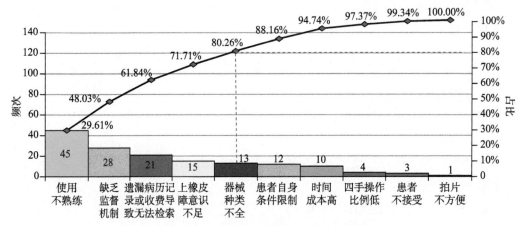

图 3-1-30-2　根管治疗中橡皮障使用率低的真因验证

（十）对策计划

根据真因进行充分讨论，运用 5W2H 制定相应的实施计划与对策，进入执行阶段（表 3-1-30-1）。

表 3-1-30-1　5W2H 实施计划

Why	What	How	When	How often	Where	Who
使用不熟练	熟练橡皮障使用方法	定期培训橡皮障的使用方法，进行操作考核	2021 年 1 月	每月	临床科室	林晨
遗漏病历记录或收费	规范病历书写及收费	开展病历书写培训，规范记录，完善收费模板	2021 年 1 月	1 次	临床科室	蒋秀英 林晓英
上橡皮障意识不足	加强监测	指标纳入考核，定期监测反馈	2021 年 1 月	每月	临床科室	陈晓玲
器械种类不全	规范器械	统计日常使用器械频率，合理购买器械	2021 年 1 月	每月	临床科室	黄艳玲 康明虹
患者自身条件限制	疑难牙上橡皮障	学习疑难牙上橡皮障操作方法	2021 年 1 月	每月	临床科室	邓冠红

二、D 阶段

（一）组织培训

组织医护人员进行橡皮障和各种器械的使用方法培训，同时进行疑难病例使用橡皮障的专项操作培训并进行培训后效果评价检测（图 3-1-30-3）。

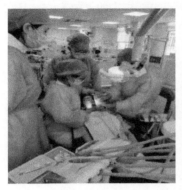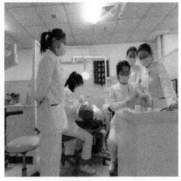

图 3-1-30-3 组织医护人员进行橡皮障和各种器械的使用方法培训

（二）规范病历书写及收费

加强病历书写培训，避免使用橡皮障隔离术后病历未记录（图 3-1-30-4）。完善收费模板，避免遗漏应收费项目。

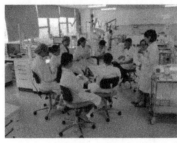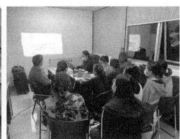

图 3-1-30-4 组织医护人员进行病历书写培训

（三）加强监测

加强医护沟通交流，提高根管治疗中橡皮障使用意识，将考核指标列入 2021 年《厦门医学院附属口腔医院医疗目标管理责任制考核暂行办法》中，科室质控人员对每月的橡皮障使用率进行统计分析，及时反馈（图 3-1-30-5）。

附表3 科室医疗质量与安全指标完成情况

一级指标	二级指标	分值	考核细项	备注
医疗质理与安全指标	科室医疗质量与安全指标	8	指标如未全额完成需扣分，完成＞50%扣4分，完成＜50%扣6分，全部未达标不得分	各科室指标详见附表 3-1
	仪器设备检查阳性率	2	CBCT 检查阳性率＞90%，每下降1%，扣0.5分	门诊
			CT/CBCT 检查阳性率检查阳性率＞90%，MRI 检查阳性率＞70%，彩超检查阳性率检查阳性率＞70%，每下降1%，扣0.1分	病房
	国家单病种平台填报情况	10	填报率每下降5%，扣2分，及时性每下降1%扣0.5分，封顶10分	病房、种植科（涉及国家平台单病种报送）

图 3-1-30-5 反馈考核指标

（四）规范器械

由专人统计日常使用各种器械的频率，合理购买相应的器械耗材（图 3-1-30-6）。

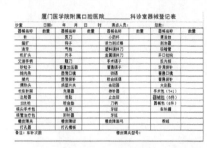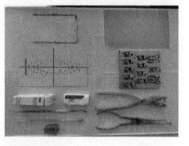

图 3-1-30-6　购买器械耗材

三、S 阶 段

通过对医护人员的相关培训和管理，根管治疗中橡皮障使用率明显提高，达到设定的目标值（图 3-1-30-7）。

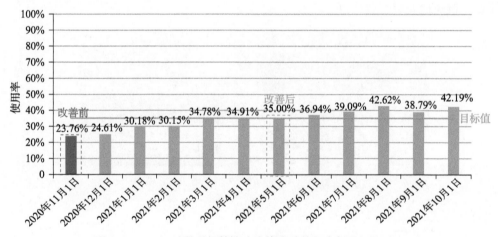

图 3-1-30-7　改善后根管治疗中橡皮障使用率与目标值对比

四、A 阶 段

通过开展橡皮障的使用方法培训考核，学习疑难病例上橡皮障的操作方法，开展病历书写培训，完善收费模板，进行指标考核并及时反馈，合理购买器械，最终使橡皮障隔离术在根管治疗中的使用率达到 35% 以上，顺利完成本阶段目标并制定了上橡皮障标准化流程（图 3-1-30-8）和橡皮障隔离技术操作考核评分标准。

下一阶段将进一步提高橡皮障隔离术在根管治疗中的使用率至 50%，细化统计分析根管预备、根管充填、根管治疗其他步骤及一次性根管充填中该指标的数值，针对性地拟定措施以提高使用率。

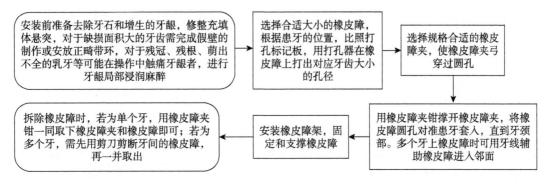

图 3-1-30-8　橡皮障标准化流程

五、项目团队介绍

此项目团队由院科两级紧密协作。院级由医务部（质控）牵头，信息科配合，科级参与科室为临床诊疗项目主要含根管治疗的牙体牙髓病一科、牙体牙髓病二科、综合急诊科、口腔黏膜病科。质控负责人负责总体规划和总体部署；质控人员分管推进工作；信息科人员负责数据收集；口腔黏膜病科具有同项目经验的副主任医师积极参与科级总体流程设计，其他临床科室负责人具体推进落实，科室质控员执行与反馈，协助整体项目的推进。项目组成员均具有从事医院管理或医疗管理决策实践经历，有硕士或本科学历（图 3-1-30-9）。

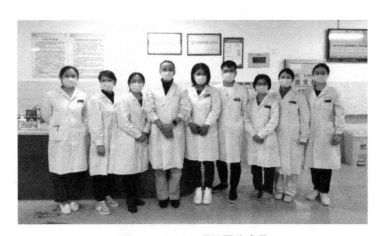

图 3-1-30-9　项目团队成员

参考文献

［1］闵艺，吴大明，范伟. 橡皮障系统及其在新冠肺炎疫情传播控制中的作用. 口腔医学，2020，40（7）：585-588.

［2］邹慧儒，王雅南，张洪杰，等. 橡皮障技术在口腔临床中的应用状况. 中华口腔医学杂志，2016，51（2）：119.

［3］中华口腔医学杂志中华口腔医学会牙体牙髓病学专业委员. 根管治疗技术指南. 中华口腔医学杂志，2014，49（5）：272-274.

案例三十一　利用 PDSA 循环提高骨科患者静脉血栓栓塞症规范预防率

项目负责人：吉林市人民医院　高强，宫肇玉

项目起止时间：2021 年 2—10 月

概述

1. 背景和目的：肺栓塞和深静脉血栓形成是可以预防的致死性疾病，本院在该医疗体系建设及质控时发现，经验性治疗仍是日常诊疗工作的主流，此现象在骨科内尤为明显。为了保证本院就诊患者得到恰当合理的治疗及医疗质量的持续改进，利用 PDSA 管理工具提高骨科患者静脉血栓栓塞症规范预防率。

2. 方法：运用 PDSA 质量管理工具，结合本院实际，优化质控管理流程、加强临床科室医务人员培训，加强信息化建设，实行专人质控管理，不断完善管理方法，实现精细化、标准化、智慧化管理。

3. 结果：规范预防率不低于 70%。

4. 结论：PDSA 循环可快速有效提高骨科患者静脉血栓栓塞症规范预防率，实现精细化、智慧化管理。

一、P 阶段

（一）主题选定

2021 年国家卫生健康委员会已将该项目标纳入十大医疗质量安全改进目标之一，目前骨科已经出台了明确的静脉血栓栓塞症防治指南，医务科在医疗质控时发现，骨外科在静脉血栓栓塞症的防治过程中仍以经验性治疗为主。据统计，2021 年 1 月骨科静脉血栓栓塞症预防率仅有 25%。规律预防有利于保证患者就医质量，进一步提高本院骨科静脉血栓栓塞症防治能力有利于推进本院静脉血栓栓塞症防治体系建设。

（二）改进依据

1. 全国肺栓塞和深静脉血栓形成防治能力建设项目办公室发布的《全国肺栓塞和深静脉血栓形成防治能力建设项目 2020 年度报告》中明确指出：为患者施行合理的预防措施，可以有效降低静脉血栓栓塞症事件发生的概率，规范预防率不应低于 70%。

2. 中华医学会骨科学分会《中国骨科大手术静脉血栓栓塞症预防指南》。

（三）监测指标

骨科患者静脉血栓栓塞症规范预防率。

（四）指标定义

$$骨科患者静脉血栓栓塞症规范预防率 = \frac{采取静脉血栓栓塞症预防措施的出院患者总例数}{风险评估为中高危的出院患者总例数} \times 100\%$$

（五）目标值

2021 年 8 月开始骨科静脉血栓栓塞症预防率维持在 70% 以上。

（六）现况值

2021 年 1 月骨科静脉血栓栓塞症预防率为 25%。

（七）预期延伸效益

发表论文 1 篇。

（八）原因分析

运用鱼骨图进行原因分析（图 3-1-31-1）。全体小组成员利用头脑风暴，进行可能性原因分析，其中主要原因分别为质控管理流程不完善、缺乏专业知识培训、信息化建设不足、缺乏专人管理、工作繁忙无法参加培训、培训落实不到位。

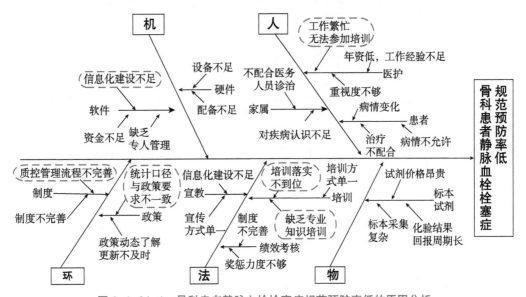

图 3-1-31-1　骨科患者静脉血栓栓塞症规范预防率低的原因分析

（九）真因验证

根据柏拉图（图 3-1-31-2），按照二八法则，找到占有 80% 的原因，将主要问题（质控管理流程不完善、缺乏专业知识培训、信息化建设不足）列入首先解决的计划。

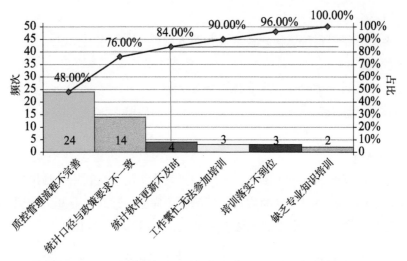

图 3-1-31-2　骨科患者静脉血栓栓塞症规范预防率低的真因验证

（十）对策计划

根据真因进行充分讨论，运用 5W2H 制定相应的实施计划与对策（表 3-1-31-1）。

表 3-1-31-1　5W2H 实施计划

Why	What	How	When	How often	Where	Who
质控管理流程不完善	质控管理流程适应医院管理需求	制定优化质控流程，纳入绩效考核	2021 年 6 月	每月	会议室	医院质控会成员
		以疗区为单位进行培训质控，加强各疗区医疗质量管理	2021 年 6 月	每月	临床科室	医务科长
缺乏专业知识培训	政策落实到位，捋顺临床工作流程	常规早交班，依据患者病情实行分级管理	2021 年 7 月	每天	临床科室	医务科长
		依据临床医护指南进行定期培训、考核	2021 年 7 月	每周		
信息化建设不足	实行信息化智慧化管理	明确管理平台，实现多种预防措施精准把控	2021 年 7 月	每月	信息科	信息科科长

二、D 阶段

（一）召开质管会

向医疗质量管理委员会递交工作计划，重新制定管理组织构架、制度及标准化流程作业管理（图 3-1-31-3）。

（二）医护人员全体培训

在医务科科长高强带领下，深入疗区，在集中早交班时间，就临床骨科救治指南等进行专业培训，依据患者病情实行分级管理，科内自行组织医护人员定期考核（图3-1-31-4）。

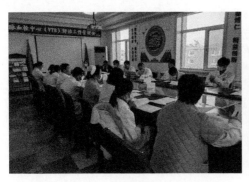 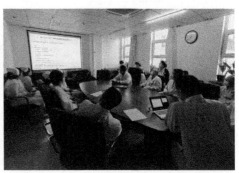

图 3-1-31-3　医院静脉血栓防治管理　　　图 3-1-31-4　骨科早交班后医务人员
　　　　　　　工作质控会　　　　　　　　　　　　　　专业培训

（三）统计管理软件展示

院领导高度重视，依据全国静脉血栓栓塞症防止建议，明确统计口径，利用信息化管理软件，实现精准医务质控管理。

三、S 阶段

自 2021 年 8 月起，可机械预防的患者静脉血栓栓塞症预防率达 100%，依据患者病情进行腿部保健操，以及使用弹力袜、加压泵等（图3-1-31-5）。骨一科、骨二科 2021年 8 月的干预措施率分别为 71.97%、73.08%。2021 年 1 月至 2021 年 8 月改善前后效果对比见图3-1-31-6。

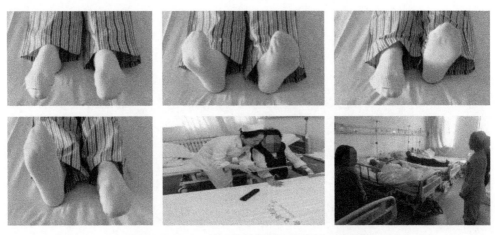

图 3-1-31-5　护理人员指导患者进行康复锻炼

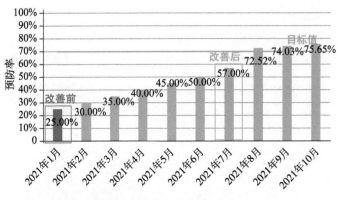

图 3-1-31-6　改善前后对比

四、A 阶段

以专科防治指南及专家共识为依据，以信息化现代管理软件为平台，结合医院实际实现标准化流程管理，为患者提供高质量医疗服务，减少致死性肺栓塞的发生。通过医疗质量管理委员会反复论证，明确质控管理制度及管理流程（图 3-1-31-7、图 3-1-31-8）。

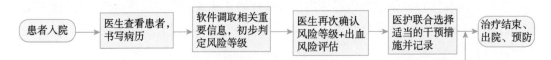

图 3-1-31-7　骨科患者静脉血栓栓塞症规范预防率流程

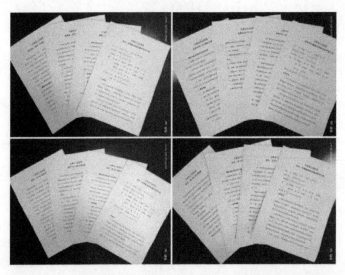

图 3-1-31-8　骨科患者静脉血栓栓塞症管理制度及应急预案

五、项目团队介绍

此项目团队由医务科、五大中心办公室、护理部、信息科、质管科人员组成。由医务科牵头，医务科科长负责此次项目的组织、策划及管理；医务科、五大中心负责完善质控流程、建设制度，深入临床科室落实国家政策，进行现场培训质控，同时向信息科提供技术支持，加强信息化建设，助力临床医务管理；质管科负责数据收集整理、原因分析，共同推进业务完成。此次协作实现了多科室协作及精细化管理。项目中所有工作人员均具有临床工作经验及医院管理经验，均为本科以上学历及中高级以上职称的经验丰富的医院管理专家（图3-1-31-9）。

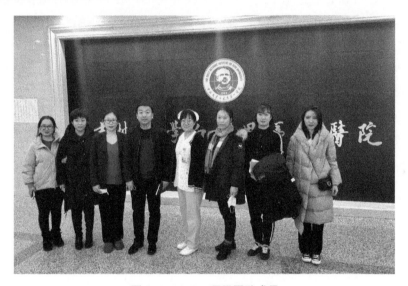

图 3-1-31-9　项目团队成员

案例三十二　提高 ICU 患者静脉血栓栓塞症规范预防率

项目负责人：四川大学华西医院资阳医院、资阳市第一人民医院　肖瑶，文雯，向莉
项目起止时间：2021 年 1—9 月

概述

1. 背景和目的：静脉血栓栓塞症（venous thromboembolism，VTE）是指静脉血液在血管内不正常凝集形成血栓的一种疾病，全身各处静脉都可发生，以下肢深静脉血栓（deep vein thrombosis，DVT）和肺血栓栓塞症（pulmonary thromboembolism，PTE）多见。本院 ICU 收治的患者大部分存在 VTE 高风险，但进行了规范预防的患者发生 VET 的风险较低。国内研究结果显示，VTE 患病率在 ICU 患者中为 27%，其发病隐匿、临床症状不典型，容易漏诊和误诊，一旦发生，致死率和致残率高。积极有效的预防可降低其发生率。

2. 方法：运用 PDSA 质量管理工具，基于"四化"措施（即团队专业化、工作标准化、措施多样化、医护一体化），提高 ICU 患者静脉血栓栓塞症规范预防率。

3. 结果：建立 ICU 患者静脉血栓栓塞症预防标准化流程，ICU 患者 2021 年第三季度静脉血栓栓塞症规范预防率提高至 73%，规范评估率上升 32 个百分点。

4. 结论：PDSA 有效提升了 ICU 患者静脉血栓栓塞症规范预防率，充分体现了质量管理工具在医疗质量改进中的有效性和重要性。

一、P 阶段

（一）主题选定

我科 2020 年第四季度收治患者 454 例，统一使用 caprini 表评分，统计出静脉血栓中高风险患者 431 例，但科室进行了预防的患者仅有 177 例，占 41%（图 3-1-32-1）。全国肺栓塞和深静脉血栓形成防治能力建设项目《三级医院中心建设标准及评分细则》中明确表示：中高危风险的 VTE 患者提供相应的预防措施实施率 ≥ 70%（2 分），≥ 60%（1 分），≥ 50%（0.5 分），< 50%（0 分）。

（二）改进依据

《2021 年国家医疗质量安全改进目标》（国卫办医函〔2021〕76 号）中的第五个目标：以"提高静脉血栓栓塞症规范预防率"为核心策略，形成全国肺栓塞和深静脉血栓防治能力建设的项目单位实地认证标准。

（三）监测指标

ICU 患者静脉血栓栓塞症规范预防率。

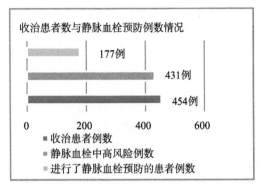

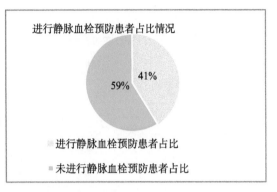

图 3-1-32-1　静脉血栓栓塞症预防数据统计

（四）指标定义

$$
\text{ICU 患者静脉血栓栓塞症规范预防率} = \frac{\text{静脉血栓栓塞症中高风险患者规范预防人数}}{\text{ICU 静脉血栓栓塞症中高风险患者数}} \times 100\%
$$

（五）目标值

2021 年第三季度 ICU 患者静脉血栓栓塞症规范预防率达到 70%。

（六）现况值

2020 年第四季度 ICU 患者静脉血栓栓塞症规范预防率为 41%（177/431）。

（七）预期延伸效益

制定 SOP 1 个。

（八）原因分析

科室根据 VTE 静脉血栓栓塞症评估现状，采用鱼骨图进行原因分析（图 3-1-32-2）。找到 6 个主要原因，分别为医护人员思想不够重视、未形成治疗闭环、预防方式单一、管理不到位、患者有禁忌证、未进行有效监督。

（九）真因验证

根据柏拉图（图 3-1-32-3），按照二八法则，找到占有 80% 的原因，得出科室静脉血栓预防率低的根本原因。

（十）对策计划

小组成员根据真因进行了充分讨论，运用 5W2H 制定相应的实施计划与对策，进入执行阶段（表 3-1-32-1）。

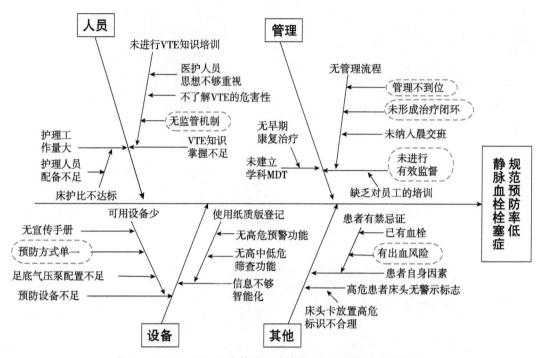

图 3-1-32-2 ICU 患者静脉血栓栓塞症预防率低的原因分析

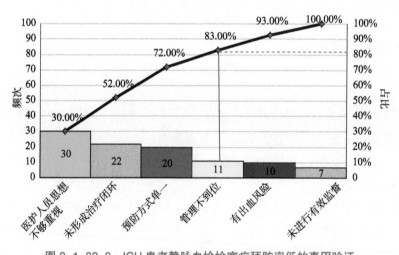

图 3-1-32-3 ICU 患者静脉血栓栓塞症预防率低的真因验证

表 3-1-32-1 5W2H 实施计划

Why	What	How	When	How often	Where	Who
医护人员思想上不够重视，未意识到 VTE 对患者带来的有害影响	全体医护人员认识到 VTE 规范预防的重要性并牢牢掌握 VTE 相关知识	建立组织构架，培训 VTE 相关知识	2021 年 1 月	每周	ICU	陈琴
科室针对 VTE 的预防未形成完整的治疗闭环	科室有完整的制度流程，开展标准预防，形成治疗闭环	制定和完善评估、预防的流程，形成治疗闭环	2021 年 1 月	每月	ICU	张远军 陈琴
针对 VTE 中高风险的患者预防方式较单一	VTE 中高风险患者的预防方式多样化	与康复科建立常态 MDT，进行多样化宣教	2021 年 2 月	每日	ICU	薛亮
对 VTE 的管理不到位	对 VTE 质控进行标准化管理	护士长和质控组长对 VTE 中高风险患者开展全员、全程质控监督	2021 年 2 月	每周	ICU	陈琴 陈冬菊 谢丽燕

二、D 阶段

（一）加强组织管理，团队专业化

1. 纳入晨交班内容：完善科室晨交班工作内容，Caprini 评分≥9 分时进行危急值管理。

2. 构建组织构架：竞选出 1 名医生和 1 名护士为 VTE 质控组长，构建以科主任、护士长、VTE 质控组长为主的管理构架（图 3-1-32-4）。VTE 质控组长在院内外接受系统的 VTE 相关知识培训、参与院内培训，负责 VTE 培训（图 3-1-32-5）和质控工作。

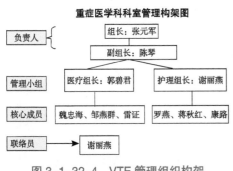

图 3-1-32-4 VTE 管理组织构架

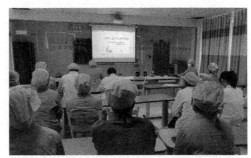

图 3-1-32-5 科内 VTE 培训

（二）完善制度流程，工作标准化

1. 完善制度：检索文献，结合医院实际，制定医护分工细则（图 3-1-32-6）和工作流程（图 3-1-32-7）。

VET 防治流程	1 初评	2 危急值管理≥（9分）交班（高危）	3 复评	4 出血风险、机械预防、抗凝药物禁忌证评估（中高危）	5 下达 VTE 预防医嘱	6 知情同意
执行人	护士	医生、护士	医生	医生	医生	医生
VET 防治流程	7 宣教+执行预防措施+标识	8 康复前移	9 医疗文书记录	10 住院期间观察-动态评估	11 出院管理+单病和上报	12 出院随访管理
执行人	护士	康复技师	医生护士	医生、护士康复技师	医生护士	医生护士

图 3-1-32-6　医护分工细则

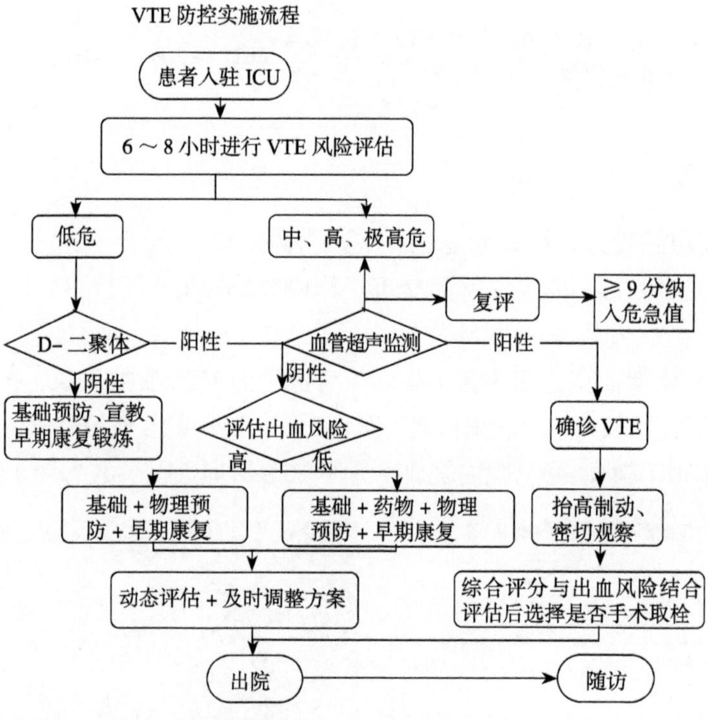

图 3-1-32-7　VTE 工作流程

2. 智慧管理：在重症系统中加入了 Caprini 评分中高危患者的预警通知，医生浏览后点击"已知晓"才能进行下一步操作。

（三）开展标准防控，措施多元化

1. 大力推行康复前移：和康复科建立学科 MDT，康复技师每日参与我科的交班和查房，对患者进行早期康复训练（图 3-1-32-8）。

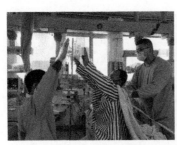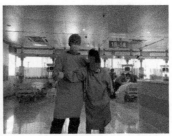

图 3-1-32-8　和康复科建立 MDT

2. 实施多元化患者宣教：评分为中高风险的清醒患者，护士开展面对面宣教，发放《静脉血栓栓塞症防治手册》，邀请患者关注"资一院防栓联盟"微信公众号，观看《静脉血栓预防操》，现场教学 VTE 预防知识，引导患者主动正确参与 VTE 防治（图 3-1-32-9）。

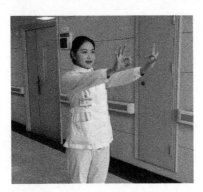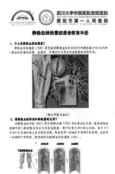

图 3-1-32-9　静脉血栓栓塞症防治手册及静脉血栓预防操

（四）打造闭环管理，医护一体化

1. 管理全过程：医疗护理质控组长每周对 VTE 防控落实情况进行颗粒化管理，对相关人员进行通报批评和绩效考核。患者转科、出院时，需护士长或质控组长签字确认，全面、全程监督 VTE 管理制度的落实。

2. 定期总结：科室每月召开质控总结会议时，将 VTE 的质控纳入总结，做到全员参与、全科重视、全体讨论（图 3-1-32-10）。

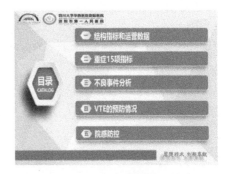

图 3-1-32-10　每月质控总结会议

三、S 阶段

ICU 患者静脉血栓栓塞症规范预防率呈上升趋势。从 2020 年第四季度的 41% 到 2021 年第三季度的 73%，规范评估率上升 32 个百分点（图 3-1-32-11）。

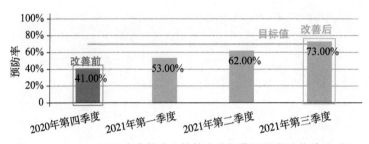

图 3-1-32-11 ICU 患者静脉血栓栓塞症规范预防率改善前后对比

四、A 阶段

（一）取得成效

1.建立 ICU 患者静脉血栓栓塞症预防的标准化流程，有效提高了 ICU 患者静脉血栓栓塞症预防率。

2.统计 2021 年 1 月至 9 月的数据发现，我科未发生致死性 VTE 事件。

（二）存在不足

科室现有 2 台足底泵，不能满足临床使用需求。医院高度重视，正在按照床位配置比例进行购置。

五、项目团队介绍

此项目由质控部、护理部、信息部、重症医学科人员组成，质控部和护理部负责制度的初步建立，信息部负责重症系统的跟进，重症医学科负责修订、完善、落实各项制度，建立学科MDT。该项目有力推动了ICU 患者静脉血栓栓塞症的规范预防（图 3-1-32-12）。

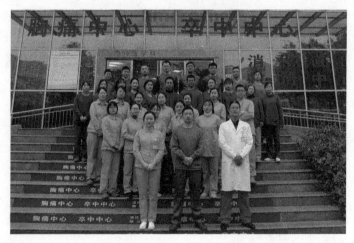

图 3-1-32-12 项目团队成员

参考文献

［1］徐晓峰，杨媛华，王辰，等.内科重症监护病房中深静脉血栓的发病情况及危险因素分析.中华流行病学杂志，2008，29（10）：1034-1037.

第二节 药学类

案例三十三 规范头孢皮试提高抗菌药物合理使用

项目负责人：四川大学华西医院 周益，陈敏，陈相军

项目起止时间：2019 年 8 月—2021 年 12 月

概述

1. 背景和目的：常规头孢皮试筛查由于其预测价值极其有限，且假阳性结果也限制了抗菌药物的选择范围，故本院拟推行规范头孢皮试来进一步规范抗菌药物的合理使用，推进取消常规头孢皮试工作。

2. 方法：运用 PDSA 质量管理工具，建立终末指标。制定并完善技术规范，加强宣传和培训，优化系统，督导科室有效执行，梳理药品说明书和配备抢救药品并监测药物不良反应。

3. 结果：头孢菌素使用量占比超过 20%。形成标准化的操作和诊疗规范，有效降低医疗成本和减轻医疗负担，进一步优化抗菌药物使用结构。

4. 结论：利用 PDSA，可有效规范头孢皮试，进一步保障医疗质量与安全。

一、P 阶段

成立多部门 / 多学科团队，利用 PDSA 质量管理工具，推进取消常规头孢皮试工作。

（一）主题选定

头孢皮试缺乏统一标准，预测价值极其有限，且假阳性结果限制了抗菌药物的选择范围，一方面促使抗菌药物使用结构不合理，另一方面也间接加剧了细菌耐药。本院抗菌药物的使用，特别是围手术期预防用抗菌药物的使用结构合理性尚不足，头孢皮试假阳性易导致更换药物品种。2019 年头孢皮试操作次数 70 702 次，药品费用 188 万元，皮试操作时间 17 675 小时，头孢菌素使用占比 17%，相关药物不良反应发生 10 例次，相关医疗纠纷 0 例。依据抗菌药物科学化管理的内涵要求，本院于 2019 年 8 月开始制定计划，拟在全院推行取消常规头孢皮试。

（二）改进依据

常规头孢皮试循证医学证据不充分，国内法规和药典未要求头孢菌素用药前进行皮试；欧美国家均无常规头孢皮试筛查；头孢皮试并未降低药品严重过敏反应事件的发生率；国家卫生健康委员会 2021 年 4 月 13 日发布的《β 内酰胺类抗菌药物皮肤试验指导原则（2021 年版）》（国卫办医函〔2021〕188 号）要求规范头孢皮试。

（三）监测指标

头孢菌素使用量占比。

（四）指标定义

头孢皮试操作次数 = 头孢菌素 A 药皮试次数 + 头孢菌素 B 药皮试次数 + 头孢菌素 C 药皮试次数 + ……

头孢皮试药品费用 = 头孢菌素 A 药皮试药品费用 + 头孢菌素 B 药皮试药品费用 + 头孢菌素 C 药皮试药品费用 + ……

$$头孢菌素使用量占比 = \frac{头孢菌素累计使用 DDDs}{所有抗菌药有抗菌药物 DDDs} \times 100\%$$

（五）目标值

2020 年头孢菌素使用量占比至少达到 20%。

（六）现况值

2018 年头孢菌素使用量占比为 17.13%。

（七）预期延伸效益

发表论文 1 篇，推广取消常规头孢皮试经验。

（八）原因分析

运用鱼骨图对常规头孢皮试筛查进行原因分析（图 3-2-33-1）。找到 6 个主要原因，分别为医生担心患者发生过敏反应，未皮试使用药物陷入医疗纠纷，护士执行用药前须有皮试医嘱，患者及家属要求头孢皮试，国内无发文规定，担忧药物品质。

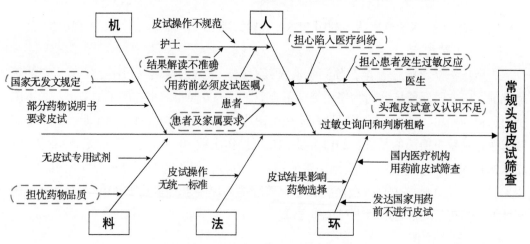

图 3-2-33-1　常规头孢皮试筛查的原因分析

（九）真因验证

在本院医务人员中开展了"常规头孢皮试筛查原因"的问卷调查并制作柏拉图（图 3-2-33-2），找到真因，纳入首先需要解决的计划。

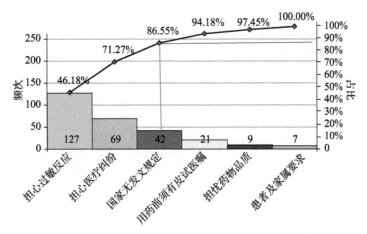

图 3-2-33-2 常规头孢皮试筛查的真因验证

（十）对策计划

依据真因，经过充分讨论，运用 5W2H 制定工作计划（表 3-2-33-1）。

表 3-2-33-1 5W2H 实施计划

Why	What	How	When	How often	Where	Who
担心患者发生过敏反应	制定制度和工作方案	撰写指导取消头孢皮试意见	2019 年 8 月	必要时修订	本院	孟娟、吕晓菊
		制定头孢皮试规范操作	2019 年 9 月	必要时修订	本院	孟娟、蒋艳
		梳理院内抗菌药物说明书	2019 年 10 月	必要时	本院	李大江、陈敏、管玫
担心陷入医疗纠纷	提高识别药物过敏反应的能力水平并及时实施正确抢救	制定严重过敏反应抢救预案	2019 年 11 月	必要时修订	本院	刘炎斌、管玫
		梳理抢救车药品配备情况	2019 年 12 月	每年 2～3 次	本院	陈敏、肖桂荣、朱红
		监测药物不良反应	2020 年 1 月	持续开展	本院	周益、管玫
国内无发文规定	全面取消头孢皮试，向院外推广经验	组织规范化操作培训和考试	2020 年 1 月	持续开展	本院	陈相军、蒋艳
		督导科室执行情况	2020 年 1 月	每月 1 次	本院	陈敏、陈相军
		分析未执行取消皮试原因	2020 年 2 月	每月 1 次	本院	周益、姚琼
		院外推广管理经验	2020 年 8 月	持续开展	本院	陈相军

二、D 阶段

（一）制定并完善技术规范

制定并完善《四川大学华西医院关于取消头孢菌素类抗菌药物常规皮试的指导意见》《四川大学华西医院严重过敏反应抢救标准操作规范》《四川大学华西医院严重过敏反应抢救流程》。

（二）梳理药品说明书和配备抢救药品

梳理医院头孢菌素类抗菌药物说明书。针对说明书要求请厂家提供证据，或提交医院抗菌药物管理专委会讨论。梳理当前抢救车中药品配备，及时调整和补充抢救药品；制作抢救流程挂图，张贴于各医护诊疗区域。

（三）开展宣传和培训

分层级、分批次通过线上及线下等不同形式开展《头孢菌素皮试规范化操作》《严重过敏反应的处理》培训（图 3-2-33-3）。

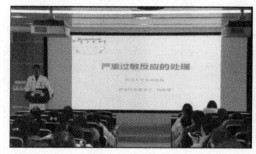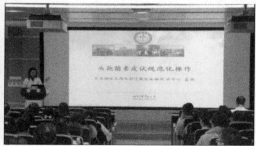

图 3-2-33-3　开展培训

（四）督导和监测执行情况

督导科室开展培训；检查培训开展情况和抽查培训效果。分析科室执行情况；对未执行取消头孢皮试的科室和医师个人，分析原因，进行沟通和督导整改。

（五）监测药物不良反应

严密监测使用头孢菌素类抗菌药物不良反应的发生情况。2020 年与 2019 年相比，可能与头孢菌素类药物相关的不良反应发生情况无统计学差异（P=0.285；0.0198% *vs.* 0.0129%）。

三、S 阶段

（一）形成标准化的操作和诊疗规范

在取消头孢皮试执行后评估成效，建立并完善取消头孢皮试项目的标准化实施流程，确定头孢皮试的规范化操作步骤和严重过敏反应的规范救治诊疗流程。

（二）优化抗菌药物使用结构

头孢菌素使用量占比升高，达到并超过 20%（图 3-2-33-4）。

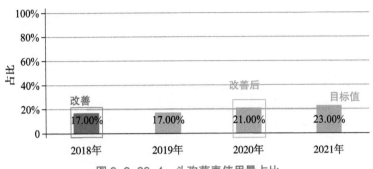

图 3-2-33-4 头孢菌素使用量占比

（三）降低医疗成本，减轻医疗负担

头孢皮试操作次数（图 3-2-33-5）和药品费用均减少（图 3-2-33-6）。

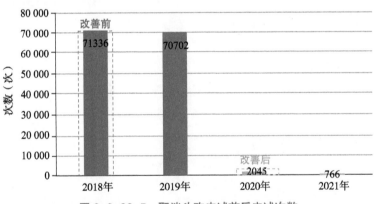

图 3-2-33-5 取消头孢皮试前后皮试次数

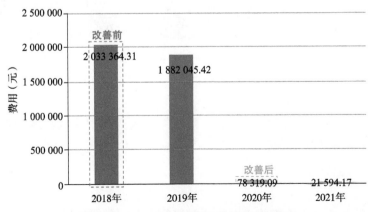

图 3-2-33-6 取消头孢皮试前后药品费用

四、A 阶段

（一）发表学术论文

相关研究成果于 2021 年 12 月发表在北大核心期刊《中国抗生素杂志》上（图 3-2-33-7）。

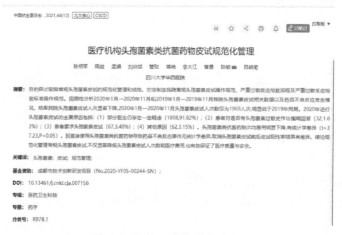

图 3-2-33-7　发表学术论文

（二）提升区域辐射力

2020 年 11 月荣获全国首批医疗机构抗菌药物管理评价研究基地。本院已将相关管理经验向全国多地、多家医院推广，并取得了一定的成效（图 3-2-33-8）。

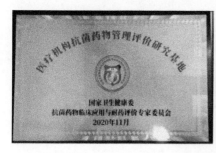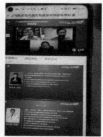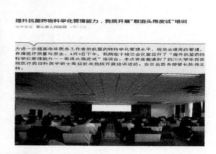

图 3-2-33-8　获得荣誉及相关报道

（三）参与制定行业标准规范

本项目的多名专家参与制定了《β内酰胺类抗菌药物皮肤试验指导原则（2021 年版）》（国卫办医函〔2021〕188 号）。

五、项目团队介绍

本项目由医务部牵头组织并负责总体规划和部署，具体推进落实和定期分析总结、进行反馈；由耳鼻喉头颈外科过敏性疾病诊治中心、感染性疾病中心、临床药学部制定技术规范，开展培训；由护理部梳理全院各病房抢救药品；由信息中心改进系统，提供监测数据。项目组成员均具有医院管理决策实践经历，是医院管理和专业技术领域的专家（图 3-2-33-9）。

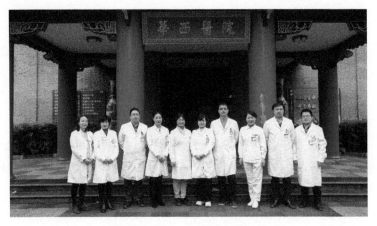

图 3-2-33-9 项目团队成员

案例三十四　运用 PDSA 提升剖宫产围手术期抗菌药物 24 小时停药率

项目负责人：北京大学第三医院　赵扬玉，陈练

项目起止时间：2021 年 1—7 月

概述

1. 背景和目的：抗菌药物不合理使用可能导致细菌耐药，甚至引起患者死亡。文献显示围产期抗生素暴露与新生儿肠道微生物群的建立和健康风险有关。因此，抗菌药物的规范使用在产科临床中极其重要。现状调查显示，本院剖宫产围手术期抗菌药物的使用存在问题，亟须规范剖宫产围手术期预防性抗菌药物的使用。

2. 方法：运用 PDSA 循环进行项目改进。通过头脑风暴，绘制鱼骨图进行原因分析，绘制柏拉图，根据二八原则寻找主要原因。有针对性地制定科室抗菌药物使用规范并进行培训，通过监督检查机制，强化合理应用抗菌药物。

3. 结果：产科剖宫产预防性抗菌药物 24 小时停药率提升至 78.4%。

4. 结论：通过 PDSA 的规范管理，使剖宫产围手术期预防性抗菌药物得到规范的使用，减少了剖宫产患者的次均费用，节省了医疗资源。

一、P 阶段

（一）主题选定

抗菌药物滥用的现象普遍存在，有可能带来不可预知的不良影响。不合理使用抗菌药物可能导致细菌耐药，甚至引起患者死亡，而且增加了医疗资源的消耗。文献显示围产期抗生素暴露与新生儿肠道微生物群的建立和健康风险有关。因此，抗菌药物的规范使用在产科临床中极其重要。处方点评小组发现我科剖宫产围手术期抗菌药物使用不合理，存在的问题为预防性抗菌药物的品种选择、用药疗程不合理（图 3-2-34-1），与指南建议的用药规范尚存在差距，因此亟须规范剖宫产围手术期预防性抗菌药物的使用。为了减少抗菌药物不合理应用、降低细菌耐药的发生率，我们选择这个项目进行持续改进。

单病种质量检测信息项（2020）	所有病例	占比	点评病例	占比
CS-3 围术期预防性抗菌药物使用情况 ★	2233	100.00%	50	100.00%
CS-3.1 预防性抗菌药物种类选择★ （选用一代、二代头孢类）	-	-	27	54%
CS-3.2 首剂抗菌药物使用起始时间★ （术前＜0.5）	2233	100%	50	100%
CS-3.3 术中追加抗菌药物情况★	0	0%	3	6%
CS-3.4 预防性抗菌药物停药时间★ （术后24小时内停用）	237	10.6%	5	10%

图 3-2-34-1　2020 年剖宫产围手术期抗菌药物使用情况

（二）改进依据

剖宫产为Ⅱ类切口手术，《抗菌药物临床应用指导原则（2015年版）》及美国妇产科学会制定的《临产及分娩中抗菌药物的预防性使用（2018年版）》均建议将一代、二代头孢菌素作为剖宫产手术的预防性抗菌药物，用至术后24小时停药。

（三）监测指标

剖宫产预防性抗菌药物24小时停药率。

（四）指标定义

$$抗菌药物24小时停药率 = \frac{剖宫产预防性抗菌药物24小时停药人数}{总体剖宫产人数} \times 100\%$$

（五）目标值

2021年剖宫产围手术期预防性抗菌药物24小时停药率≥50%。

（六）现况值

2020年剖宫产围手术期预防性抗菌药物24小时停药率仅为10.6%。

（七）预期延伸效益

制定SOP 1个，降低剖宫产次均费用。

（八）原因分析

通过小组讨论，绘制成鱼骨图（图3-2-34-2），从人、物、法、环4个方面进行头脑风暴分析，找出7个原因。

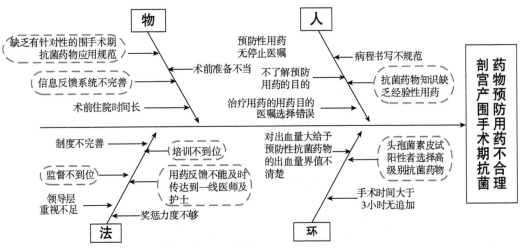

图3-2-34-2　剖宫产围手术期抗菌药物预防用药不合理的原因分析

（九）真因验证

专职人员在产科科室内现场调查落实原因，按调查结果结算出主要原因所占累计百分比，绘制柏拉图（图3-2-34-3），根据二八原则，找到4个主要原因：缺乏有针对性的剖宫产围手术期抗菌药物应用规范、经验性用药、培训不到位、监督不到位。将这些原因确定为要整改的问题。

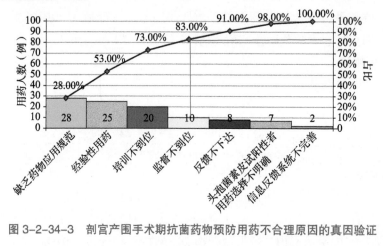

图 3-2-34-3　剖宫产围手术期抗菌药物预防用药不合理原因的真因验证

（十）对策计划

小组根据原因分析中发现的几个关键问题制定针对性措施，运用 5W2H 法制定持续改进对策（表 3-2-34-1）。

表 3-2-34-1　5W2H 实施计划

Why	What	How	When	How often	Where	Who
抗菌药物使用无针对性规范	制定本科室适用的抗菌药物使用规范	查阅相关指南文献	2021 年 2 月	每周	产科	徐晓楠、陈练
		结合临床实际编写产科抗菌药物使用规范	2021 年 2 月	每周	产科	赵扬玉、魏瑷、陈练、李慧博、徐晓楠
培训不到位	完成科内培训	完成科内培训并制作培训视频，加强科内自主学习培训	2021 年 2—3 月	每周	产科	陈练、李慧博
医师经验性用药	定期进行科内点评	每周针对质控检查的实际病例点评不规范用药，并给予循证医学证据，以促进医师用药主观性的改进	2021 年 2—3 月	每周	产科	赵扬玉、张妍红
监督不到位	建立明确持续的监督机制	设立科室内抗菌药物质控员	2021 年 3—5 月	每月	产科	张妍红、陈练
		每周进行病例的抗菌药物检查	2021 年 3—5 月	每周	产科	张妍红、陈练
		检查结果通过科室周会及线上简报的形式反馈至个人	2021 年 3—5 月	每月	产科	魏瑷、陈练

二、D阶段

（一）完善剖宫产抗菌药物预防使用的相关规范

修订产科抗菌药物使用规范，其中包括剖宫产围手术期抗菌药物预防使用规范，明确给药种类、给药时长。

（二）抗菌药物知识欠缺，针对经验性用药进行培训

1. 加强培训。产科共进行了2次抗菌药物专业知识的科内培训，参加培训人数共计82人。其中现场培训1次，参与人数14人，为科室中高级职称医师；线上培训1次，记录线上培训时长，参与人数68人，为科室初级职称医师。

2. 线上培训。录制视频，设置可播放时间段，医师可根据自己的工作时间安排学习，并可以反复学习（图3-2-34-4）。

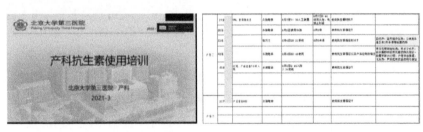

图3-2-34-4　抗菌药物培训及质控

（三）加强抗菌药物使用的监督和反馈

设立科内抗菌药物使用质控检查员，每周对抗菌药物使用数据汇总分析，完成质控检查单，对存在的问题进行讨论，查找原因，针对使用有争议的药物寻找循证医学的证据，制定改进措施，实时修订抗菌药物使用方案，并在周例会上现场反馈。完成抗菌药物反馈周简报，并进一步对住院医师进行线上反馈。每月进行抗菌药物预期指标月反馈（图3-2-34-5），通过指标激励合理用药。

科室	科室得分								科室实际完成情况						
	I类切口手术		检验样本送检率		住院患者抗菌药物使用率	抗菌药物使用强度	抗菌药物管理总分		I类切口手术		检验样本送检率			住院患者抗菌药物使用率	抗菌药物使用强度
	预防用药率	24H停药率	治疗性	限制级	特殊级				预防用药率	24H停药率	非限制级	限制级	特殊级		
内科系统（新）	0		0.2	0.4	0.2		3	5分	%	%	%	%	%	%	%
外科系统（新）	1.0	1.5	0.1	0.2	0.2	0.5	1.5		≤30%	>90%	≥30%	≥50%	≥80%	≤60%	<40
1.妇科			并入到妇产科计算						0.00	\	78.95	76.92	50.00	76.39	61.20
2.产科			并入到妇产科计算						\	\	50.00	62.50	100.00	60.14	27.25
3.生殖医学科			并入到妇产科计算						0.00	\	71.43	\	\	16.03	15.31

图3-2-34-5　抗菌药物使用月指标反馈

三、S阶段

所有措施实施后，对2021年1月至5月剖宫产围手术期预防用抗菌药物的情况进行查验，通过数据统计，发现抗菌药物使用指标有明显的提升（图3-2-34-6）。剖宫产

术分为择期剖宫产与急诊剖宫产，急诊剖宫产有阴道定植菌的上行感染风险，文献报道术后发生子宫内膜炎的概率为11%，主要病原体为革兰阴性肠杆菌及革兰阳性球菌，一代、二代头孢菌素对革兰阴性杆菌的预防效果欠佳。对于中转剖宫产的人群或已知有明确高危因素的人群，考虑后续对其预防性抗菌药物的使用采取分层的策略。

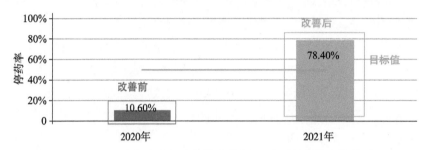

图 3-2-34-6　剖宫产预防性抗菌药物 24 小时停药率改善效果

四、A 阶段

制定剖宫产围手术期抗菌药物预防用药的相关规范，明确给药的类别、给药疗程；实施抗菌药物临床应用的培训、监督及反馈机制，持续监测剖宫产围手术期预防性抗菌药物使用指标，以确保整改有效。具有高危因素的剖宫产围手术期用药的类别、给药疗程仍然不确切，将其纳入下一个 PDSA 循环，持续改进。

五、项目团队介绍

北京大学第三医院产科为国家产科专业医疗质量控制中心、国家妇产疾病临床医学研究中心、北京市危重孕产妇救治中心和产前诊断中心、国家孕产期保健特色专科建设单位。赵扬玉主任医师、陈练副主任医师担任本项目负责人，项目团队由产科、药剂科、护理、医务处等多部门人员组成，团队成员分工明确、交叉合作促进质量改进（图 3-2-34-7）。

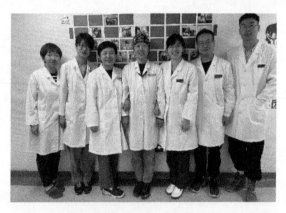

图 3-2-34-7　项目团队成员

案例三十五　医养结合模式提高老年慢病患者自备药品管理执行率

项目负责人：河北燕达医院　张丽荣，彭军

项目起止时间：2020 年 7 月—2021 年 9 月

概述

1. 背景和目的：老年人大多对联合用药的原则、禁忌、注意事项等不甚清楚，用药安全性降低；加之老年人用药依从性较差，从而增加了潜在的用药风险。本院在日常药事质控检查中发现老年慢病患者自备药品管理欠规范，因此提高老年慢病患者自备药品管理执行率、实现自备药品管理一体化无缝衔接、确保老年慢病患者用药安全势在必行，这充分体现了医养结合的服务特色。

2. 方法：运用 PDSA 质量管理工具，制定自备药品管理执行率指标。完善制度，规范表格应用，药学部对临床科室人员进行专项培训，建立全程用药档案监护管理，指定区域存放自备药品，做到定点、定标管理。

3. 结果：自备药品管理执行率达到 100%，实现老年患者从住院到出院后返回养护社区卫生服务中心自备药品全过程的无缝衔接管理。

4. 结论：PDSA 使老年慢病患者自备药品管理一体化无缝衔接，实现自备药品同质化管理，充分体现了医养结合的服务特色。

一、P 阶段

（一）主题选定

我国 65 岁及以上人口占比达 13.50%，与 2010 年相比增长 5.44 个百分点，人口老龄化程度进一步加深。调查显示，超过 50% 的老年患者长期使用 3 种以上自备药品，用药品种多，而老年人大多对联合用药的原则、禁忌、注意事项等不甚清楚，用药安全性较低；加之老年人用药依从性较差，从而增加了潜在的用药风险。同时，在日常药事质控检查中发现老年慢病患者自备药品管理欠规范（图 3-2-35-1）。

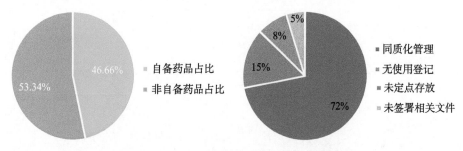

图 3-2-35-1　自备药品管理执行率低数据统计

（二）改进依据

1.《三级医院评审标准（2020年版）实施细则》（国卫医发〔2020〕26号）中有特殊情况使用患者自带药品的相关规定"凡住院患者治疗需要的药品均由药学部门供应，一般不得使用患者自带药品，确需使用应符合规定。"

2.《国务院办公厅关于建立健全养老服务综合监管制度促进养老服务高质量发展的意见》（国办发〔2020〕48号）。

（三）监测指标

自备药品管理执行率。

（四）指标定义

$$自备药品管理执行率 = \frac{检查中自备药品管理规范例数}{同期检查中使用自备药品的例数} \times 100\%$$

（五）目标值

2021年第二季度开始自备药品管理执行率维持在100%。

（六）现况值

2020年第二季度自备药品管理执行率为72%（18/25）。

（七）预期延伸效益

制定SOP 1个，发表论文1篇。

（八）原因分析

运用鱼骨图进行原因分析（图3-2-35-2）。找到7个主要原因，分别为自备药品意识不强、用药依从性差、病情变化调整用药、医患沟通不到位、医生培训不到位、自备药品无定点存放区域、登记烦琐。

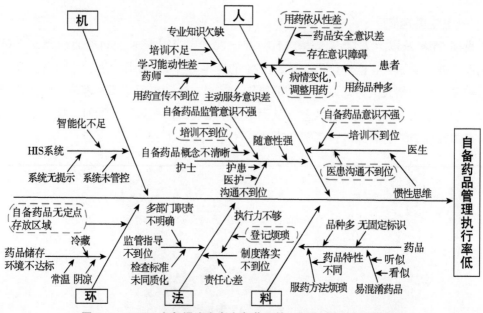

图3-2-35-2 老年慢病患者自备药品管理执行率低的原因分析

（九）真因验证

根据柏拉图（图 3-2-35-3），按照二八法则，找到占有 80% 的原因，将主要问题列入首先解决的计划。

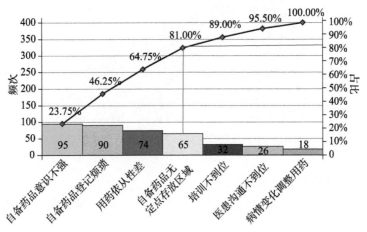

图 3-2-35-3 老年慢病患者自备药品管理执行率低的真因验证

（十）对策计划

根据真因充分讨论，运用 5W2H 制定相应计划与对策（表 3-2-35-1）。

表 3-2-35-1 5W2H 实施计划

Why	What	How	When	How often	Where	Who
自备药品意识不强	全院自备药品执行率达 100%	完善制度，对临床科室人员进行专项培训	2020 年 7 月	每月	临床科室	张丽荣
自备药品登记烦琐	自备药品登记实操性强	将登记表格规范化，一表多用	2020 年 8 月	每月	药学部	彭军
用药依从性差	实现老年患者全程用药监护	临床药师从老人入住医院到出院返回养护社区卫生服务中心，进行全过程用药档案监护管理	2020 年 8 月	每月	药学部	孙文君 / 冯春景
自备药品无定点存放区域	自备药品定点存放同质化管理	指定区域存放自备药品，定点、定标管理	2020 年 9 月	每月	临床科室	张丽荣 / 王小红

二、D 阶段

（一）完善制度

完善本院《住院患者自备药品管理制度》，由药学部对临床各科室人员进行专项培训，并进行培训后效果评价检测（图 3-2-35-4）。

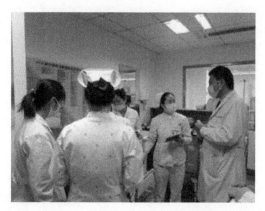

图 3-2-35-4 《住院患者自备药品管理制度》培训

（二）完善自备药品登记表格

完善患者自备药品使用登记表格（图 3-2-35-5），同时每月质控检查登记内容完整性，确保时效性。

患者自备药品使用登记表

接收药品时间	药品名称	批号	规格	单位	数量	床号	患者姓名	家属签字	主管医生签字	护士签字	使用情况							备注
											时间	床号	姓名	药品名称	使用剂量	使用方法	家属签字	护士签字	

图 3-2-35-5 患者自备药品使用登记表样式

（三）临床药师进行全过程用药监护

临床药师为每位携带自备药品的老年患者建立用药档案。临床药师参与老年患者全程用药管理后，减少了服药品种及数量，规避了用药风险及用药安全隐患。

（四）固定区域存放自备药品

对自备药品进行定点、定标管理，实现本院自备药品同质化管理（图 3-2-35-6）。

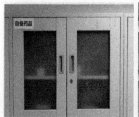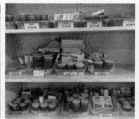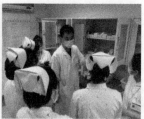

图 3-2-35-6 现场检查自备药品

三、S 阶段

通过完善自备药品登记表格，对临床护士进行宣教及加强监管后，药学部人员在药事质控检查中抽查医护人员自备药品管理相关知识，查看护士自备药品登记记录，老年慢病患者自备药品执行率由 72% 提高至 100%（图 3-2-35-7）。

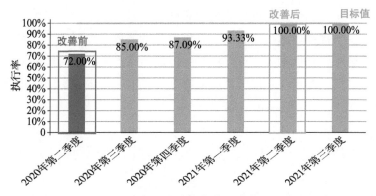

图 3-2-35-7 老年慢病患者自备药品执行率改善前后对比

四、A 阶段

药师协助完善患者自备药品使用管理规定，做到定点、定标存放并做好专册登记。医师告知患者相关风险并与患者或其家属签署自备药品知情同意书、药师评估建立药历、护士专册登记并为患者服药到口；老年患者出院药历随患者转至养护中心，延续自备药品同质化管理，从而实现自备药品管理一体化无缝衔接，充分体现医养结合的服务特色（图 3-2-35-8）。

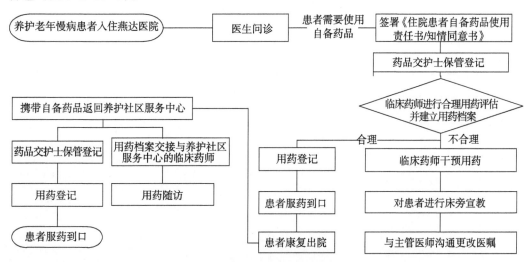

图 3-2-35-8 养护老年慢病患者自备药品全过程无缝衔接管理

通过参加中国药学服务创新大赛，将此管理模式推广到其他医疗机构，同时进行成果转化，发表论文1篇。

五、项目团队介绍

此项目团队由医务部、药学部、护理部、养护社区服务中心人员组成，实现医药护紧密协作。药学部主任主持，负责总体规划和部署；医务部主任、药学部和护理部人员分管推进工作；药学部和养护社区服务中心负责设计流程、建设制度、完善体系，具体推进落实；其他临床科室负责人执行并反馈，协助体系推进。项目组成员均具有从事医院管理决策实践经历，为本科及以上学历或有中高级专业技术职称的医院管理领域专家（图3-2-35-9）。

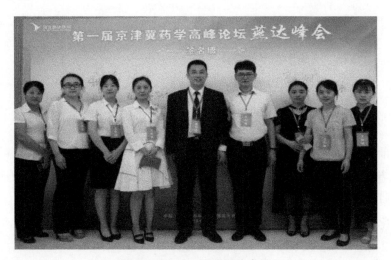

图 3-2-35-9　项目团队成员

参考文献

［1］中国政府网. 第七次全国人口普查主要数据情况. http://www.gov.cn/xinwen/2021-05/11/content_5605760.htm.

案例三十六　利用 PDSA 循环提高抗生素使用前微生物送检率

项目负责人：吉林市人民医院　高强，宫肇玉

项目起止时间：2021 年 1—10 月

概述

1. 背景和目的：自"2013 年全国抗菌药物临床应用专项整治活动方案"实施以来，本院各临床科室抗生素使用前微生物送检率有待提高。为保证本院就诊患者得到恰当合理治疗并使医疗质量安全持续改进，计划利用 PDSA 质量管理工具来持续提高本院就诊患者抗生素使用前微生物送检率。

2. 方法：运用 PDSA 质量管理工具，重新规划制定质控管理流程、加强临床科室医务人员培训，加强信息化建设，实行专人质控管理，与政策要求同步，使软件持续更新，实现精细化、智慧化管理。

3. 结果：全院各临床科室抗生素使用前微生物送检率达到了 30% 及以上。

4. 结论：PDSA 循环可快速有效提高抗生素使用前微生物送检率，实现精细化、智慧化管理。

一、P 阶段

（一）主题选定

自 2013 年以来，医院已将抗生素使用前微生物送检率纳为医疗质量安全管理指标之一。医务科联合药学部通过定期召开处方点评会议，对全院临床科室进行业务培训，从而持续促进抗生素的合理应用。调查显示，2020 年 12 月本院抗生素使用前微生物送检率仅为 25.4%，经验性治疗占主体。就患者而言，缺乏抗生素应用的循证依据，易导致患者平均住院日增加，产生经济损失。就医院而言，存在医疗质量安全隐患。

（二）改进依据

1.《关于进一步开展全国抗菌药物临床应用专项整治活动的通知》（卫办医政发〔2013〕37 号）文件要求：接受抗菌药物治疗的住院患者抗菌药物使用前微生物检验样本送检率不低于 30%。

2.《国家卫生健康委办公厅关于持续做好抗菌药物临床应用管理工作的通知》（国卫办医发〔2020〕8 号）文件要求：加强检验支撑，促进抗菌药物精准使用；依托信息化建设，助力抗菌药物科学管理。

3.《国家卫生健康委办公厅关于印发 2021 年国家医疗质量安全改进目标的通知》（国卫办医函〔2021〕76 号）。

（三）监测指标

住院患者抗菌药使用前微生物送检率。

（四）指标定义

$$住院患者抗菌药使用前微生物送检率 = \frac{使用抗菌药物治疗前完成微生物送检的病例数}{同期使用抗菌药物治疗的病例数} \times 100\%$$

（五）目标值

2021年7月开始住院患者抗菌药使用前微生物送检率维持在30%及以上。

（六）现况值

2020年12月住院患者抗菌药使用前微生物送检率为25.4%。

（七）预期延伸效益

发表论文1篇。

（八）原因分析

运用鱼骨图进行原因分析（图3-2-36-1）。全体小组成员利用头脑风暴，进行可能性原因分析，其中主要原因分别为质控管理流程不完善、统计口径与政策要求不一致、统计软件更新不及时、临床工作繁忙无法参加培训、缺乏专业知识培训、培训落实不到位。

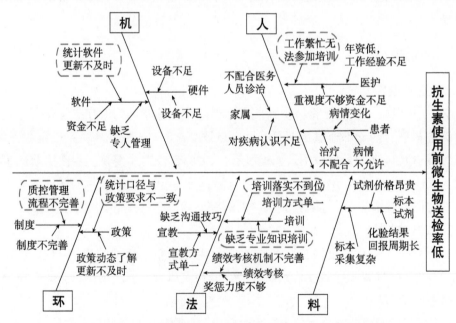

图3-2-36-1　抗生素使用前微生物送检率低的原因分析

（九）真因验证

绘制柏拉图（图3-2-36-2），按照二八法则，找到占有80%的原因，将主要问题（质控管理流程不完善、统计口径与政策要求不一致）列入首先解决的计划。

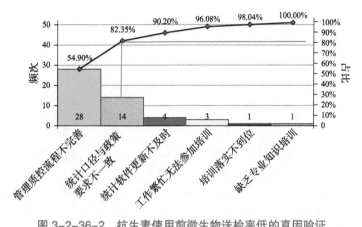

图 3-2-36-2 抗生素使用前微生物送检率低的真因验证

（十）对策计划

根据真因进行充分讨论，运用 5W2H 制定相应的实施计划与对策（表 3-2-36-1）。

表 3-2-36-1 5W2H 实施计划

Why	What	How	When	How often	Where	Who
质控管理流程不完善	质控管理流程适应医院管理需求	召开质管会，重新制定质控流程图，将各科室送检率纳入绩效考核	2021 年 6 月	每月	会议室	主管院长
		以疗区为单位进行培训质控，加强各疗区医疗质量管理	2021 年 6 月	每月	各疗区	医务科长
统计口径与政策要求不一致	按政策要求更新统计口径	以政策为导向，实行专人管理，多学科协作	2021 年 7 月	每月	药学部	药学部主任
		充分利用现有信息化管理工具，实现智能化、现代化管理	2021 年 8 月	每月	信息科	信息科长

二、D 阶段

（一）召开质管会

向医疗质量管理委员会递交工作计划，重新制定流程图，将各临床科室抗生素使用前微生物送检率纳入每月绩效考核（图 3-2-36-3）。

（二）以各科室为单位进行培训质控

在医务科科长高强带领下，深入疗区、发放文件，以现场质控的工作方式，宣导政策需求、工作方针。培训中以政策需求为导向，科

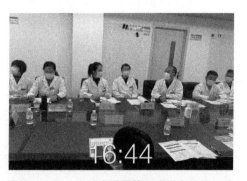

图 3-2-36-3 医疗质量管理委员会现场工作

学引导临床医务人员规范诊疗，强化日常诊疗安全意识。将事前管理纳入日常工作，带动医务人员工作积极性，加强科室之间交流协作，探索管理短板，加强落实核心制度（图3-2-36-4、图3-2-36-5）。

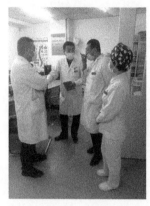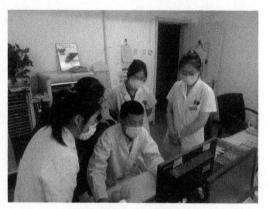

图3-2-36-4 医务科长带队到临床培训　　图3-2-36-5 药学部主任现场质控培训

（三）专人管理，多科室协作

从定义出发，精准设计统计口径，以信息科为中心，完成蓝蜻蜓软件及HIS系统对接，明确统计方法及质控标准。由医务科主导，联合药学部、信息科共同讨论制定，实现多科室联动（图3-2-36-6）。

（四）利用现有信息化管理工具，实现智慧化管理

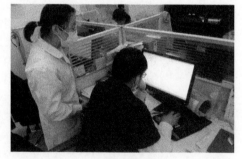

图3-2-36-6 药学部联合信息科共同讨论质控方法

1. 进一步完善了限制级及特殊级抗生素使用前微生物送检率的检测需求。

2. 实现了精细化管理，且抗生素使用前微生物送检率已符合国家基本要求。

3. 实现了实时精准质控，未按要求送检的病例。

三、S阶段

（一）国家政策落实

管理部门深入科室，确保各临床科室全员参与培训。

（二）成果展示

2021年7月抗生素使用前微生物送检率达51%（图3-2-36-7），部分科室仍不达标，后续跟踪随访医务人员，纳入绩效考核的同时，实现精细化、个体化管理。

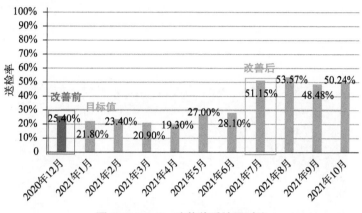

图 3-2-36-7 改善前后结果对比

四、A 阶段

已实现抗生素使用前微生物送检率达到30%及以上的目标。多学科联动协作，明确组织构架及人员职责，重新制定抗生素使用前微生物送检管控流程（图3-2-36-8），实行专科专人管理，精准把握政策需求，利用信息化管理手段，提高医务管理效率及精准性。依据数据统计结果，实行个体化的绩效管理方案，运用鼓励性绩效管理机制助力提高全体工作人员的工作积极性。

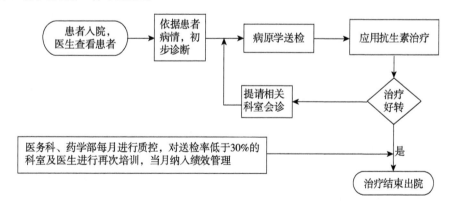

图 3-2-36-8 抗生素使用前微生物送检流程图

五、项目团队介绍

此项目团队由医务科、药学部、信息科、质管科人员组成，在实际工作中由医务科牵头，医务科科长负责此次项目的组织、策划及管理；医务科、药学部负责完善质控流程、建设制度，深入临床科室落实国家政策，进行现场培训质控；药学部向信息科提供技术支持，加强信息化建设，助力抗菌药物科学管理；质管科负责数据收集整理、原因分析，共同推进业务完成。此次协作实现了多科室协作及精细化管理。项目中所有工作人员均具有临床工作经验及医院管理经验，均为具有本科以上学历及中高级以上职称的经验丰富的医院管理专家（图 3-2-36-9）。

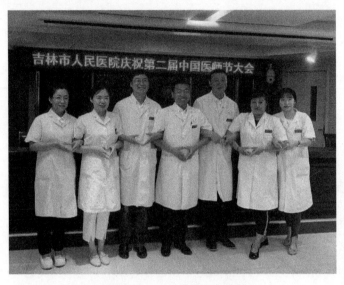

图 3-2-36-9　项目团队成员

案例三十七 通过精细化管理提高住院患者抗菌药物治疗前病原学送检率

项目负责人：山东省东阿县人民医院 王超花

项目起止时间：2021 年 1—10 月

概述

1. 背景和目的：提高抗菌药物治疗前病原学送检率是 2021 年国家医疗质量安全改进目标之一，对合理使用抗菌药物有重要作用。病原学检测结果是调整抗菌药物治疗方案的重要依据，抗菌药物治疗前进行病原学送检可提高检测阳性率，对调整抗菌药物治疗方案有重要意义。本案例通过持续质量改进，不断提高抗菌药物治疗前病原学送检率，指导抗菌药物精确用药，让患者获益。

2. 方法：运用 PDSA 质量管理工具，加强精准用药理念教育、改革人事管理、升级信息化系统等，逐步提高抗菌药物治疗前病原学送检率。

3. 结果：2021 年 10 月住院患者抗菌药物治疗前病原学送检率达到 90.18%，同时抗菌药物使用率降为 27.96%，抗菌药物使用强度降为 25.30 DDD。

4. 结论：PDSA 进一步提高了抗菌药物治疗前病原学送检率，减少了经验性用药，实现了精准治疗，提升了治疗效果，使患者获益最大化。

一、P 阶段

（一）主题选定

本院抗菌药物治疗前病原学送检率信息系统统计功能不完善：病原学送检项目统计不全，未包括降钙素原、白介素 -6、真菌 1-3-β-D 葡聚糖监测（G 试验）等；可以提取抗菌药物病原学送检率，但无法提取抗菌药物治疗前的病原学送检率。通过案例实施，完善信息化统计，并持续提高抗菌药物治疗前病原学送检率。

（二）改进依据

1.《关于进一步加强抗菌药物临床应用管理工作的通知》（国卫办医发〔2015〕42 号）附件中指标 10 要求：接受抗菌药物治疗的住院患者抗菌药物使用前微生物（合格标本）送检率≥ 30%。

2.《国家卫生健康委办公厅关于印发 2021 年国家医疗质量安全改进目标的通知》（国卫办医函〔2021〕76 号）中目标四要求：提高住院患者抗菌药物治疗前病原学送检率。

3.《关于印发"提高住院患者抗菌药物治疗前病原学送检率"专项行动指导意见的函》（国卫医研函〔2021〕198 号）中要求：接受抗菌药物治疗的住院患者抗菌药物使用

前病原学送检率不低于 50%。

（三）监测指标

住院患者抗菌药物治疗前病原学送检率。

（四）指标定义

$$住院患者抗菌药物治疗前病原学送检率 = \frac{使用抗菌药物前完成病原学送检的病例数}{同期使用抗菌药物治疗的病例数} \times 100\%$$

（五）目标值

2021 年 10 月住院患者抗菌药物治疗前病原学送检率达到 85%。

（六）现况值

2021 年 1 月住院患者抗菌药物治疗前病原学送检率为 63.66%。

（七）预期延伸效益

制定 SOP 4 个，发表论文 1 篇。

（八）原因分析

小组成员进行头脑风暴，从多个方面分析影响治疗前病原学送检率的原因，绘制鱼骨图（图 3-2-37-1），找到 5 个主要原因，分别为制度落实不到位、精确用药理念不强、信息系统不完善、病原学送检医嘱滞后、执行医嘱不规范。

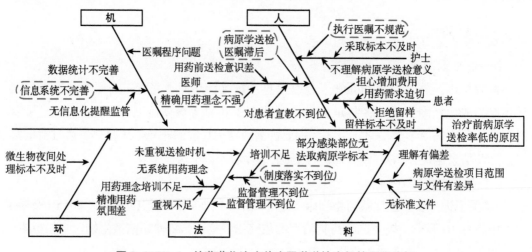

图 3-2-37-1 抗菌药物治疗前病原学送检率低的原因分析

（九）真因验证

根据柏拉图（图 3-2-37-2），按照二八法则，找到占有 80% 的原因，将主要问题列入首先解决的计划。

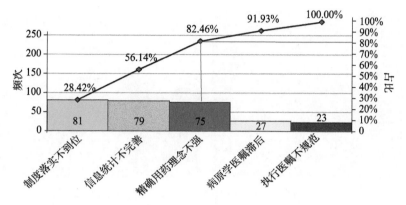

图 3-2-37-2　抗菌药物治疗前病原学送检率低的真因验证

（十）对策计划

针对根本原因，运用 5W2H 制定实施计划与对策（表 3-2-37-1）。

表 3-2-37-1　5W2H 实施计划

Why	What	How	When	How often	Where	Who
制度落实不到位	抗菌药物管理制度执行率达100%	完善管理组织	2021年2月	每月	药学部	王超花
		对抗菌药物制度进行培训，明确院、科两级职责	2021年3月	每月	药学部、临床科室	何迎雪
		加强院、科两级监管	2021年3月	每月		王超花
信息系统不完善	信息系统功能满足管理需求	完善信息化数据统计	2021年2月	每月	信息管理中心	于焕君
		增加信息化提醒功能	2021年2月	每月		刘婷婷
		完善信息化监管	2021年3月	每月		王超花
精确用药理念不强	医护人员做到精准用药	强化合理用药理念培训	2021年3月	每月	临床科室	王超花

二、D 阶段

（一）成立专门的组织，任命抗菌药物管理专业主任

1. 成立医药融合的管理组织。医院党委会和院长办公会通过集体讨论研究决定，成立合理用药管理委员会，每个病区设置一名合理用药管理主任，即抗菌药物管理专业主任，由医务科和药学部双重管理，在合理用药管理及抗菌药物管理方面，由药学部直接领导，负责整个病区的抗菌药物精细化管理和病原学送检管理工作，强化抗菌药物管理专业主任责任。

2. 加强抗菌药物管理制度培训及细菌耐药监测等知识培训。对本院抗菌药物管理制度反复进行重点培训，强调制度落实。微生物室每季度发布细菌耐药监测报告并解读，对病原学检测相关知识进行培训。抗菌药物管理专业主任参加院级相关制度及知识培训会议，会后在病区进行培训，传达会议精神（图 3-2-37-3）。

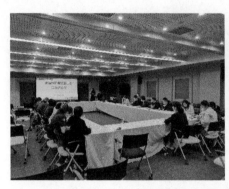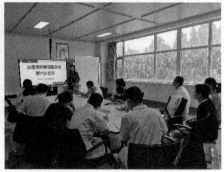

图 3-2-37-3　组织抗菌药物管理专业主任开会及抗菌药物管理制度培训

3.加强院、科两级检查督导。病区主任及药学部每月点评分析，并组织全院互查，发现问题及时整改。

（二）完善信息功能

1.明确数据提取方式：药学部与信息科确定数据提取规则。

2.信息拦截，选择病原学送检：开具治疗用抗菌药物医嘱时，弹框提示，提醒其进行病原学送检（图 3-2-37-4）。

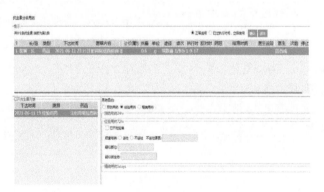

图 3-2-37-4　抗菌药物医嘱信息化提醒

3.信息支持，实时检查督导：抗菌药物管理专业主任通过合理用药管理平台实时查看本科室使用抗菌药物患者及病原学送检情况，及时监管。

（三）加强精确用药理念培训

加强医务人员精确用药理念及抗菌药物治疗前病原学送检意识培训（图 3-2-37-5），避免抗菌药物滥用，做到精准用药。

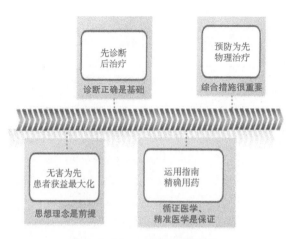

图 3-2-37-5　精确用药理念

三、S 阶段

通过落实抗菌药物管理制度、完善信息化功能及加强精确用药理念培训，住院患者抗菌药物治疗前病原学送检率由 63.66% 提高至 90.18%（图 3-2-37-6）。

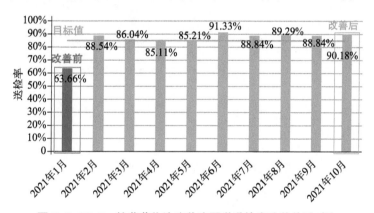

图 3-2-37-6　抗菌药物治疗前病原学送检率改善前后对比

四、A 阶段

通过改进，建立独特的管理模式，任命抗菌药物管理专业主任，树立了领先合理用药理念，利用信息化升级改造和持续质量改进工具是提高管理效率的重要保障。

通过本次改进，成立了合理用药管理委员会，印发了《东阿县人民医院关于成立合理用药管理委员会的通知》，任命合理用药管理主任（抗菌药物管理专业主任），双重管理。形成了东阿县人民医院合理用药管理理念，强调先诊断后治疗，使患者获益最大化；制定了多项抗菌药物使用流程及抗菌药物治疗前病原学送检流程（图 3-2-37-7）。利用信息化升级改造完善了数据提取及监管功能。

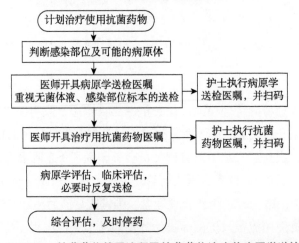

图 3-2-37-7　抗菌药物使用流程及抗菌药物治疗前病原学送检流程

五、项目团队介绍

此项目团队由药学部、护理部、信息管理中心、微生物室、临床科室等部门人员组成，实现了医药护紧密协作。药学部主任担任项目主任，负责设计组织、协调安排；药学部、护理部、临床科室负责分管推进工作；信息管理中心人员负责信息化建设及数据提取；微生物室人员负责知识培训；临床科室负责执行、培训并反馈，协助项目推进。项目组成员均具有本科及以上学历及中高级专业技术职称，有从事医院管理决策的实践经验（图3-2-37-8）。

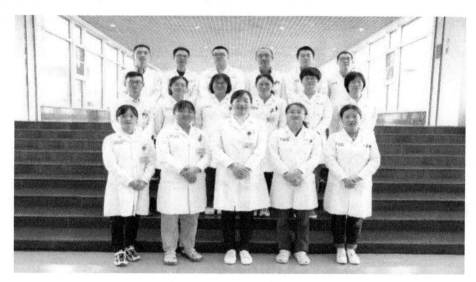

图 3-2-37-8 项目团队成员

案例三十八　医疗机构抗菌药物科学化管理降低抗菌药物使用强度

项目负责人：河南省人民医院　程剑剑

项目起止时间：2021 年 1—12 月

概述

1. 背景和目的：2020 年全国细菌耐药监测数据显示，重要耐药病原菌检出率的地域分布具有一定规律，本省耐药菌检出率较高，主要原因为抗菌药物不合理应用。本院抗菌药物使用强度较高，存在不合理使用情况，为提高抗菌药物临床应用水平，控制细菌耐药，本院在全省率先开展抗菌药物科学化管理工作。

2. 方法：运用 PDSA 质量管理工具，制定各专科抗菌药物使用强度。完善制度，规范抗菌药物应用，抗菌药物科学化管理团队对临床科室人员进行专项培训，建立全程抗菌药物科学化管理，采取培训、考核、定点督导、指标控制等系列措施。

3. 结果：抗菌药物使用强度达到 40 DDDs，实现抗菌药物使用强度下降、微生物送检率提高，科学化全过程管理抗菌药物应用病例。

4. 结论：运用 PDSA 质量管理工具的抗菌药物科学化管理使医疗机构抗菌药物使用强度降低，抗菌药物使用更加规范合理。

一、P 阶段

（一）主题选定

医疗机构在抗菌药物管理工作中存在以下难点：①大多数医院开展的培训与考核流于形式，缺乏效果；②临床主要使用品种性价比差；③缺少科学管理方法和管理手段；④医院信息化建设未有机整合，不利于抗菌药物使用情况监管与查询；⑤抗菌药物分级管理存在不足；⑥抗菌药物治疗使用前微生物送检率低，尤其是无菌标本送检率低。抗菌药物使用过多及不合理应用会导致细菌耐药，增加患者住院时间和住院费用。

（二）改进依据

1.《国务院办公厅关于加强三级公立医院绩效考核工作的意见》（国办发〔2019〕4 号）中要求考核抗菌药物使用强度（DDDs）并作为国家监测指标。

2.《关于印发进一步改善医疗服务行动计划的通知》（国卫医发〔2015〕2 号）要求加强合理用药，抗菌药物使用强度控制在每百人天 40 DDDs 以下。

（三）监测指标

抗菌药物使用强度。

（四）指标定义

$$抗菌药物使用强度（DDDs）= \frac{住院患者抗菌药物消耗量}{同期收治患者人天数} \times 100\%$$

（五）目标值

2021年第三季度开始抗菌药物使用强度降低到40 DDDs以下。

（六）现况值

2021年第一季度抗菌药物使用强度为43.35 DDDs。

（七）预期延伸效益

制定SOP 1个，发表论文1篇。

（八）原因分析

运用鱼骨图进行原因分析（图3-2-38-1）。小组成员通过讨论找到8个主要原因，分别为信息系统监管功能不足、未设定奖惩制度、病原学送检率不高、医师重视程度不够、医师专业知识不足、人员配备不足、培训效果不好、院感防控需进一步加强。

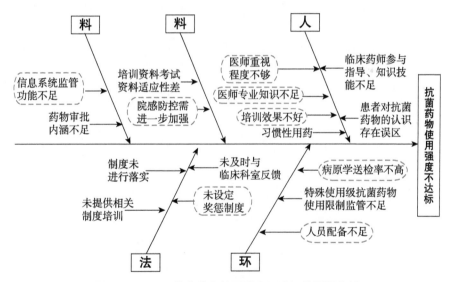

图 3-2-38-1 抗菌药物使用强度不达标的原因分析

（九）真因验证

针对主要原因，由各病区质控员进行投票。根据柏拉图（图3-2-38-2），按照二八法则，找到占有80%的原因，将主要问题（信息系统监管功能不足、未设定奖惩制度、病原学送检率不高、医师重视程度不够）列入首先解决的计划。

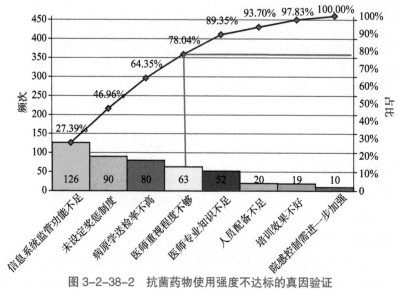

图 3-2-38-2 抗菌药物使用强度不达标的真因验证

（十）对策计划

根据真因进行充分讨论，运用 5W2H 制定相应的实施计划与对策，进入执行阶段（表 3-2-38-1）。

表 3-2-38-1 5W2H 实施计划

Why	What	How	When	How often	Where	Who
信息系统监管功能不足	完善信息系统中监管内涵	完善制度，对全院医师处方权考核再授权	2021 年 1 月	每年	全院	程剑剑
		组建会诊专家团队，对特殊用药进行会诊	2021 年 2 月	每日	全院	马培志
未设立奖惩制度	设立奖惩制度并严格执行	设立使用强度目标值	2021 年 1—12 月	每年	全院	程剑剑
		开展绩效考核	2021 年 1—12 月	每月	全院	董文坦
病原学送检率不高	提高微生物送检率	引进卫星血培养	2021 年 3 月	每年	ICU	王山梅
医师重视程度不够	开展专科培训，引导医师重视	重点科室针对性培训	2021 年 1—12 月	每月	科室内部	康谊

二、D 阶段

（一）成立抗菌药物临床应用科学化管理工作组

医务部牵头，设置管理办公室，建立包含"临床专家团队""临床药师团队""微生物团队"、医务部、药学部、院感办等多学科参与的技术支撑体系，完善信息系统中监管内涵。

（二）完善制度，对全院医师处方权考核再授权

抗菌药物应用管理办公室成员定期深入到抗菌药物应用广泛、多重耐药菌发生率较高、微生物学标本送检率低的科室，积极开展抗菌药物合理应用的培训和考核工作，严格处方权授权（图3-2-38-3）。

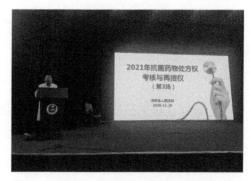

图3-2-38-3 抗菌药物处方权考核与再授权

（三）组建多学科综合诊疗团队，对特殊用药进行会诊

医务部牵头，由感染性疾病科联合感染相关学科组建细菌、真菌感染、抗菌药物应用多学科综合诊疗团队，协同诊疗细菌、真菌感染，同时采取开展多学科病例讨论、开设联合门诊等形式，充分发挥多学科协作作用，严格会诊要求。

（四）设立使用强度目标值，开展绩效考核

参考历史数据及各亚专科病例组合指数情况，制定各亚专科抗菌药物使用强度目标值，将抗菌药物使用强度、微生物送检率等合理用药指标纳入我院医疗指标绩效考核，每月开展绩效考核，对于不达标的亚专科，扣罚相应绩效。

（五）引进卫星血培养，提高微生物标本的送检率

根据国家卫生健康委员会文件要求，结合我院实际，补齐检验项目短板，进行卫星血培养，显著增强标本处置能力，进一步缩短报告出具时间，加强实验室的整合与优化，提高检验自动化程度和操作标准化程度，减少人工操作差异，提高治疗用抗菌药物微生物送检率，达到精准使用抗菌药物（图3-2-38-4）。

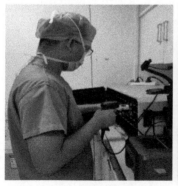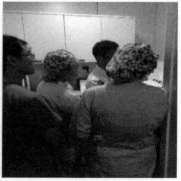

图3-2-38-4 科室引进卫星血培养

（六）提高感染性疾病诊疗水平，重点科室针对性培训

感染性疾病科等感染相关学科加强对感染性疾病诊疗水平的提升，积极承担院内各

类感染性疾病，特别是细菌真菌感染及发热待查患者的会诊工作，每月针对院内抗菌药物使用量较大的重点科室进行培训。

三、S 阶段

通过建立抗菌药物临床应用科学化管理工作组，严格处方权授权，严格会诊要求，设立目标值，开展绩效考核，引进卫星血培养，针对重点科室培训，抗菌药物使用强度由 43.35 DDDs 降低至 39.82 DDDs（图 3-2-38-5）。

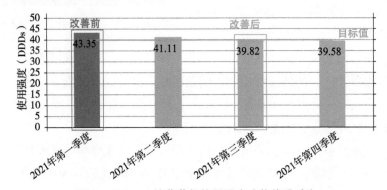

图 3-2-38-5　抗菌药物使用强度改善前后对比

四、A 阶段

1. 达到预期目标，抗菌药物使用强度下降，微生物送检率提升。

2. 通过抗菌药物科学化管理，建立专家团队，形成日常工作流程，对特殊抗菌药物应用进行全方位质控，对全院临床科室开展绩效考核，引进卫星血培养项目，通过制度的培训和落实使医师重视抗菌药物的合理应用，建立规范文件并按规范执行（图 3-2-38-6）。

河南省人民医院特殊使用级抗菌药物应用流程

流程 1：

副高以上医师开具
特殊使用级抗菌药物
↓
HIS 系统填写特殊使用
级抗菌药物会诊申请
↓
特殊使用级抗菌药物
会诊专家组审核 ─不同意→ 不能使用特殊使用级抗菌药物
↓同意
医嘱开立

流程 2：

临床科室 HIS 系统
开具会诊申请
↓
会诊专家病区会诊
├同意→
├不同意→ 不能使用特殊使用级抗菌药物
↓
副高以上医师开具特殊使用级抗菌药物
↓
HIS 系统填写特殊使用级抗菌药物会诊申请
↓
特殊使用级抗菌药物会诊专家组审核 ─同意→ 医嘱开立

图 3-2-38-6　抗菌药物科学化管理流程

五、项目团队介绍

此项目团队由医务部、药学部、护理部、微生物检验室、医院感染管理办、临床抗感染专家组成，实现了多学科紧密协作。医务部主任程剑剑主持，负责总体规划和总体部署，把规范化、科学化管理作为首要原则，将各项相关工作完全制度化，不降低工作标准，确保夯实基础，借助信息化巩固管理结果，做好项目持续改进（图3-2-38-7）。

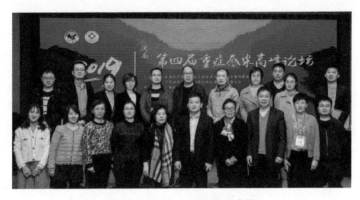

图 3-2-38-7　项目团队成员

第三节　护理类

案例三十九　践行静脉治疗标准提高护理人员外周静脉留置针使用规范率

项目负责人：大连医科大学附属第一医院　孙莉

项目起止时间：2020 年 1 月—2021 年 12 月

概述

1. 背景和目的：静脉治疗已成为全球最常用的治疗手段之一，给患者带来益处的同时，也会因穿刺部位及附加装置使用不当等加重患者损伤。本院在静脉治疗自检中发现，护理人员对外周静脉留置针的使用欠规范，提高护理人员外周静脉留置针使用规范率，实现规范与操作融合是我院重要任务之一。

2. 方法：运用 PDSA 质量管理工具，围绕重建静脉治疗小组，完善静脉治疗组织管理体系、制定《静脉治疗立体化护理教程》、开展多元同质化培训和持续质量改进 4 个步骤，提高外周静脉留置针使用规范率。

3. 结果：护理人员外周静脉留置针使用规范率提高至 90% 以上，实现了规范与操作的有效融合。

4. 结论：PDSA 使护理人员对外周静脉留置针的使用规范与操作有效融合，充分体现了我院静脉治疗同质化管理特色。

一、P 阶段

（一）主题选定

静脉治疗作为临床常见的治疗手段之一，近 70% 的住院患者需要接受静脉治疗。为了解我院践行静脉治疗标准情况，采取院内调研，结果显示我院存在留置针穿刺部位选择不当、附加装置使用不合理等问题（图 3-3-39-1）。若不解决则会阻碍患者康复进程，严重影响患者生活质量。

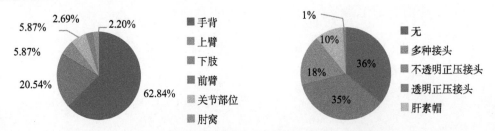

图 3-3-39-1　护理人员外周静脉留置针使用规范率低数据统计

（二）改进依据

《静脉治疗护理技术操作规范》（中华人民共和国国家卫生和计划生育委员会 WS/T 433-2013）中要求"全国各级各类医疗机构从事静脉治疗护理技术操作的医护人员的静脉治疗护理技术操作要符合规范。"

（三）监测指标

外周静脉留置针使用规范率。

（四）指标定义

$$外周静脉留置针使用规范率 = \frac{外周静脉留置针使用规范例数}{同期检查中使用规范例数} \times 100\%$$

（五）目标值

2021 年开始外周静脉留置针使用规范率维持在 90% 以上。

（六）现况值

2019 年外周静脉留置针使用规范率为 80.16%。

（七）预期延伸效益

申请实用新型专利 5 项；发明临床新技术 5 项；发表论文 4 篇；参与辽宁省科技厅指导项目 1 项。

（八）原因分析

运用鱼骨图进行原因分析（图 3-3-39-2）。发现 6 个主要原因：静脉治疗管理体系不完善、护士缺乏培训、导管固定/维护不到位、附加装置使用不当、护士认知不足和缺乏有效监管。

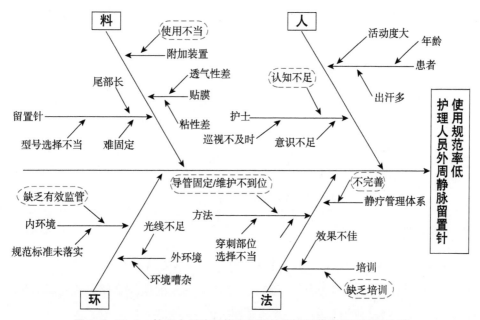

图 3-3-39-2　护理人员外周静脉留置针使用规范率低的原因分析

（九）真因验证

根据柏拉图（图3-3-39-3），按照二八法则，找到占有80%的原因，将主要问题列入首先解决的计划。

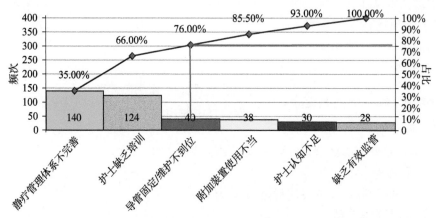

图3-3-39-3　护理人员外周静脉留置针使用规范率低的真因验证

（十）对策计划

根据真因进行充分讨论，运用5W2H制定相应的实施计划与对策（表3-3-39-1）。

表3-3-39-1　5W2H实施计划

Why	What	How	When	How often	Where	Who
管理体系问题	完善静脉治疗组织管理体系	重建静脉治疗小组，完善静脉治疗组织管理体系	2020年1—3月	一次	会议厅	孙莉
护士培训不足	实现护士培训同质化管理	制定《静脉治疗立体化教程》	2020年4—8月	一次	会议室	史铁英
导管固定/维护不到位	留置针使用规范率提高至90%以上	开展多元同质化培训，应用HIS系统实施数据监控，进行不定期检查，持续质量改进	2020年9月—2021年5月	每月	示教室	庄长娟

二、D阶段

（一）重建静脉治疗小组，完善静脉治疗组织管理体系

对原有静脉治疗小组进行细化，重新构建IV-Team的组织框架，成立涵盖护理部、超声科、血管外科等专科治疗小组，各司其职（图3-3-39-4）。

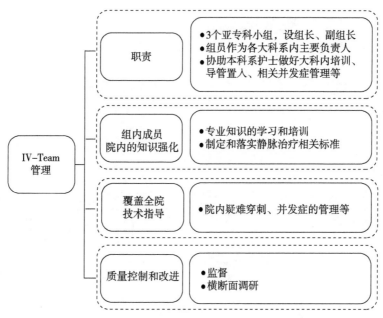

图 3-3-39-4 静脉治疗护理专科小组架构及职责

（二）制定《静脉治疗立体化护理教程》

以《静脉治疗规范》为标准及指导方向，严格遵循科学循证方法，系统检索、整理与静脉治疗相关文献，归纳并总结最佳证据（图 3-3-39-5）。

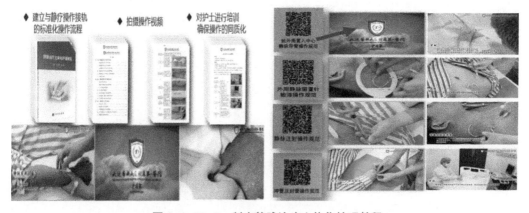

图 3-3-39-5 制定静脉治疗立体化护理教程

（三）开展多元同质化培训及持续质量改进

以践行静脉治疗标准为主题开展院内同质化培训，构建多元化系统培训体系，强化安全输液理念，加强静脉治疗专科护士建设，提升静脉治疗护理质量（图 3-3-39-6）。

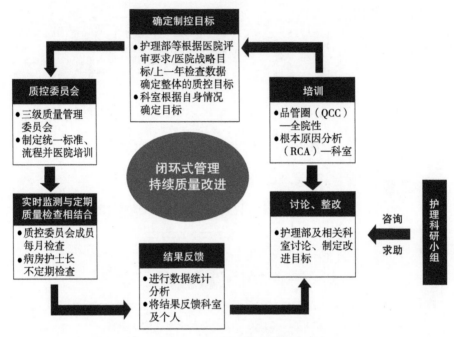

图 3-3-39-6　同质化培训及闭环式管理

三、S 阶段

通过重建静脉治疗小组，完善静脉治疗组织管理体系，制定《静脉治疗立体化护理教程》，开展多元同质化培训及闭环式管理后，我院护理人员外周静脉留置针使用规范率从 80.16% 提升至 92.21%（图 3-3-39-7）。

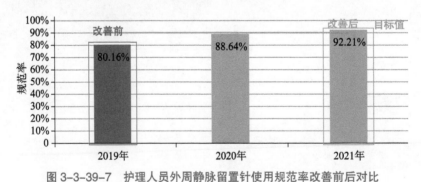

图 3-3-39-7　护理人员外周静脉留置针使用规范率改善前后对比

四、A 阶段

通过建立多学科静脉治疗专业团队，完善静脉治疗标准，注重多元同质化培训，结合循证实践，持续进行质量改进后，护士科研能力得到提升，科研成果颇丰；发挥了广泛带动作用，社会效益显著（图 3-3-39-8 ～图 3-3-39-11）。

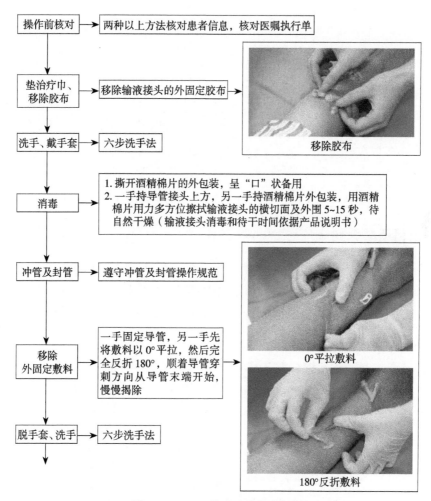

图 3-3-39-8　静脉治疗标准示例

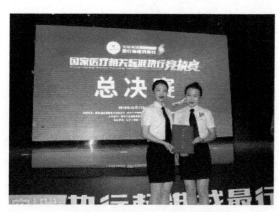

图 3-3-39-9　荣获"全国示范案例"

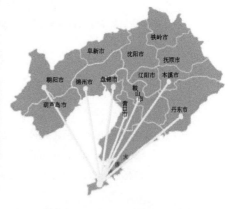

图 3-3-39-10　送技术到基层

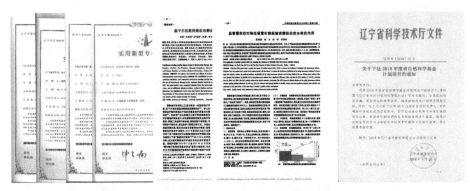

图 3-3-39-11　发明的专利、发表的文章、研究的课题

五、项目团队介绍

本项目由护理部、超声科、肿瘤科、介入科、血管外科、药剂科、伤口门诊及静脉导管门诊 8 个部门的静脉治疗专家组成。护理部负责总体规划和部署，各科主任分管推进工作，专科小组成员负责建设制度、完善体系及落实项目，共同推进多学科协作（图 3-3-39-12）。

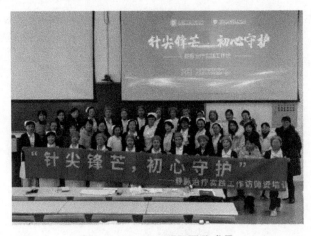

图 3-3-39-12　项目团队成员

参考文献

［1］MARSH N，WEBSTER J，LARSON E，et al. Observational study of peripheral intravenous catheter outcomes in adult hospitalized patients：a multivariable analysis of peripheral intravenous catheter failure. J Hospit Medic，2018，13（2）：83-89.

案例四十　运用微信小程序提高病房抢救车药品物品效期管理合格率

项目负责人：四川大学华西医院资阳医院、资阳市第一人民医院　徐茂莉，钟晗

项目起止时间：2020 年 2 月 — 2021 年 12 月

概述

1. 背景和目的：抢救车是临床工作必备抢救设备，其配备的抢救药品、物品是保证患者抢救成功的关键，本院采用传统的抢救车管理，通过建立纸质效期登记本进行管理，科室设置抢救车管理员，每周质控抢救车药品物品效期。但在护理部不定期突击检查时，发现偶有药品物品超过有效期的事件发生。为保障抢救车物品药品始终保持在有效期内，本院采用微信小程序管理抢救车药品物品效期，避免人为过失导致其失效。

2. 方法：运用 PDSA 质量管理工具，制定抢救车药品物品效期管理合格率。采用微信平台制作抢救车管理小程序，对抢救车内药品物品效期进行监控，对近效期药物及时提醒更换，达到效期管理的目的。

3. 结果：抢救车药品物品效期管理合格率达到 100%，实现抢救车药品物品效期管理从"人"管理过渡到"智能"管理。

4. 结论：PDSA 结合微信小程序对抢救车药品物品效期管理，实现了智能化管理，充分体现数字化医院特色。

一、P 阶段

（一）主题选定

回顾性分析本院 2019 年护理部突击检查抢救车药品物品效期管理情况，本院共 63 台抢救车，每台抢救车内包含药品物品共 176 件，检查完一台抢救车内所有药品物品效期及完整性平均耗费时间为 34.5 分钟。质控耗时长，抢救车内药品物品数量多，虽有严格管理制度，但仍然出现了部分药品物品过期现象，存在安全隐患（图 3-3-40-1）。

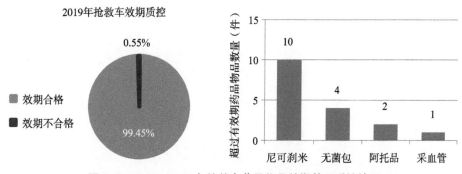

图 3-3-40-1　2019 年抢救车药品物品效期管理质控情况

（二）改进依据

《急诊科建设与管理指南（试行）》（卫医政发〔2009〕50号）第4章第26条规定抢救药品应当定期检查和更换，保证药品在使用有效期内。

（三）监测指标

抢救车药品物品效期管理合格率，出现一个或多个药品物品不在有效期内视为不合格抢救车。

（四）指标定义

$$抢救车药品物品效期管理合格率 = \frac{被检药品物品均在有效期内的抢救车数量}{同期被检抢救车总量} \times 100\%$$

（五）目标值

2021年抢救车药品物品效期管理合格率维持在100%。

（六）现况值

2019年全院抢救车药品物品效期管理合格率为99.45%（359/361）。

（七）预期延伸效益

发表论文1篇，会议投稿1篇，申请专利1项，发表宣传稿1篇。

（八）原因分析

运用鱼骨图进行原因分析找到7个主要原因，分别为检查流程复杂、药品物品种类繁多、检查人员容易视疲劳出错、专科药品设置混乱、无固定包装盒、交接流于形式、纸质登记容易损毁（图3-3-40-2）。

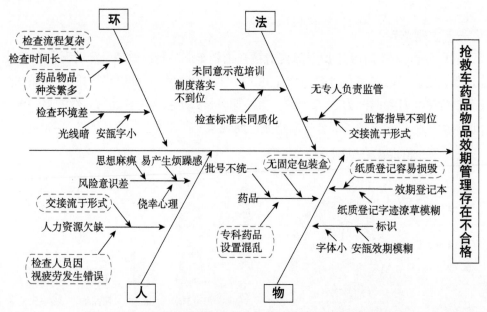

图 3-3-40-2　抢救车药品物品效期管理存在不合格的原因分析

（九）真因验证

根据柏拉图二八法则，找到占有80%的原因，将主要问题列入首先解决的计划（图3-3-40-3）。

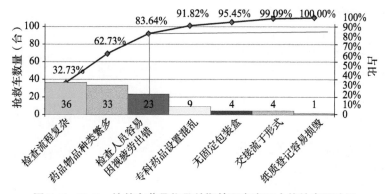

图3-3-40-3 抢救车药品物品效期管理存在不合格的真因验证

（十）对策计划

根据真因充分讨论，运用5W2H制定相应计划与对策（表3-3-40-1）。

表3-3-40-1 5W2H实施计划

Why	What	How	When	How often	Where	Who
检查流程复杂	简化检查流程	搜集、整理全院护士对抢救车改进的需求	2020年2月	每季度	线上＋线下	徐茂莉
		开发微信小程序管理抢救车物品药品效期	2020年3月	每月	线上	钟晗
抢救药品物品繁多	减少抢救车内药品种类	优化抢救车配置	2020年4月	每2年	护理部	向莉
检查人员因视疲劳出错	降低检查人员工作负荷	开发小程序实现药品物品效期管理智能化，降低护士工作负荷	2020年3月	每月	线上	钟晗

二、D阶段

（一）搜集改进的需求

通过线上、线下搜集全院各科抢救车管理员对抢救车药品物品管理现状改善的建议及需求。

（二）开发微信小程序

选取普及广、操作方便的"微信"开发编写"抢救车管理"微信小程序，护士通过小程序录入抢救车内药品物品名称及有效期后，小程序可对效期进行自动管理，并在失效预警期内定时向护士推送预警更新消息（图 3-3-40-4）。

（三）优化抢救车配置

咨询临床医生及临床药师，优化精简抢救车配置（图 3-3-40-5）。

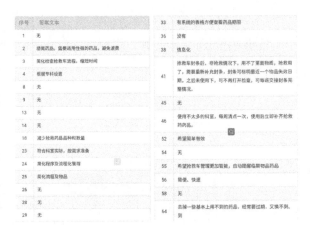

序号	需要文本	序号	需要文本
1	无	33	有系统的表格方便查看药品期限
2	精简药品，需要通用性强的药品，避免浪费	36	没有
3	简化检查抢救车流程，缩短时间	38	信息化
4	根据专科设置	41	抢救车封条后，寻找抢救情况下，用时不了里面物品，抢救用了，需要重新补充封条，封条可标明是这一个物品失效日期，之后未使用用到，可不再打开档案，可每进交接封条完整情况。
8	无		
9	无	45	无
13	无	46	使用不多的科室，每周清点一次，使用后立即补齐抢救药品。
14	无		
18	减少抢救药品品种和数量	52	希望简单有效
23	符合科室实际，按需求准备	54	无
24	简化程序及流程化管理	55	希望抢救车管理更加智能，自动提醒临期物品药品
25	简化流程及物品	56	简便、快速
26	无	58	无
28	无	64	去掉一些基本上用不到的药品，经常要过期，又换不到。到
29	无		

图 3-3-40-4　小程序开发

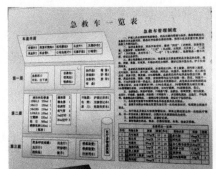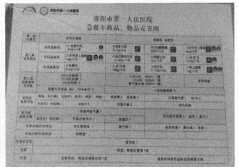

图 3-3-40-5　优化抢救车配置前后对比

三、S 阶段

通过"抢救车管理"微信小程序对抢救车内药品物品效期进行监管，抢救车药品物品效期管理合格率由 99.45% 提高至 100%（图 3-3-40-6）。

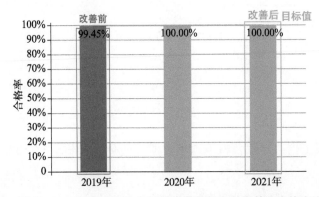

图 3-3-40-6　2019—2021 年抢救车药品物品效期管理合格率比较

四、A 阶段

（一）取得成效

1."抢救车管理"微信小程序实现了抢救车药品物品效期管理从传统的"人"过渡到微信小程序的"智能"，提高了抢救车管理质量，降低了抢救车药品物品效期管理的缺陷率，保障了医疗安全，提高了护士的工作效率，让广大患者受益（图 3-3-40-7）。

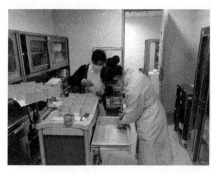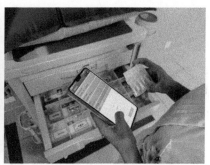

图 3-3-40-7　护士使用小程序录入功能

2.我们的团队和改进项目获得《中国护理管理》微信公众号的报道和推广；"抢救车管理"微信小程序获得中国国家计算机软件著作权 1 项（图 3-3-40-8）。

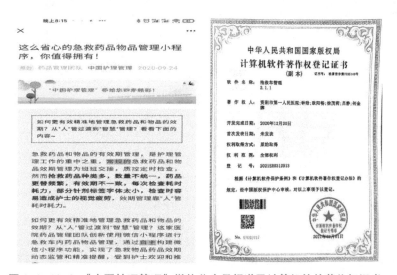

图 3-3-40-8　《中国护理管理》微信公众号报道及计算机软件著作权证书

（二）存在问题

目前抢救车药品物品的录入仍需人为操作，为最大限度地避免录入错误，解决方案为双人录入，其仍无法做到全智能化。

（三）工作计划

针对存在问题，计划进一步优化录入手段，即通过摄像头或扫描仪录入快速识别药品物品上的批号、名称、生产日期，从而使抢救车药品物品效期管理微信小程序的工作更加智能、高效。

五、项目团队介绍

本项目团队由医院护理部、运营管理部、信息部、药剂科、消化内科、心血管内科、肿瘤科等人员组成，涵盖本科及以上学历或中高级专业技术职称的医院管理领域及临床专家，实现了医药护紧密协作。本项目由原大外科护士长、现运营管理部主任牵头，负责总体规划和总体部署；护理部负责推进工作；信息部设计、完善程序；其他临床科室执行并反馈，协助体系推进（图3-3-40-9）。

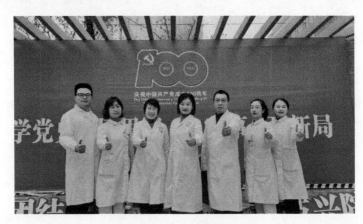

图 3-3-40-9　项目团队成员

参考文献

[1] 翟晓晴，潘奎静，王玮榛，等. 药房参与抢救车药品管理的实践. 中华护理杂志，2014，49（3）：379-380.

[2] LATIMER S，HEWITT J，STANBROUGH R，et al. Reducing medication errors：teaching strategies that increase nursing students' awareness of medication errors and their prevention. Nurse Educ Today，2017，52：7-9.

第四节　院感类

案例四十一　基于精准护理模式提高老年患者肠镜检查前肠道准备合格率

项目负责人：浙江省宁波市镇海区人民医院　向利，张少垒

项目起止时间：2020年5月—2021年9月

概述

1. 背景和目的：我国大肠癌的发病率持续上升，严重危害人民的生命和健康，结肠镜检查是发现和诊断肠道疾病的重要手段。研究发现老年人是结肠镜检查的主要人群，然而本院老年患者肠镜检查前肠道准备合格率较低。提高老年患者肠道准备合格率是早期结直肠癌筛查的核心环节，能有效防止"炎症－癌症－癌转移"过程发生，从而真正达到肠镜检查、治疗的效果，有效提高患者满意度。

2. 方法：运用PDSA质量管理工具，通过量化运动循证活动方案，制定可视化饮食宣教资料，改进肠道准备专用杯，精确肠镜检查时间，规范肠镜检查报告单，逐步提高老年患者肠道准备合格率。

3. 结果：老年患者肠道准备合格率由原来的37.5%上升到80%，效果维持良好，有效解决了老年患者肠道准备不良问题。

4. 结论：PDSA优化了老年患者肠镜检查前肠道准备流程，提高了老年患者肠镜检查前肠道准备合格率，减少再次检查、再次肠道准备的痛苦。该方法简单直观、有效、安全、经济可行，适合老年患者。

一、P阶段

（一）主题选定

1. 国外老年患者肠道准备不合格率为25%，中国老年患者肠道准备不合格率高达64.98%，远高于美国指南建议的20%～25%。国内外多项调查显示高龄是肠道准备不充分的独立危险因素。老年患者作为一个特殊群体，很难达到满意的肠道准备质量，这与其依从性及耐受性差、常伴有便秘等众多因素有关。通过数据调查发现本科室老年患者肠道准备合格率也仅为37.5%。

2. 肠镜检查报告单无波士顿评分，但目前行业规范要求肠道准备质量为肠镜检查质量评判标准之一。

3. 老年人接受能力较差，实际饮食、服药、活动等准备不规范。

（二）改进依据

中国医师协会内镜医师分会消化内镜专业委员会、中国抗癌协会肿瘤内镜学专业委员会发表的《中国消化内镜诊疗相关肠道准备指南（2019，上海）》提出"应不断深入研究肠道准备方法，提高肠道准备质量，尤其需要提高老年患者肠道准备合格率。"

（三）监测指标

肠镜检查前肠道准备合格率。

（四）指标定义

$$肠镜检查前肠道准备合格率 = \frac{肠镜检查前肠道准备合格人数}{同期肠镜检查人数} \times 100\%$$

（五）目标值

2021年第一季度开始老年患者肠镜检查前肠道准备合格率维持在80%以上。

（六）现况值

2020年第二季度本科室老年患者肠镜检查前肠道准备合格率为37.5%（24/64）。

（七）预期延伸效益

制定SOP 3个，发表论文1篇，申报课题1项，申请专利1项，发表宣传稿1篇。

（八）原因分析

运用鱼骨图进行原因分析（图3-4-41-1）。找到7个主要原因，分别为活动未量化、饮食种类未细化、肠镜杯底不稳易漏水、信息系统不够优化、未更新服药方法、药物味道差引起呕吐、患者体能不足等。

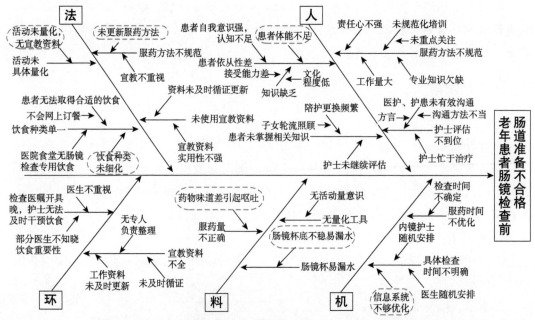

图3-4-41-1 老年患者肠镜检查前肠道准备合格率低的原因分析

（九）真因验证

根据柏拉图（图 3-4-41-2），按照二八法则，找到占有 80% 的原因，将主要问题列入首先解决的计划。

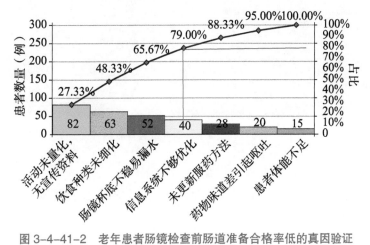

图 3-4-41-2 老年患者肠镜检查前肠道准备合格率低的真因验证

（十）对策计划

根据真因，运用 5W2H 制定相应计划与对策（表 3-4-41-1）。

表 3-4-41-1 5W2H 实施计划

Why	What	How	When	How often	Where	Who
活动未量化，无宣教资料	肠道准备中活动量、活动时间符合规范	制定具体活动方案，量化运动，循证最佳运动量	2020 年 12 月	每月	1 ～ 11 病区	邵玉芳
饮食种类未细化	细化肠镜前饮食具体种类	制定肠镜检查前可视化饮食宣教折页	2020 年 10 月	每月	1 ～ 11 病区	卢丽琼
肠镜杯底不稳易漏水	肠道准备专用杯药物配置方便，不宜漏水漏药	改进肠道准备专用杯	2020 年 11 月	每月	1 ～ 11 病区	向利
信息系统不够优化	优化肠镜检查单及报告单	精确肠镜检查单检查时间，肠镜报告单置入波士顿评分	2021 年 1 月	每月	信息科医务科	李楠

二、D 阶段

（一）制定肠道准备时具体活动方案，量化运动，循证最佳运动量

结合循证服用 500 mL 药物活动 15 分钟，2000 mL 肠道准备药液需在 2 小时内服用完毕。通过计步器计量活动时间（图 3-4-41-3）。

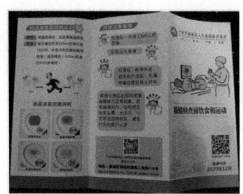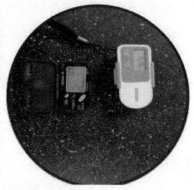

图 3-4-41-3　制定肠道准备具体活动方案

（二）制定肠镜检查前饮食宣教折页

通过文献检索、小组讨论，制定出规范化的肠镜检查前饮食宣教折页，图文并茂实施针对性形象化宣教（图 3-4-41-4）。

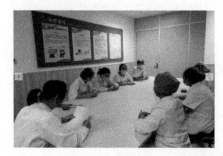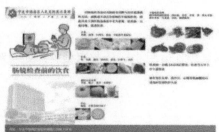

图 3-4-41-4　改善后肠镜前饮食宣教折页

（三）改进肠道准备专用杯

改进肠道准备专用杯：采用 PP 透明材质、增加 500 mL 刻度线（图 3-4-41-5）。

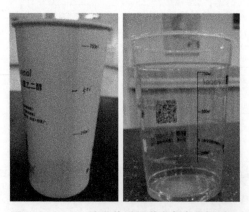

图 3-4-41-5　改进前后肠道准备专用杯对比

（四）多部门合作，精确肠镜检查时间，优化肠镜检查单及报告单

在医务科、内镜室、信息科协助下将肠镜检查预约单精确到分钟，在肠镜报告系统增加波士顿评分模块（图3-4-41-6）。

图 3-4-41-6　精确肠镜检查时间，优化肠镜检查单及报告单

三、S阶段

规范肠镜检查前饮食、运动干预；制定肠镜检查前服药及评估流程；在肠镜报告单中设置波士顿评分模块以规范评分，最终老年患者肠镜前肠道准备合格率由37.5%提高到80%（图3-4-41-7）。

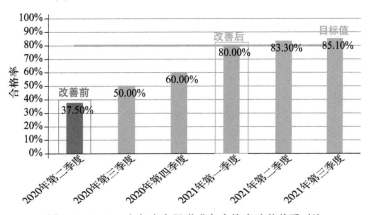

图 3-4-41-7　老年患者肠道准备合格率改善前后对比

四、A阶段

通过医护、内镜室、医务科、信息科的共同努力，我们结合指南制定了可视化肠镜检查前饮食及活动宣教折页，规范了肠镜检查预约单，在不增加成本的基础上改进了肠道准备专用杯，精准了运动流程，形成了标准的饮食、服药、运动流程（图3-4-41-8、图3-4-41-9）。

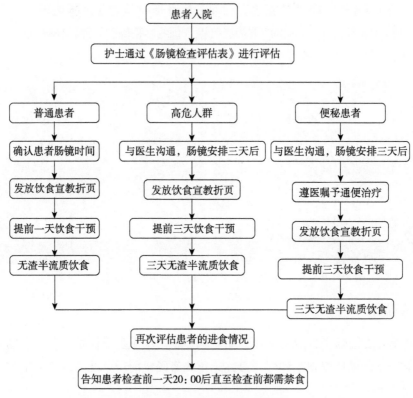

图 3-4-41-8　饮食具体流程

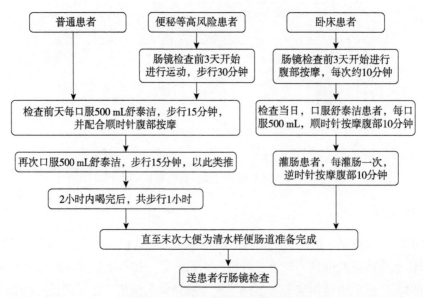

图 3-4-41-9　精准化运动流程

通过此次改进活动,我们制定了标准化干预流程,申请国家专利1项,发表论文1篇,1项省医药课题已立项,在浙江省品管大赛中荣获佳作奖,在2021第四届"泛长三角医院多维管理工具应用大赛"中荣获二等奖。

五、项目团队介绍

此项目团队由消化内科医护、内镜室、信息科及医务科人员组成,实现了多部门紧密协作。辅导员向利为消化科护士长、硕士,长期从事消化内科临床护理研究,开展了多项消化科相关研究,能熟练应对调查研究中出现的各种问题,以第一作者在国家核心期刊发表论文6篇,共主持课题5项,获得4项国家专利(图3-4-41-10)。

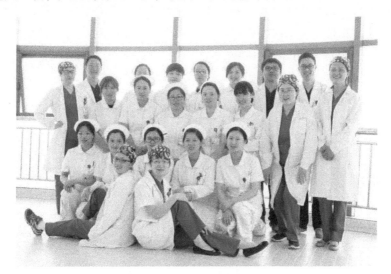

图 3-4-41-10 项目团队成员

参考文献

[1] 中国医师协会内镜医师分会消化内镜专业委员会,中国抗癌协会肿瘤内镜学专业委员会. 中国消化内镜诊疗相关肠道准备指南(2019,上海). 中华消化内镜杂志,2019,36(7):457-469.
[2] 张媛媛,钮美娥,汪茜雅,等. 肠道准备关键点指导方案在老年患者结肠镜检查中的应用研究. 中国内镜杂志,2018,24(11):22-27.

案例四十二　提高鼻镜清洗合格率

项目负责人：西安交通大学第二附属医院　司慧君

项目起止时间：2018 年 4 月—2021 年 12 月

概述

1. 背景和目的：本院耳鼻喉科为国家重点专科，就诊患者多，门诊量大，鼻镜使用量大，周转频次高；使用后鼻镜前端咬合处鼻腔分泌物多且干涸，给清洗工作造成很大困难。此项目旨在设计合适的鼻镜撑开物，提高鼻镜清洗质量和工作效率。

2. 方法：运用 PDSA 质量管理工具，制定鼻镜清洗合格率指标。寻找合适的鼻镜撑开物，自制鼻镜清洗架，加强院感知识培训，减少职业危害的发生，强化包装前清洗质量的检查，护士长及区域组长不定期抽查。

3. 结果：鼻镜清洗质量合格率达 100%，自制鼻镜清洗架在工作中应用效果显著。

4. 结论：通过对鼻镜清洗质量的持续改进，自制鼻镜清洗架的应用显著改善了清洗质量，避免了职业伤害的发生，显性成果显著。

一、P 阶段

（一）主题选定

本院耳鼻喉科为国家重点专科、陕西省耳鼻咽喉头颈疾病临床研究中心、陕西省耳鼻咽喉头颈疾病质量控制中心依托单位、陕西省及西安市护理学会耳鼻喉科分会主委单位。就诊患者多，使用后的鼻镜前端咬合处的鼻腔分泌物多且干涸，给清洗工作造成很大困难。若不及时改进，则会导致医院感染的发生。

（二）改进依据

原国家卫生计生委发布修订的医院消毒供应中心三项卫生行业标准 WS310-2016，其中《医院消毒供应中心第 2 部分：附录 B》中提出"清洗物品应充分接触水流；器械轴节应充分打开；可拆卸的部分应拆卸后清洗；容器应开口朝下或倾斜摆放；根据器械类型使用专用清洗架和配件"的要求。

（三）监测指标

鼻镜清洗合格率。

（四）指标定义

$$鼻镜清洗合格率 = \frac{清洗不合格鼻镜数（把）}{清洗鼻镜总数（把）} \times 100\%$$

（五）目标值

2019 年鼻镜清洗合格率达 100%。

（六）现况值

2017 年鼻镜清洗合格率为 80%。

（七）预期延伸效益

发明新型实用专利 1 项、外观专利 1 项。

（八）原因分析

运用鱼骨图（图 3-4-42-1）进行原因分析。找到 6 个主要原因，分别为清洗人员风险评估意识不足、清洗人员依从性差、检查包装人员未按流程检查、环境杂乱、清洗前程序繁杂、无专用撑开工具。

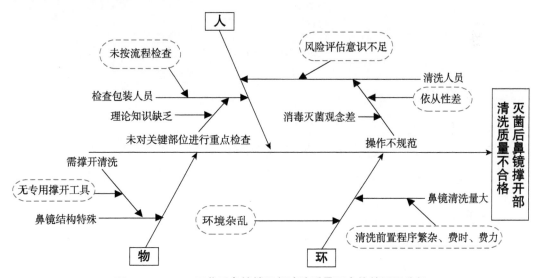

图 3-4-42-1　灭菌后鼻镜撑开部清洗质量不合格的原因分析

（九）真因验证

根据柏拉图（图 3-4-42-2），按照二八法则，找到占有 80% 的原因，将主要问题列入首先解决的计划。

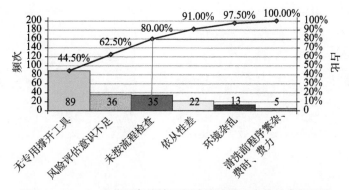

图 3-4-42-2　灭菌后鼻镜撑开部清洗质量不合格的真因验证

（十）对策计划

根据真因，运用5W2H制定相应计划与对策（表3-4-42-1）。

表3-4-42-1 5W2H实施计划

Why	What	How	When	How often	Where	Who
无专用撑开工具	轴节难打开；污渍易残留	寻找合适工具	2018年4月	每季度	去污区	赵贾
		自制清洗架	2018年8月	每季度	去污区	高艳
风险评估意识不足	清洗不彻底导致感染发生；取卸时夹手	院感知识培训	2018年4月	每月	检查包装区	刘绍倩
		降低职业危害	2018月5月	每月	检查包装区	王莹莹
未按流程检查	包装前未检查清洗质量	包装前清洗质量检查	2018年7月	每月	检查包装及灭菌区	崔海燕
		区域组长抽查	2018月8月	每月	检查包装及灭菌区	陈苗苗

二、D阶段

（一）人员培训

1. 下收人员：及时发放保湿剂，培训耳科门诊人员保湿方法及使用方法。

2. 清洗人员：使用蒸汽清洗机清洗重点部位、超声清洗机清洗及进行手工刷洗。

（二）沟通协作

培训临床科室使用保湿剂，及时更换使用后鼻镜器械。

（三）调研、测量、制作简易撑开器

1. 竹筷长度：19.5 cm。

2. 制作简易的竹筷撑开器（图3-4-42-3），长度：2 cm。

3. 清洗量：600个鼻镜/天（耗费35双竹筷）。

（四）购置进口鼻镜撑开器成本统计

1. 进口鼻镜撑开器（图3-4-42-4）价格：370元/把。

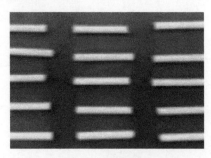
图3-4-42-3 简易竹筷撑开器

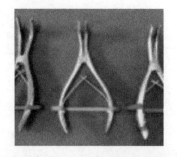
图3-4-42-4 进口鼻镜撑开器

2. 每年购置进口鼻镜撑开器成本：222 000元/年（600把×370元，进口撑开器寿

命为 6 个月至 12 个月，此处以 12 个月计算）。

3. 进口鼻镜撑开器使用前后各项数据比较如表 3-4-42-2 所示。

表 3-4-42-2　购进德国鼻镜撑开器后各项数据比较（n=998）

	清洗质量缺陷率	职业危害率	二次污染率（发霉）	购进所需资金（元）
使用前	10%	0	19%	70 元 / 天
使用后	5%	3% ～ 5%	0	608 元 / 天
结论	因耗资巨大，决定自主研发鼻镜撑开器			

三、S 阶段

1. 测量鼻镜各部分数据。

2. 设计制作不锈钢四棱单杆清洗架，图 3-4-42-5 至图 3-4-42-7 为三代不同材质、不同规格的辅助工具。

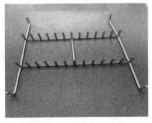　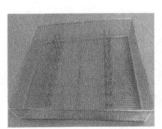　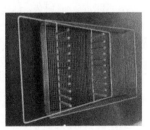

图 3-4-42-5　一代　　　　图 3-4-42-6　二代　　　　图 3-4-42-7　三代

3. 各项指标数据如图 3-4-42-8 所示。

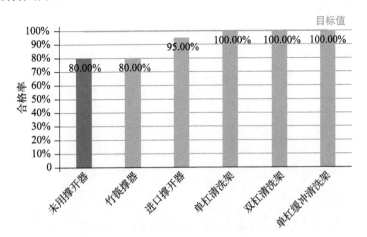

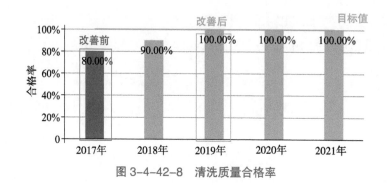

图 3-4-42-8 清洗质量合格率

四、A 阶段

通过对鼻镜清洗质量持续改进，获得新型实用专利（图 3-4-42-9），改善清洗质量、避免职业伤害等显性成果显著，同时产生了多项隐性成果：提升了护理人员综合能力、一线操作人员创新能力，以及各层次人员的满意度；同时此项专利的推广，解决了实际问题，推动了学科发展。

五、项目团队介绍

本项目由司慧君主任负责指导策划，核心成员 6 名，负责各个项目的实施完成。赵贾负责寻找工具，高艳负责清洗架的制作，刘绍倩负责院感知识培训，崔海燕护士长及区域组长负责清洗质量的检查及抽查，王莹莹、陈苗苗负责各项资料的收集及表格的制作。以此项目为契机，健全制度职责，优化工作流程，细化质控标准，规范岗位培训，提高专业科学化、规范化，以保证持续质量改进（图 3-4-42-10）。

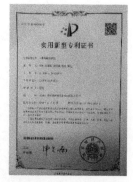

图 3-4-42-9 获得新型实用专利证书

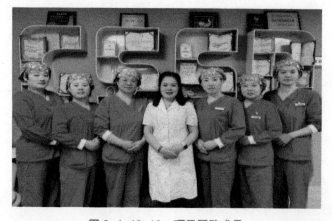

图 3-4-42-10 项目团队成员

案例四十三　"四体系一平台"助力降低血管内导管相关血流感染率

项目负责人：中山大学附属第一医院　高明榕，唐宇君，薛卫华，成守珍

项目起止时间：2020 年 9 月—2021 年 9 月

概述

1. 背景和目的：据美国国家医院感染监测系统统计，超过 85% 的原发性菌血症与血管内导管相关血流感染有关；法国国家检察院的全国性研究显示 33% 的血流感染与中心静脉导管有关。血管内导管相关血流感染发生率增高，可导致患者病死率增加、住院时间延长、住院成本增加，给患者和社会造成沉重的经济负担。本科室在季度例行不良事件回顾分析中发现血管内导管感染预防欠规范，因此进一步降低重症患者血管内导管相关血流感染率刻不容缓。

2. 方法：运用 PDSA 质量管理工具，依托优质高效的医疗信息化系统平台，不断完善重症救治服务的制度体系、标准体系、流程体系、质控体系，即"四体系一平台"。

3. 结果：本科室患者血管内导管相关血流感染率由改善前的 0.12‰ 降至 0.06‰，疑难危重症诊治能力和管理水平不断提高。

4. 结论：PDSA 质量管理工具有效促进了临床工作中各项体系的不断完善，提升了重症患者救治水平，降低了导管相关血流感染率。

一、P 阶段

（一）主题选定

随着重症医学技术的发展，危重患者接受的有创治疗和留置的血管内导管也随之增多，这些血管内导管在挽救患者的同时，也带来了潜在的感染风险，因此 ICU 患者血管内导管相关血流感染率被国家卫生健康委员会列为医院的质控指标之一，用以评价医疗机构的诊疗水平。本院重症医学科近 3 年来收治来自于各地的疑难危重症患者达到 11 135 人次，年均留置 CVC 13 918 导管日、PICC 4316 导管日。经统计，本院近 3 年重症患者血管内导管相关感染发生率为 0.12‰ ～ 0.4‰，在不良事件回顾分析中发现血管内导管感染预防欠规范。

（二）改进依据

《三级医院评审标准（2020 年版）实施细则》（国卫医发〔2020〕26 号）要求医院建立侵入性器械 / 操作相关感染防控制度。

国家卫生健康委员会发布的《2020 年国家医疗服务与质量安全报告》指出，我国二级以上医院住院患者血管内导管相关血流感染发生率近年来改善幅度不大，需要采取综

合措施予以干预。

（三）监测指标

血管内导管相关血流感染率。

（四）指标定义

$$血管内导管相关血流感染率 = \frac{血管内导管相关血流感染例次数}{同期患者血管内导管留置总天数} \times 100\%$$

（五）目标值

2021 年第一季度开始血管内导管相关血流感染发病率低于 0.08‰。

（六）现况值

2020 年第三季度血管内导管相关血流感染发病率为 0.12‰。

（七）预期延伸效益

建设重症信息化系统 1 套、制定 SOP 3 个，申请专利 1 项，发表论文 1 篇。

（八）原因分析

通过鱼骨图分析（图 3-4-43-1），找到 8 个主要原因，分别是管理者不够重视、护士培训不足、擦浴盆反复使用、消毒液灭菌效力不足、护理标准不统一、护理流程不完善、洗手时机不当、质控存在盲区。

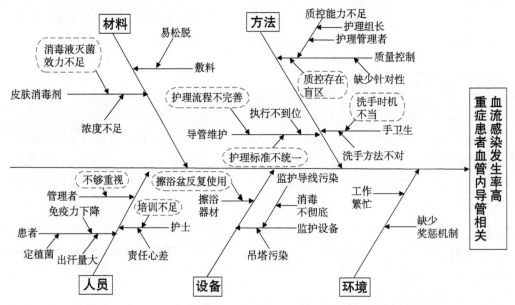

图 3-4-43-1　重症患者血管内导管相关血流感染发生率高的原因分析

（九）真因验证

根据柏拉图（图 3-4-43-2），通过二八法则，找出导致患者血管内导管相关血流感染发生的真因，并优先解决。

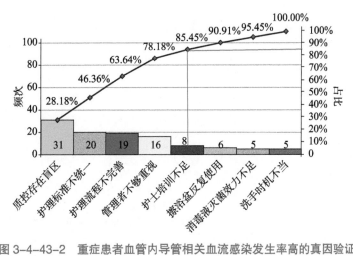

图 3-4-43-2 重症患者血管内导管相关血流感染发生率高的真因验证

（十）对策计划

根据真因运用 5W2H 制定相应的实施计划与对策（表 3-4-43-1）。

表 3-4-43-1 5W2H 实施计划

Why	What	How	When	How often	Where	Who
质控存在盲区	对重点时段、重点人群、重点场所做到100%的质控覆盖率	构建 ICU 护理质量评价指标体系，完善护理三级质控体系	2020 年 10 月	每月	护理部重症医学科	李向芝申贵江薛卫华
护理标准不统一	使不同科室间导管护理标准一致	构建全院多学科协作的静脉治疗护理标准体系	2020 年 9 月	每月	护理部重症医学科	陈利芬白利平胡丽君
护理流程不完善	有针对重症患者的导管护理流程	重症信息化平台助力，持续完善导管感染预防流程体系	2020 年 9 月	即时更新	护理部重症医学科	黄艺仪卫政登
管理者不够重视	提升护理管理者重视程度	优化质控考评制度体系，完善奖惩制度	2020 年 9 月	每月	护理部重症医学科	成守珍高明榕
护士培训不足	护士获得必要的导管护理技能培训	培训护士掌握集束化的导管护理流程	2021 年 1 月	每批新护士入科前	重症医学科	李丽琼申贵江

二、D 阶段

（一）改进护理质控体系，杜绝存在质控盲区

明确血管内导管相关血流感染发生的重点人群、重点时段、重点场所，构建护理部 - 重症医学科 - 病区三级护理质控体系，杜绝质控盲区（图 3-4-43-3）。

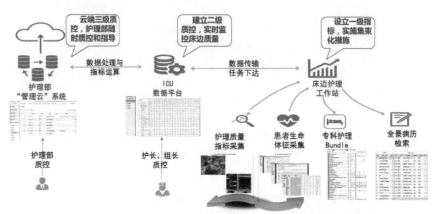

图 3-4-43-3　护理部—重症医学科—ICU 病区的三级质控体系

（二）改进护理标准体系，统一血管内导管护理标准

组建院内静脉治疗护理联络小组，规范静脉治疗操作流程与标准，确保各个病区静脉治疗的同质化、标准化、规范化（图 3-4-43-4）。

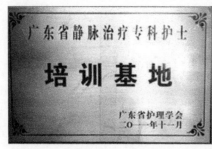
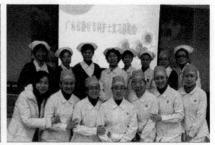

图 3-4-43-4　本院静脉治疗联络小组与静脉治疗专科护士培养

（三）建设重症信息化系统，完善导管感染预防护理流程

通过打造基于信息化驱动的护理管理新模式，构建基于 C/S（Client/Server）架构的信息化护理平台，对血管内导管相关血流感染的预防及监测提供高效的信息化手段，实现事前预警、事中反馈、事后评估的目标（图 3-4-43-5）。

（四）改进奖惩制度体系，提升护理管理者重视程度

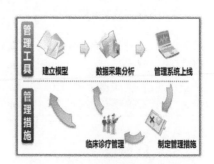

图 3-4-43-5　重症信息化平台的搭建与运行

通过修订"护理绩效二次分配指导方案"，将血管内导管相关血流感染发生率纳入病区护理质量考评体系，与责任人绩效收入挂钩，从根本上提升管理者的重视程度。

（五）改进导管护理流程，护理措施集束化让新护士轻松掌握

在循证护理的基础上，梳理包括结构指标、过程指标和结局指标在内的与导管感染发生密切关联的 84 项基础护理措施，整合成可操作性强且易于掌握的导管感染预防与监测 2 个护理干预集束，在新护士入科时，通过导师一对一跟进，确保科内护士导管护理的集束化、标准化、同质化（图 3-4-43-6）。

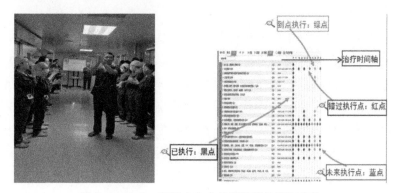

图 3-4-43-6 新护士集束化护理的培训与实施

三、S 阶段

（一）血管内导管相关血流感染率持续降低

开展相关改善活动后，本科室患者血管内导管相关血流感染率不断降低，由改善前的 0.12‰ 降至 0 ～ 0.06‰（图 3-4-43-7），疑难危重症诊治能力和管理水平进一步提高。其他指标均有所改善，如三通、输液接头等附加装置更换合格率升至 99.8%、手卫生依从率 98.9%、无菌屏障合格率 100%，严重感染或感染性休克死亡率从 35% 下降至 26%。

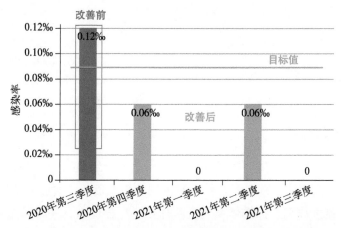

图 3-4-43-7 改善前后重症患者血管内导管相关血流感染率情况

（二）开发、应用与推广了一批临床新技术

改善过程中开发了一批新技术，包括耐高压注射型经外周置入中心静脉导管在 ICU 的应用、"ICU 无盆化"氯己定湿巾擦浴技术的推广、护理质控信息模块在提高重症质控效率中的运用、设计发明了一次性使用最大屏障穿刺手术巾等。这些新技术的应用，有效降低了患者血管内导管相关血流感染发生率，提升了重症患者的救治水平。

四、A 阶段

本院通过对血管内导管相关血流感染指标的总结分析和结果应用，进一步聚焦血管内导管相关血流感染的薄弱环节和关键点，明确改进方向，构建出"四体系一平台"的改进方案。依托优质高效的信息化医疗质量管理与控制体系，利用 PDSA 等科学理念分析处理问题，降低了血管内导管相关血流感染率，形成提升医疗质量安全管理科学化、规范化、精细化程度的重要手段，在重症信息系统的助力下，实现从院感模型构建，到敏感指标采集，再到感染预警干预，最后回到数据反馈分析的全流程闭环管理（图 3-4-43-8）。

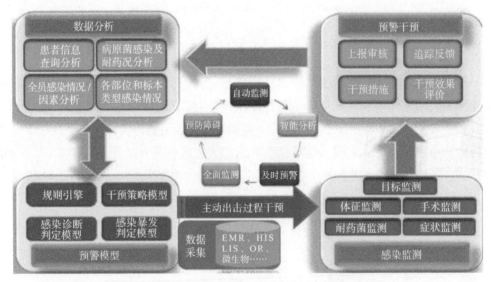

图 3-4-43-8　血管内导管相关血流感染闭环管理流程

五、项目团队介绍

此项目团队由护理部、重症医学科、信息科的骨干组成，由荣获第 48 届南丁格尔奖的成守珍主任牵头主持、重症医学科高明榕护士长总负责，通过多学科协作，优化了重症救治服务的制度体系、标准体系、流程体系、质控体系，完善了重症信息化系统，即"四体系一平台"的改进，降低重症患者血管内导管相关血流感染率，使疑难危重症

诊治能力和管理水平进一步提高，同时创新开发与应用了一批临床新技术、新发明，这些新技术来源于临床，同时也服务于临床，形成了临床问题 – 临床创新 – 临床应用 – 持续质量改进的良性循环（图 3–4–43–9）。

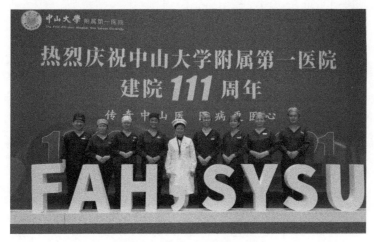

图 3-4-43-9 项目团队成员

参考文献

［1］么莉，尚文涵. 国家医疗质量安全改进目标权威解读：以指标监测引导主动性护理干预. http://www.zhhlxh.org.cn/cnaWebcn/article/3299.

案例四十四　降低血管内导管相关血流感染发生率

项目负责人：山东省泰安市中心医院　毛秋云

项目起止时间：2020 年 10 月—2021 年 10 月

概述

1. 背景和目的：2018 年、2019 年本院导管相关血流感染（catheter related blood stream infection catheter related blood stream infection，CRBSI）发生率分别为 1.563‰、1.092‰，与《2021 年国家医疗质量安全改进目标》系列解读报道汇编文件中护理质控指标（2020 年中位数 0.048‰）比较有差距，为患者预后带来不利影响，需采取综合措施干预，以保障患者权益。

2. 方法：运用 PDSA 质量管理工具，制定 CRBSI 防控策略，采取成立专项小组、修订操作标准、规范标识、多部门联合开展培训等系列措施。

3. 结果：2021 年 6 月 CRBSI 发生率降至 0.746‰，改进有效。

4. 结论：采取综合措施干预，可有效降低 CRBSI 发生率，保障患者安全。

一、P 阶段

（一）主题选定

本院近几年通过院感监控平台进行了全院 CRBSI 监测，2018 年、2019 年的 CRBSI 发生率分别为 1.563‰、1.092‰，与《2021 年国家医疗质量安全改进目标》系列解读报道汇编文件中护理质控指标有差距，CRBSI 的发生会增加患者病死率，为此开展专项改进活动。

（二）改进依据

1.《国家卫生健康委办公厅关于印发 2021 年国家医疗质量安全改进目标的通知》（国卫办医函〔2021〕76 号）。

2.《国家卫生健康委办公厅关于印发血管导管相关感染预防与控制指南（2021 年版）的通知》（国卫办医函〔2021〕136 号）。

（三）监测指标

CRBSI 发生率。

（四）指标定义

$$CRBSI\ 发生率 = \frac{血管内导管相关血流感染例次数}{同期患者使用血管内导管留置总天数} \times 100\%$$

（五）目标值

2021 年 6 月 CRBSI 发生率降至 0.746‰。

（六）现况值

2020 年 10 月 CRBSI 发生率为 2.826‰。

（七）预期延伸效益

制定 SOP 4 个，发表论文 2 篇，申报 1 项省级科研课题。

（八）原因分析

运用鱼骨图进行原因分析（图 3-4-44-1）。找到 9 个主要原因：维护标准未及时更新、标识内容记录不规范、每日评估形式化、置管医生缺乏系统培训、三通放置不规范、置管时间长、无考核机制、执行力不足、病房环境差等。

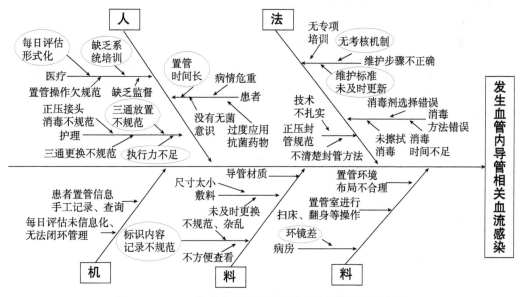

图 3-4-44-1 发生血管内导管相关血流感染的原因分析

（九）真因验证

根据柏拉图（图 3-4-44-2），按照二八法则，找到占有 80% 的原因，将主要问题列入首先解决的计划。

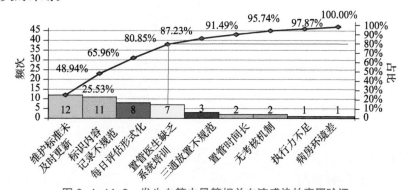

图 3-4-44-2 发生血管内导管相关血流感染的真因验证

（十）对策计划

根据真因运用 5W2H 制定相应的实施计划与对策（表 3-4-44-1）。

表 3-4-44-1　5W2H 实施计划

Why	What	How	When	Where	Who
维护标准未及时更新	修订置管维护标准	新增 PROT、CVC 维护操作标准；新增三通输液器更换操作标准	2021 年 3 月	院感科	毛秋云
标识内容记录不规范	规范标识	手术患者交接单新增置管外露长度，规范有创操作记录；规范敷料标识	2021 年 4 月	临床科室	贾超
每日评估形式化	更改每日评估形式	对于置管患者，将"每日评估"列入临床医生每日查房内容	2021 年 3 月	临床科室	吴海燕
置管医生缺乏系统培训	置管医生授权	联合医务部授权所有置管医生；联合护理部培训静脉治疗小组	2021 年 5 月	会议室	路文广

二、D 阶段

（一）成立血管内导管相关血流感染防控专项工作小组

2021 年 3 月院感科牵头，医务、护理、临床科室成立 CRBSI 防控专项工作小组；制订 CRBSI 防控工作方案、管理规定，发布院级红头文件；4 月进行新规范解读（图 3-4-44-3）。由一名院感科临床医生专项负责该项改进工作，现场查看每例置管患者；每例院内感染必须与临床科室讨论分析。

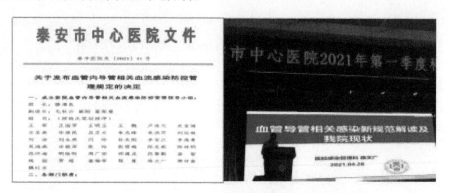

图 3-4-44-3　发布 CRBSI 防控管理规定、解读新规范

（二）修订、新增置管维护操作标准

修订 PICC 维护操作标准，新增 PROT、CVC 维护操作标准。新增三通及输液器更换操作标准：双人配合；戴无菌手套、严格无菌操作；三通等放于无菌治疗巾内，制作图片式教程（图 3-4-44-4）。

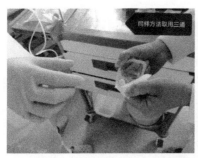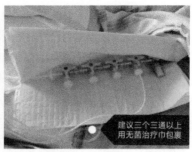

图 3-4-44-4　三通及输液器更换图片式教程

（三）规范标识

手术患者交接单新增置管外露长度；病历有创操作记录中记录置管部位、长度，导管名称和类型、尖端位置等。规范敷料标注内容：更换日期及时间、操作者签名；增加床头卡标识：记录置管日期、类型等（图 3-4-44-5）。2018 年购入个性化无菌洞巾，适用于左右股静脉、左右锁骨下静脉，根据置管部位选择适合的最大无菌屏障。

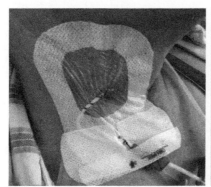

图 3-4-44-5　规范标识内容

（四）更改每日评估形式

对于置管患者，已将"每日评估"列入临床医生每日查房内容之一（图 3-4-44-6）。

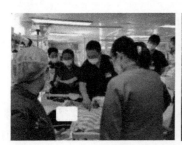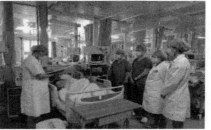

图 3-4-44-6　临床医生每日查房

（五）多部门联合开展培训

2021 年 5 月，院感科牵头、联合医务部举办医师 CVC 置管规范化培训，授权 117 名医师，未授权人员不得进行置管操作。邀请监控医生到院感科座谈，培训院感专职人员感染诊断，双向培训（图 3-4-44-7）。联合护理部培训静脉治疗小组置管维护知识。

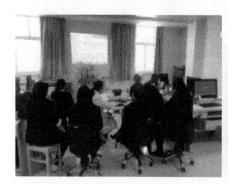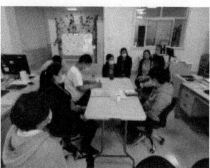

图 3-4-44-7　院感专职人员培训现场

三、S 阶段

对策实施后，CRBSI 发生率较前显著降低，到 2021 年 6 月降至 0.746‰，持续改进有效（图 3-4-44-8）。

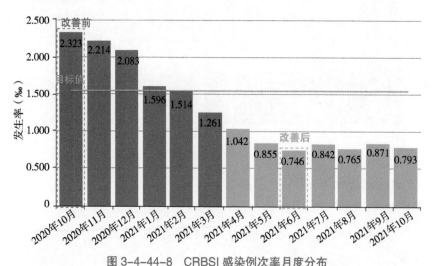

图 3-4-44-8　CRBSI 感染例次率月度分布

四、A 阶段

运用质量管理工具，制定改进措施并实施，降低了本院 CRBSI 发生率，改进有效，并形成《CRBSI 预防标准操作规程》《PROT 维护操作标准》《CVC 维护操作标准》（图 3-4-44-9）。

五、项目团队介绍

此项目团队由院感科、医务部、护理部、重症医学中心、微生物室人员组成，多部门协作。院感科主任牵头主持，负责总体规划和总体部署；医务部、护理部主任分管推进工作，其他临床医技科室负责人执行并反馈，协助改进项目。本院有便捷的医院感染信息化监测平台，数据来源可靠。项目组成员均为本科及以上学历的医院管理领域专家，具有从事医院管理决策实践经历（图 3-4-44-9）。

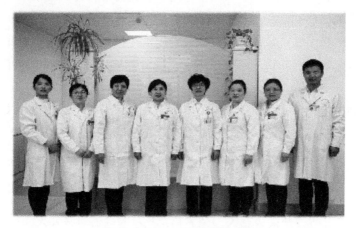

图 3-4-44-9 项目团队成员

案例四十五　全程防控降低输液港导管相关感染率

项目负责人：山东省济宁市第一人民医院　胡桂菊

项目起止时间：2020 年 7 月—2021 年 9 月

概述

1. 背景和目的：完全植入式静脉输液港是一种完全植入的、埋植于人体内的闭合静脉输液装置。在本院除 PICC 门诊开展输液港植入技术外，其他个别科室也有开展，输液港并未形成统一化管理，且相关技术操作并未形成统一规范。为全面降低输液港导管相关感染率，确保患者静脉输液治疗的安全，促进静脉治疗技术新发展，拟通过 PDSA 项目进行改进。

2. 方法：运用 PDSA 质量管理工具，采取完善管理制度、规范操作流程、强化人员培训等，建立输液港全程管理机制，旨在降低输液港导管相关感染率。

3. 结果：输液港导管相关感染率显著降低，接近为零，实现了输液港植入、维护规范化，人员培训普遍化。

4. 结论：运用 PDSA 质量管理工具，实现了输液港全程规范化管理，使输液港导管相关感染率降低，体现了输液港植入、维护同质化管理的必要性及人员培训的重要性。

一、P 阶段

（一）主题选定

目前本院输液港的推广使用尚处于初期阶段，对于输液港相关技术操作、输液港的培训体系等还没有形成统一的规范，且输液港植入并未完全集中管理，除 PICC 门诊外还有个别科室开展输液港植入术，这种情况不利于输液港技术开展的同质化管理，对降低输液港导管相关感染率存在威胁。

（二）改进依据

1.《中心静脉血管通路装置安全管理专家共识》（2019 版）。

2.《血管导管相关感染预防与控制指南》（2021 版）。

（三）监测指标

输液港导管相关感染率。

（四）指标定义

$$输液港导管相关感染率 = \frac{输液港导管相关感染例数}{输液港植入总例数} \times 100\%$$

（五）目标值

2021 年第三季度开始输液港导管相关感染率维持在 0。

（六）现况值

2020 年第三季度输液港导管相关感染率为 9%。

（七）预期延伸效益

发表核心论文 1 篇，申报课题 1 项。

（八）原因分析

运用鱼骨图进行原因分析（图 3-4-45-1）。找到 7 个主要原因，分别为存在操作不规范、患者依从性差、患者对疾病认知不全面、输液港相关操作未形成统一规范、相关医务人员对输液港知识知晓率低、质控细节不全面、院内培训后相关科室二次培训落实率低。

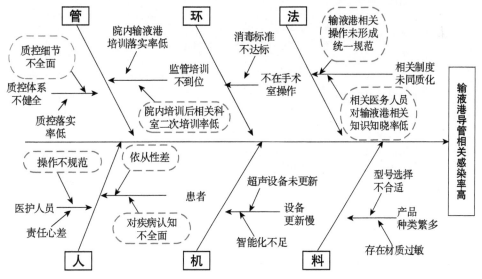

图 3-4-45-1 输液港导管相关感染率高的原因分析

（九）真因验证

根据柏拉图（图 3-4-45-2），按照二八法则，找到占有 80% 的原因，将主要问题列入首先解决的计划。

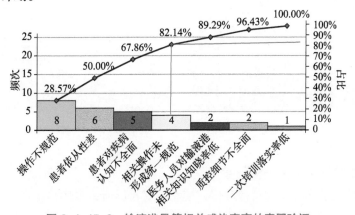

图 3-4-45-2 输液港导管相关感染率高的真因验证

（十）对策计划

根据真因进行充分讨论，运用5W2H制定相应的实施计划与对策，进入执行阶段（表3-4-45-1）。

表3-4-45-1 5W2H实施计划

Why	What	How	When	How often	Where	Who
操作不规范	输液港相关操作人员均经过规范化培训	加强对临床医务人员的培训	2020年7月	每月	PICC门诊、临床科室	胡桂菊
患者依从性差	实现患者输液港维护全程管理	加强对患者的健康教育及出院后随访监督	2020年9月	每月	PICC门诊、临床科室	齐文苗
患者对疾病认知不全面	患者对自己所患疾病有客观认识	加强对疾病的科普宣教，增强患者的信心	2020年9月	每月	PICC门诊、临床科室	王友焕
相关操作未形成统一规范	输液港实行同质化管理	制定输液港相关技术操作规范	2020年10月	每月	PICC门诊	李硕

二、D阶段

（一）加强培训

开展业务学习及输液港相关技术培训班（图3-4-45-3）。

（二）加强对患者的健康教育

加强对患者的健康教育，提高患者依从性（图3-4-45-4）。

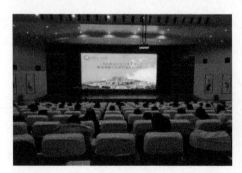

图3-4-45-3 输液港技术培训班

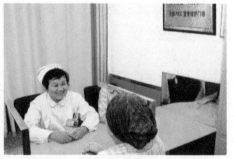

图3-4-45-4 输液港植入健康教育

（三）开展疾病相关知识科普宣传

开展不同形式的相关疾病科普宣传，使患者对自己所患疾病有客观的认识。

（四）完善输液港相关技术操作规范

完善标准化输液港植入、维护、使用操作规范，由护理部监管，PICC门诊联合血管外科、静脉输液小组对临床各科室人员进行专项培训，并进行质控反馈（图3-4-45-5）。

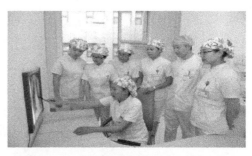

图3-4-45-5 输液港技术操作规范讨论

三、S阶段

通过完善输液港相关技术操作规范，加强输液港相关知识培训，实行输液港全程跟踪式管理等综合干预措施后，输液港导管相关感染率由9%降至0（图3-4-45-6）。

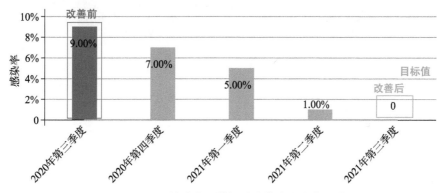

图3-4-45-6 输液港导管相关感染率改善前后对比

四、A阶段

通过PICC门诊静脉治疗专科护士与静脉输液管理团队共同制定与完善输液港相关技术规范，并且在全程跟踪式管理中详细收集患者的信息，包括患者的家庭住址、联系方式、受教育程度，加强且有针对性地对患者进行健康教育，提高患者输液港植入后、拆线前的返院维护率及使用间歇期返院维护率。在全院范围内培训输液港使用规范，提高输液港使用规范率。

加强与各县市兄弟医院的合作，开展输液港植入与维护技术培训班，提高所在地区输液港植入与维护的整体水平，从而带动静脉治疗技术的共同进步。

五、项目团队介绍

此项目团队由护理部、PICC门诊、感染科、静脉输液团队人员组成，实现了各部门紧密协作。PICC门诊护士长负责总体规划和总体部署；护理部主任、感染科和静脉输液小组团队人员分管推进工作；护理部和PICC门诊负责设计流程、建设制度，完善体系，具体推进落实；相关合作临床科室负责人执行并反馈，协助体系推进；感染科负责整体的质控。项目组成员均有临床护理或临床护理管理经验，为本科及以上学历或中高级专业技术职称的专业技术人员（图3-4-45-7）。

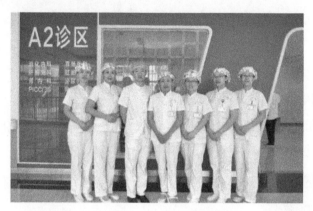

图3-4-45-7　项目团队成员